Diakonisches Werk Württemberg (Hrsg.)
Marion Bär, Netzwerk Alternsforschung Heidelberg

Demenzkranke Menschen im Pflegeheim besser begleiten

NAR

Diakonisches Werk Württemberg (Hrsg.)

Demenzkranke Menschen im Pflegeheim besser begleiten

Arbeitshilfe für die Entwicklung und Umsetzung von Pflege- und Betreuungskonzepten

von Marion Bär,
Netzwerk Alternsforschung Heidelberg

mit Fachbeiträgen von
Volker Fenchel, Hans-Weinberger-Akademie, München
Lothar Marx, freier Architekt, München

unter Mitarbeit von
Reinhild Müller-Steiner
Timo Jacobs

Fachliche Beratung:
Volker Fenchel

3., aktualisierte Auflage

schlütersche

Bibliografische Information Der Deutschen Nationalbibliothek
Die Deutsche Bibliothek verzeichnet diese Publikation in der Deutschen Nationalbibliografie; detaillierte bibliografische Daten sind im Internet über http://dnb.ddb.de abrufbar.

ISBN 978-3-89993-254-6

Anschrift des Herausgebers:

Diakonisches Werk Württemberg
Heilbronnerstraße 180
70191 Stuttgart

Die im Folgenden verwendeten Personen- und Berufsbezeichnungen stehen immer gleichwertig für beide Geschlechter, auch wenn sie nur in einer Form benannt sind.

Gestaltung: Schlütersche Verlagsgesellschaft mbH & Co. KG, Hannover
Satz: PER Medien+Marketing GmbH, Braunschweig
Druck und Bindung: Druckhaus »Thomas Müntzer« GmbH, Bad Langensalza

Inhalt

Teil II Leitfaden zur Projektgestaltung

Lothar Marx

Vorwort zur 3. Auflage

Wie kommen wir zu einer guten Pflege von Menschen mit Demenz? Das ist ein Thema, das viele Einrichtungen der stationären Altenhilfe heute bewegt. Durchschnittlich mehr als die Hälfte der Bewohnerinnen und Bewohner eines Pflegeheims sind an Demenz erkrankt. Keine Einrichtung kann heute mehr daran vorbei, ihre Pflege und Betreuung auf die Bedürfnisse dieser Personengruppe gezielt einzustellen.

Ein Leben in Würde ist auch bei Demenz möglich. Die Lebensqualität der Betroffenen hängt jedoch entscheidend von der Gestaltung des Umfeldes ab: Vom Umgang miteinander, vom Pflege- und Betreuungsverständnis, von der räumlichen Umgebung. In den letzten Jahren sind viele Ansätze einer bedürfnisorientierten Pflege und Betreuung von Menschen mit Demenz entwickelt worden,- Validation, Mäeutik, die personzentrierte Pflege von Tom Kitwood, um nur einige zu nennen. Die Herausforderung liegt darin, die gewonnenen Erkenntnisse in die Praxis umzusetzen.

Was ist zu tun? Es reicht nicht aus, die Mitarbeiterinnen und Mitarbeiter zu einer Fortbildung zu schicken. Die Pflege von Menschen mit Demenz muss in der Einrichtungskonzeption verankert sein. Konzepte sind aber nicht nur ein Dokument zur Außendarstellung, sondern in erster Linie eine Arbeitsgrundlage. Was im Konzept steht, sollte in der täglichen Arbeit sichtbar sein.

Damit das gelingt, ist es wichtig, den Entwicklungsprozess des Konzepts gut zu planen und professionell zu steuern. Gerade weil die Ressourcen dabei in der Regel knapp sind, kommt es darauf an, Veränderungsprozesse nachhaltig zu gestalten. Dieses Handbuch wurde geschrieben, um Einrichtungsleitungen, Pflegende und andere Personen, die für die Entwicklung von Einrichtungs- und Wohnbereichskonzepten verantwortlich sind, bei ihrer Arbeit zu unterstützen.

Dieses Buch soll Ihnen Mut machen, sich den Herausforderungen zu stellen! Viele Einrichtungen haben gezeigt, dass eine gute Pflege von Menschen mit Demenz auch unter begrenzten finanziellen und strukturellen Rahmenbedingungen möglich ist. Eine bedürfnisorientierte Pflege von Menschen mit Demenz trägt nicht nur zur Bewohnerzufriedenheit bei, sie schafft auch für Mitarbeiterinnen und Mitarbeiter mehr Freude an der Arbeit und ist ein Beitrag zu mehr Menschlichkeit in unserer alternden Gesellschaft.

Heike Baehrens
Vorstand im Diakonischen Werk Württemberg

Einführung

Was diese Arbeitshilfe möchte

Diese Arbeitshilfe wurde entwickelt, um Mitarbeiter in stationären Einrichtungen der Altenhilfe darin zu unterstützen, Konzepte für die Pflege und Betreuung demenziell erkrankter Heimbewohner selbständig zu entwickeln und erfolgreich umzusetzen.

Die Einführung neuer Konzepte in laufenden Einrichtungen bedarf einer vorausschauenden Vorbereitung, einer effektiven Planung und der gezielten, schrittweisen Umsetzung, wobei jeweils auf die Gegebenheiten vor Ort, die Bedürfnisse, Potenziale und Grenzen von Mitarbeitern, Bewohnern und Angehörigen Rücksicht zu nehmen ist.

Diese Arbeitshilfe will einen Einblick in die Grundlagen der Begleitung demenzkranker Menschen vermitteln und die einzelnen Etappen auf dem Weg zu einem Pflege- und Betreuungskonzept Schritt für Schritt beleuchten, um so eine Orientierung zu schaffen, wie vorgegangen werden kann.

Die Idee zu diesem Buch entstand im Laufe des Projekts Neue Betreuungsmodelle für Demenzkranke, das vom Diakonischen Werk Württemberg im Zeitraum von 1999 bis 2001 durchgeführt und vom Institut für Gerontologie Heidelberg wissenschaftlich begleitet wurde.

Ziel dieses Projekts war es, Einrichtungen der stationären Altenhilfe durch Beratung und Begleitung in die Lage zu versetzen, weitgehend aus eigener Kraft und unter Einbeziehung der Mitarbeiter vor Ort Konzepte für die Begleitung demenzkranker Menschen zu entwickeln.

22 Alten- und Pflegeheime sowie eine Tagespflegeeinrichtung haben an diesem Projekt teilgenommen und konnten es überwiegend erfolgreich abschließen.

Die Begleitung durch Mitarbeiter des Diakonischen Werks Württemberg wurde von den einzelnen Projektgruppen als sehr wertvoll eingeschätzt. Die Projektauswertung zeigte eine Vielzahl wertvoller Erfahrungen und Expertenwissen auf, welches die Projektgruppen bei ihrer Arbeit gewonnen haben. Daneben kam es aber auch zu Schwierigkeiten und Fehlern, die den Erfolg der Arbeit teilweise gefährdet haben. Um stationäre Einrichtungen der Altenhilfe weiterhin auf dem Weg der Qualitätsentwicklung in der Begleitung demenziell erkrankter Bewohner zu unterstützen, wurde das Institut für Gerontologie mit der Entwicklung einer Arbeitshilfe zur Konzeptentwicklung beauftragt.

An wen sich diese Arbeitshilfe richtet

Die Arbeitshilfe wendet sich zum einen an Leitungskräfte von Alten- und Pflegeheimen sowie an Verantwortliche von Altenhilfeträgern, also an all jene Personen, die die Weichen für die langfristige Qualitätsentwicklung der Pflege und Betreuung in einer Einrichtung stellen.

Zum anderen wendet sie sich an jene Personen, die die Entwicklung und Umsetzung eines Konzepts zur Pflege und Betreuung demenzkranker Menschen verantwortlich leiten. In der Praxis sind dies Mitarbeiter in ganz unterschiedlichen Positionen, beispielsweise Dienststellenleitung oder Pflegedienstleitung, Mitarbeiter aus dem Sozialdienst oder der Qualitätsbeauftragte der Einrichtung oder des Trägers.

Der Aufbau

Die Arbeitshilfe ist in drei Hauptteile gegliedert, an die sich ein umfangreicher Anhang anschließt:

1. **Grundlagen:** Der erste Teil bietet eine Einführung in die für die Konzeptentwicklung wesentlichen Themenbereiche.
2. **Leitfaden zur Projektgestaltung:** Dieser Teil beschreibt die einzelnen Schritte auf dem Weg von der Idee bis zum fertigen Konzept.
3. **Fachbeiträge:** Die Qualifizierung der Mitarbeiter sowie die Gestaltung der räumlichen Umgebung stellen für die Qualitätsentwicklung in der Begleitung demenzkranker Menschen besonders bedeutsame und gleichermaßen anspruchsvolle Aufgabenbereiche dar. Daher werden diese beiden Themen durch Beiträge von Fachexperten besonders erläutert.

Anhang: Der Anhang enthält ein Spektrum an Unterlagen und weiterführenden Informationen, die bei der Konzeptentwicklung hilfreich sein können.

Die einzelnen Teile

Der **Grundlagenteil** gliedert sich in drei Kapitel:

- **Ziele und Grundsätze der Arbeit**: Qualität in der Begleitung von Menschen mit Demenz erfordert die Entwicklung entsprechender Grundsätze und Normen für das tägliche Handeln. Aufbauend auf einem Konzept aus der Pflegewissenschaft und bezugnehmend auf die Veränderungen, die sich im Laufe einer Demenzerkrankung für den betroffenen Menschen ereignen, werden solche Grundsätze und Ziele erarbeitet.
- **Gestaltung eines Pflege- und Betreuungskonzepts**: Dieses Kapitel stellt den Aufbau und die inhaltlichen Anforderungen an ein Konzept zur Pflege und Betreuung demenzkranker Menschen dar. Es gibt eine Übersicht über Konzepte auf verschiedenen Ebenen der Einrichtung.
- **Konzeptentwicklung und Projektarbeit:** In diesem Kapitel wird der Prozess der Konzeptentwicklung vorgestellt. Weiterhin wird ein Weg aufgezeigt, wie Entwicklung und Umsetzung eines Konzepts miteinander verknüpft werden können.

Für den **Leitfaden zur Projektgestaltung** wurde der Gesamtprozess der Konzeptentwicklung in fünf Abschnitte untergliedert:

1. **Abschnitt: Vorbereitungen.** Grundlegende Entscheidungen über die zukünftige Entwicklung der Einrichtung als Voraussetzung für eine Konzeptentwicklung.
2. **Abschnitt: Projektaufbau.** Erste Planungsüberlegungen und Aufbau von Projektstrukturen.
3. **Abschnitt: Etappen auf dem Weg zum endgültigen Projektziel.** Festlegung grundsätzlicher Konzeptbausteine und umzusetzender Maßnahmen auf der Grundlage gesammelter Kenntnisse über die Erfordernisse in der Begleitung demenzkranker Menschen und der Ergebnisse einer Ist/Soll-Analyse in der Einrichtung.
4. **Abschnitt: Planung, Umsetzung und Konzepterarbeitung.** Hilfen zur Realisierung der geplanten Veränderungen und zur Ausarbeitung des Konzepts.
5. **Abschnitt: Projektabschluss.** Arbeitsschritte am Schluss des Projekts, die dazu dienen, die Erfahrungen des Projekts zusammenzufassen, das Konzept fertig zu stellen und Weichenstellungen zu treffen, damit der Umsetzungsprozess auch nach dem Ende des Projekts weitergeht.

Die Fachbeiträge

Die Qualifizierung von Mitarbeitern im Hinblick auf die Betreuung demenziell erkrankter Heimbewohner

Eine kontinuierliche Qualifizierung aller Mitarbeiter, die mit demenziell erkrankten Heimbewohnern umgehen, bildet die Grundlage angemessener Pflege und Betreuung. Es ist jedoch angesichts begrenzter personeller und finanzieller Ressourcen nicht einfach, Mitarbeiter für entsprechende Fort- und Weiterbildungen freizustellen. Darüber hinaus müssen Mitarbeiter häufig erst einmal zum Besuch solcher Veranstaltungen motiviert werden. Schließlich stellt sich für die Planung die grundsätzliche Frage: Welche Fähigkeiten sollen die Mitarbeiter erlernen? Welche Qualifikationen sollen vorliegen? Hier bietet der Fachbeitrag praktische Hilfestellungen und einen Leitfaden für die Organisation gerontopsychiatrischer Qualifizierung, angefangen bei der Erhebung des Qualifizierungsbedarfs bis hin zur Umsetzung erworbener Fähigkeiten in den Arbeitsalltag.

Planungs- und Raumkonzepte und deren praktische Umsetzung

Bei der Entwicklung eines Konzepts zur Begleitung demenzkranker Menschen werden in der Regel bauliche Anpassungen notwendig. Es handelt sich dabei um langfristige Veränderungen, unter Fehlplanungen müssen Mitarbeiter und Bewohner also jahrelang leiden. Bei der Anpassung der räumlichen Umgebung an die Bedürfnisse und Fähigkeiten demenzkranker Menschen gibt es meistens große Schwierigkeiten, theoretische Prinzipien in die Praxis umzusetzen. Dies liegt überwiegend an Verständigungsproblemen zwischen den Bereichen *Therapie/Pflege* und *Architektur*: Wie lassen sich grundlegende Ziele wie »Vermittlung von Geborgenheit« und »Förderung der Orientierung« in DIN-Normen der Bauplanung ausdrücken? Welche Wandmaterialien, Fußbodenbeläge und Beleuchtungssysteme sind geeignet, um diese Prinzipien umzusetzen? Der Fachbeitrag bietet an diesem Punkt konkrete Hilfen, indem die einzelnen Baumaßnahmen beschrieben werden, durch die die Wohnumgebung demenzkranker Menschen bedürfnisgerecht gestaltet werden kann.

Der Nutzen dieser Arbeitshilfe

Wenn Sie »Arbeitshilfe« lesen, denken Sie vielleicht eher an eine Broschüre oder an einen Ringordner, aus dem man – je nach Bedarf – gezielt einzelne Teile herausnehmen und auf die Lektüre des übrigen Teils verzichten kann, als an ein kompaktes Buch. Hier müssen wir Sie für das vorliegende Handbuch leider enttäuschen: Die einzelnen Teile des Buchs – theoretische und praktische – beziehen sich wechselseitig aufeinander. Daher sollten Sie sich in jedem Fall mit den ersten beiden Teilen des Buchs auseinandersetzen. Inwiefern Sie die Fachbeiträge nutzen, hängt von Ihrem Projekt ab. Es sei Ihnen aber besonders ans Herz gelegt, sich mit dem Thema der Qualifizierung intensiv zu befassen, wenn Sie die Pflege und Betreuung demenzkranker Menschen in Ihrer Einrichtung verbessern wollen.

Die im Anhang befindlichen Bögen zur Ist/Soll-Analyse wurden entwickelt, um eine Analyse der aktuellen Pflege- und Betreuungsqualität zu ermöglichen. Sie können aber auch als Einführung in die zentralen Aufgaben der stationären Begleitung demenzkranker Menschen genutzt werden, wenn Sie keine umfangreiche Ist/Soll-Analyse durchführen.

Sie haben also, wenn Sie diese Arbeitshilfe nutzen wollen, eine umfangreiche Lesearbeit vor sich. Sie können diese jedoch aufteilen: So empfiehlt es sich, den Grundlagenteil sowie das erste Kapitel des Leitfadens – gegebenenfalls auch die Bögen zur Ist/Soll-Analyse – zur Hand zu nehmen, um sich in die Thematik einzuarbeiten. Den übrigen Teil des Leitfadens können Sie dagegen dann lesen, wenn die konkrete Vorplanung für das Projekt ansteht.

Was dieses Buch nicht leistet

Der Schwerpunkt dieses Buches liegt beim **Prozess** der Entwicklung und Umsetzung eines eigenen Konzepts. Einen umfassenden Einblick in einzelne therapeutische Ansätze und Konzepte sowie Anregungen für kleinere und größere Maßnahmen in der Begleitung demenzkranker Menschen kann es nicht bieten. Dieses Buch orientiert sich bestmöglich an individuell unterschiedlichen Gegebenheiten vor Ort. Gleichwohl kann es nicht wie ein Kochbuch verwendet werden, d. h. die lückenlose Umsetzung der hier gegebenen Hinweise gewährleistet nicht automatisch einen erfolgreichen Projektverlauf. Wie wir Menschen, so besitzen auch Einrichtungen und Projekte ganz unverwechselbare Charakteristika, die im Rahmen eines übergreifenden Handbuchs nicht berücksichtigt werden können.

Zum Sprachgebrauch

Nach wie vor gibt es in unserer Gesellschaft große Schwierigkeiten, demenzkranken Menschen angemessen zu begegnen. Dies äußert sich auch in unseren Sprachgewohnheiten. Viele in der Begleitung demenzkranker Menschen (noch) gebräuchliche Begriffe enthalten unterschwellige Entwertungen (»Demente«, »Verwirrte«, »Vegetieren«, »Demenzstation« usw.). Daher möchten wir auch die in diesem Buch gebrauchte Sprachgebung begründen:

- **Demenzkranke Menschen** bzw. **demenziell erkrankte Menschen** oder einfach **Menschen mit Demenz:** Mit diesen Bezeichnungen wird deutlich gemacht, dass die Demenz zwar zur Person dazugehört, aber nicht die ganze Person ausmacht. Im Vordergrund steht die Person, nicht die Krankheit.
- **Heimbewohner:** Wir sprechen von Heimbewohnern oder Bewohnern, da sich die Arbeitshilfe vor allem auf den stationären Bereich bezieht. Der Ausdruck »Klient« erscheint uns im Kontext unseres Themas als zu allgemein und unpersönlich.
- **Begleitung bzw. Pflege und Betreuung:** Wir verwenden diese Begriffe, um die tägliche Arbeit zu beschreiben und verzichten auf den Ausdruck »Versorgung«, da dieser der Bedeutung persönlicher Beziehung in der Arbeit mit demenzkranken Menschen nicht Rechnung trägt und überdies dem Bewohner eine rein passive Rolle zuweist.
- **Herausforderndes Verhalten:** Mehr noch als Gedächtniseinbußen und Verwirrtheit können die sogenannten *nicht-kognitiven Demenzsymptome* die Pflege von Menschen mit Demenz erschweren. Damit sind Verhaltensweisen angesprochen, die im Pflegealltag sowohl von den Betroffenen als auch von der sozialen Umgebung leidvoll erlebt werden, beispielsweise verbale und körperliche Aggression, motorische Unruhe, Teilnahmslosigkeit. Diese Verhaltensweisen haben in der Regel mehrere Ursachen, unter anderem können sie durch eine nicht den Bedürfnissen angepassten Umwelt ausgelöst werden. Die Autoren der vom Bundesgesundheitsministerium in Auftrag gegebenen *Rahmenempfehlungen zum Umgang mit herausforderndem Verhalten bei Menschen mit Demenz (Bartholomeyczik* et al. 2006) plädieren deshalb dafür, auf Bezeichnungen wie »Verhaltensstörungen« und »Verhaltensauffälligkeiten« zugunsten des Ausdrucks »herausforderndes Verhalten« zu verzichten. Dieser Ausdruck umschreibt nicht die Ursache, sondern die Wirkung des Verhaltens auf die Anderen, die meist nicht sofort erkennen können, was im konkreten Fall das Verhalten ausgelöst hat. In diesem Buch wird, dem Expertenrat folgend, ebenfalls von »herausforderndem Verhalten« gesprochen.

Teil I
Grundlagen

1 Demenzkranke Menschen begleiten – Ziele und Grundsätze für Pflege und Betreuung

Dies Handbuch ist als praktischer Leitfaden für die Konzeptentwicklung gedacht und beginnt dennoch mit einem theoretischen Kapitel. Warum das? Wenn man sich auf einen Weg begibt, sollte man das Ziel kennen, auf das der Weg zuführt. Grundsätze haben in der täglichen Arbeit eine ähnliche Funktion wie die Sterne für den Seefahrer: Man benötigt sie, um sich an ihnen zu orientieren! Daher müssen auch hier zunächst die Ziele und Grundsätze in der Pflege und Betreuung demenzkranker Menschen deutlich gemacht werden, bevor der Weg der Konzeptentwicklung beschrieben werden kann.

Auch wenn möglicherweise im konkreten Fall »strategische« Überlegungen zu dem Projekt »Entwicklung eines Pflege- und Betreuungskonzepts für demenzkranke Menschen« geführt haben (beispielsweise eine Sanierung, die ohnehin notwendig ist, oder die Absicht des Einrichtungsträgers, sich in der gerontopsychiatrischen Pflege zu spezialisieren), so sollte doch der eigentliche Beweggrund für stationäre Einrichtungen der Altenhilfe, sich konzeptuell auf die Begleitung demenzkranker Menschen einzustellen, das folgende Anliegen sein: **Wir wollen die Lebenssituation der demenzkranken Bewohner in unserem Haus verbessern.**

Damit stellt sich aber die Frage: Was sind in unserem Haus die Voraussetzungen für ein »gutes Leben mit Demenz«, also für größtmögliche Lebensqualität trotz dieser schweren Erkrankung? Manche Menschen stellen sich hier vor allem wohnlich gestaltete Räumlichkeiten vor, andere vielleicht eine Ganztagesbetreuung, wieder andere schließlich eine Fortbildung in Validation für alle Mitarbeiter. Dies alles sind wichtige Beiträge, aber die eigentliche Voraussetzung ist: **Dass alle Personen, die mit demenzkranken Menschen umgehen, die richtige Grundhaltung mitbringen, und dass sie sich über das Ziel ihrer Arbeit und ihre Aufgaben im Klaren und einig sind.**

Grundprinzipien und Leitbilder der Arbeit müssen zum einen grundlegende menschliche Werte enthalten, die der ethischen Verantwortung in der Begleitung von hilfsbedürftigen Menschen gerecht werden. Sie müssen zum anderen auch fachlich gerechtfertigt sein.

Dieses Kapitel soll Ihnen Hinweise dafür geben, welche Grundsätze in der Begleitung demenzkranker Menschen wichtig sind.

Wenn Sie ohnehin bereits nach einem Leitbild arbeiten, das den alten Menschen und seine Bedürfnisse in den Mittelpunkt stellt, und wenn Ihre Arbeit nach einem fachlich fundierten, ganzheitlichen Pflegekonzept geschieht, dann ist es kein großer Schritt mehr, auch die Situation demenzkranker Menschen in dies Leitbild und dies Konzept einzubeziehen.

Übersicht über den Aufbau des Kapitels:

- Darstellung eines fachlichen Rahmenmodells.
- Herleitung der besonderen Anforderungen in der Begleitung demenzkranker Menschen.
- Formulierung von Betreuungsgrundsätzen auf der Basis des Rahmenmodells und der besonderen Erfordernisse.

1.1 Rahmenmodell für die Pflege und Betreuung

1.1.1 Warum sind Rahmenmodelle für die Arbeit wichtig?

Ein Rahmenmodell[1] versteht sich als eine *Struktur*, die aus einer Theorie oder aus der Zusammenschau mehrerer Theorien besteht. Die Aufgabe eines Rahmenmodells besteht also darin, grundsätzliche Aussagen zu wichtigen Fragestellungen einer Disziplin zu formulieren. Im Bereich der Pflege lauten solche Fragen: *»Was ist Pflege?«*, *»Was ist die Aufgabe von Pflege?«*, *»Was sind grundsätzliche Handlungen in der Pflege?«* Innerhalb der Pflegewissenschaft gibt es mittlerweile eine ganze Reihen von Rahmenmodellen unterschiedlicher theoretischer Herkunft.

Die innerhalb von Rahmenmodellen getroffenen Aussagen sind zunächst immer abstrakt und bieten damit keine »Rezepte« oder konkrete Entscheidungshilfen für das tägliche Handeln. Sie erfordern eine besondere Form des Verstehens:

- Man muss sie zunächst **inhaltlich** verstehen (Was enthält dieses Modell an Informationen?). Dies allein ist häufig schon ein längerer Prozess, da solche Modelle meist komprimierte Aussagen machen.
- Man muss sie dann **in ihrer Konsequenz für das tägliche Handeln** verstehen: *Was bedeuten diese Aussagen für die Pflege und Betreuung im Alltag?*

So ist die Auseinandersetzung mit Rahmenmodellen der Arbeit häufig nicht einfach, auch deshalb, weil diese Modelle »Idealzustände« beschreiben, von denen der Arbeitsalltag sehr weit entfernt zu sein scheint. Dennoch ist, wie bereits eingangs erwähnt, eine solche theoretische Auseinandersetzung auch für »Praktiker« wichtig, einerseits als Orientierungshilfe *(»Was ist mein Auftrag?«)*, andererseits für das eigene Selbstverständnis *(»Was ist das Besondere an [Alten-]Pflege?«)*. So können auch die Ziele und Grundsätze in der Pflege und Betreuung demenzkranker Menschen nicht formuliert werden, ohne auf ein Rahmenmodell Bezug zu nehmen, das die allgemeinen Ziele und Grundsätze in der Pflege und Betreuung von Menschen beschreibt.

Im Rahmen dieses Buches ist es allerdings weder angestrebt noch möglich, quasi eine neue *Theorie der Pflege und Betreuung demenzkranker Menschen* aufzustellen. Die Entwicklung einer solchen Theorie gehört in den Aufgabenbereich pflegewissenschaftlicher Forschung.[2]

1.1.2 Das Rahmenmodell der Ganzheitlich-Fördernden Prozesspflege nach Krohwinkel

Da sich dieses Buch an Einrichtungen der Altenhilfe richtet, deren Arbeit von theoretischen Ansätzen aus dem Bereich der Pflege (d. h. nicht in erster Linie aus Bereichen wie Psychotherapie oder Sozialpädagogik) geprägt ist, ist es sinnvoll, ein allgemeines Modell aus diesem Bereich auszuwählen.

Als Rahmenmodell haben wir uns daher für das **Modell der Ganzheitlich-fördernden Prozesspflege** nach *Krohwinkel* entschieden, und dies aus folgenden Gründen:

- Es handelt sich hier um ein ganzheitliches Modell, das den Menschen als bio-psycho-soziale Einheit und vor dem Hintergrund seines Lebensumfeldes betrachtet und Pflege als ein kontinuierlichen Beziehungsprozess beschreibt.
- Hintergrund dieses Modells bilden neben pflegewissenschaftlichen Grundlagen auch Methoden aus der humanistischen Psychologie, vor allem die Veröffentlichungen von *Carl Rogers* (vgl. *Krohwinkel* 1997). Diese Methoden werden auch von anderen Professionen aufgegriffen (beispielsweise Sozialpädagogen und psychotherapeutische Berufe). Da die Begleitung demenzkranker Menschen eine Aufgabe ist, die am besten im multidisziplinären Team bewältigt wird, sind Gemeinsamkeiten in den theoretischen Wurzeln eine gute Grundlage der Verständigung.
- Aufbauend auf diesem Rahmenmodell werden 13 zentrale Lebensbereiche, die so genannten *Aktivitäten und Existenziellen Erfahrungen des Lebens* (AEDL) beschrieben. Das Besondere gegenüber anderen Modellen ist hier die Existenz einer AEDL-Kategorie »*Mit existenziellen Erfahrungen des Lebens umgehen können*«. Wie im Weiteren noch deutlich werden wird, ist die Demenz für den Betroffenen immer wieder mit Erfahrungen verbunden, die im Rahmen dieser Kategorie als »*existenzgefährdend*« beschrieben werden. Ebenso beschreibt diese Kategorie eine Reihe von »*existenzfördernden*« Erfahrungen, die im Rahmen der Pflege und Betreuung demenzkranker Menschen ebenfalls eine besondere Rolle spielen. Bei jener AEDL-Kategorie also handelt es sich um einen in der Begleitung demenzkranker Menschen besonders bedeutsamen Lebensbereich.
- Der Ansatz vom Krohwinkel setzt sich in der Altenpflegeausbildung immer mehr durch, die Arbeit mit den AEDL ist also vielen Pflegemitarbeitern vertraut. Viele Altenpflegeeinrichtungen geben an, nach den Grundsätzen von Monika Krohwinkel zu pflegen.
- Die Umsetzungsmöglichkeiten wurden wissenschaftlich überprüft.

Eng mit dem Namen *Krohwinkel* verbunden sind die bereits erwähnten von ihr weiter entwickelten 13 »AEDL«, die in Praxis und Ausbildung der Altenpflege weitgehend Eingang gefunden haben. Wer von denen, die die AEDL in ihrer Arbeit anwenden, kennt das dazugehörige Rahmenmodell? Viele wahrscheinlich nicht. Das Rahmenmodell aber transportiert die eigentliche »Philosophie« der Fördernden Prozesspflege. Dies gibt auch *Krohwinkel* selbst zu bedenken: »*Die AEDL-Kategorien (...) geben alleine keine ausreichende Orientierungshilfen für ihre Anwendung im Pflegeprozess*« (*Krohwinkel* 1997). Im Folgenden werden wir daher dieses Rahmenmodell kurz vorstellen.

1.1.2.1 Grundsätze der fördernden Prozesspflege

Das hier aufgegriffene Rahmenmodell beschreibt die Interessen, Ziele und Handlungsschwerpunkte von Pflege (vgl. Abbildung 1).

Im Mittelpunkt des pflegerischen Interesses steht der zu pflegende Mensch, aber nicht er allein, sondern (hier wird die soziale Dimension der Person berücksichtigt) auch seine engen Bezugspersonen. Dabei werden in das pflegerische Interesse »*Einflussfaktoren einbezogen, die sich auf die Person und ihre Fähigkeiten zur Realisierung und Gestaltung der für sie wesentlichen AEDLs auswirken können*« (*Krohwinkel* 1997). Dazu gehören Lebens- und Entwicklungsprozesse, Umgebung und Lebensverhältnisse, Gesundheits- und Krankheitsprozesse und die damit verbundenen Ressourcen und Defizite.

Die **Zielsetzung** pflegerischen Handelns besteht darin, dass die Fähigkeiten des pflegebedürftigen Menschen zur Verwirklichung von Unabhängigkeit, Wohlbefinden und Lebensqualität erhalten bleiben oder wiedererlangt werden. Dabei bilden die bereits erwähnten Aktivitäten und Existenziellen Erfahrungen des Lebens (AEDL) die Dimensionen menschlicher Lebensgestaltung, in denen sich die oben genannten Fähigkeiten verwirklichen.

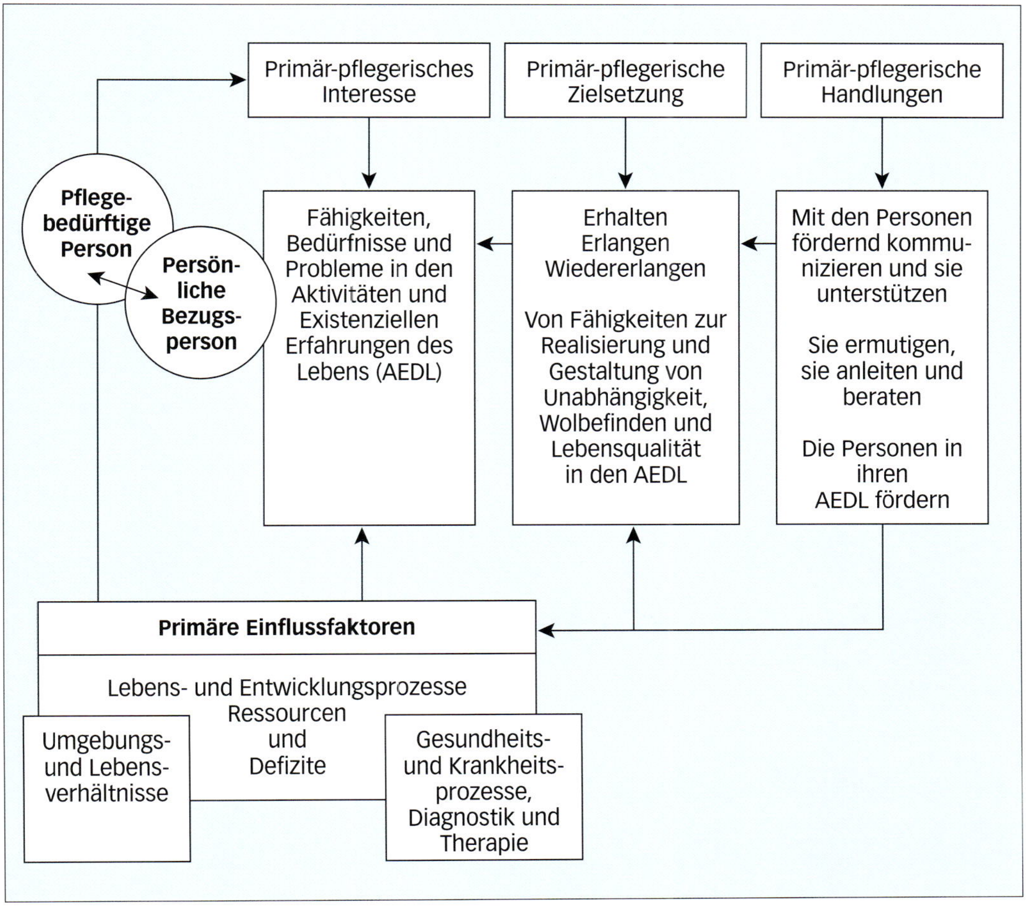

Abb. 1: Rahmenmodell der Ganzheitlich-Fördernden Prozesspflege (vgl. *Krohwinkel* 1997: 138).

Tabelle 1: Aktivitäten und Existenzielle Erfahrungen des Lebens (AEDL).

Aktivitäten und Existenzielle Erfahrungen des Lebens (AEDL)
• Kommunizieren können • Sich bewegen können • Vitale Funktionen des Lebens aufrechterhalten können • Essen und Trinken können • Ausscheiden können • Sich pflegen können • Sich kleiden können • Ruhen, schlafen und sich entspannen können • Sich beschäftigen, lernen und sich entwickeln können • Sich als Frau oder Mann fühlen und verhalten können • Für eine sichere und fördernde Umgebung sorgen können • Soziale Beziehungen und Bereiche sichern und gestalten können • Mit existenziellen Erfahrungen des Lebens umgehen können

Die grundlegenden Aufgaben der Pflege sind dabei die Folgenden:
- Mit pflegebedürftigen Personen und ihren persönlichen Bezugspersonen fördernd kommunizieren,
- sie ermutigen,
- sie unterstützen, anleiten und beraten.

Dabei dienen die AEDL der Planung als Orientierung, in welchen Lebensbereichen Unterstützung und Förderung notwendig ist (siehe Tabelle 1).

Bereits hier wird vielleicht deutlich, dass das Rahmenmodell viele Aspekte beinhaltet, die auch immer wieder in Ausführungen zu Anforderungen in der Pflege demenzkranker Menschen benannt werden:
- Die Orientierung an den Bedürfnissen und der Person des alten Menschen, nicht nur als Funktionsablauf, sondern als Beziehungsprozess,
- die Berücksichtigung des sozialen Umfelds (»die pflegebedürftige Person und die für sie wichtigen Bezugspersonen …«),
- die Berücksichtigung der Bedeutung der Umwelt für das Wohlergehen der pflegebedürftigen Person.

Die im Rahmenmodell genannten Ziele und Aufgaben sind nicht unbedingt »pflege-spezifisch«, d. h. sie können ebenso auch von anderen Berufsgruppen verwendet werden, die im Rahmen eines multidisziplinären Teams in der Begleitung demenzkranker Menschen tätig sind, also auch hauswirtschaftliche Mitarbeiter, Sozialpädagogen und Therapeuten. Darüber hinaus gibt es nun weitere besondere Erfordernisse, die in der Pflege demenzkranker Menschen beachtet werden müssen.

Hinweis:
Die fördernde Prozesspflege von Monika Krohwinkel ist als »AEDL-Strukturmodell« hinlänglich bekannt. Relativ neu ist dagegen, dass dieses Modell von Monika Krohwinkel weiter entwickelt wurde und nun als ABEDL®-Strukturmodell firmiert (vgl. Krohwinkel, M.: Der Pflegeprozess am Beispiel von Apoplexiekranken. Das System Fördernde Prozesspflege und seine Anwendung. Huber & Partner, Bern 2007). Die »Aktivitäten, Beziehun-

gen und existenzielle Erfahrungen des Lebens« sind dabei in drei Kategorien unterteilt sind, die wiederum Subkategorien haben:

Lebensaktivitäten realisieren können (Kategorie 1)

1. Kommunizieren
2. Sich bewegen
3. Vitale Funktionen aufrechterhalten
4. Sich pflegen
5. Sich kleiden
6. Ausscheiden
7. Essen und trinken
8. Ruhen, schlafen, sich entspannen
9. Sich beschäftigen, lernen, sich entwickeln
10. Die eigene Sexualität leben
11. Für sichere und fördernde Umgebung sorgen
12. **Soziale Kontakte und Beziehungen aufrecht erhalten können (Kategorie 2)**
13. **Mit existenziellen Erfahrungen des Lebens umgehen und sich dabei entwickeln können (Kategorie 3)**

Monika Krohwinkel hat inzwischen in Zusammenarbeit mit GODO-Systems ein spezielles Pflegedokumentationssystem für ihr Modell konzipiert. Es soll die Nachvollziehbarkeit des Pflege- und Begleitungsprozesses erhöhen und durch geeignete Formulare und Dateien eine fachlich geeignete und zeitsparende Umsetzung unterstützen (vgl. Kämmer, K.: Pflegemanagement in Altenpflegeeinrichtungen. Schlütersche Verlagsgesellschaft 2007).

1.2 Besondere Anforderungen in der Pflege und Betreuung demenzkranker Menschen

Die Demenz ist ein Syndrom (d. h. eine bestimmte Kombination von Symptomen), hinter dem sich unterschiedliche Ursachen verbergen können. Von »Demenzerkrankung« wird dann gesprochen, wenn es sich bei diesen Ursachen um Krankheitsprozesse im Gehirn handelt. Die einzelnen Demenzerkrankungen, ihre Entstehung, Verlauf und jeweilige hirnorganische Grundlagen können in diesem Rahmen nicht dargestellt werden, außerdem gibt es bereits eine ganze Reihe einführender Werke zu diesem Thema. Im Anhang dieses Handbuchs finden Sie dazu entsprechende Hinweise.

Natürlich sollten Personen, die demenzkranke Menschen begleiten, über ein Grundlagenwissen der einzelnen Demenzerkrankungen verfügen. Es reicht jedoch nicht aus, »typische« Erscheinungsmerkmale einzelner Demenzerkrankungen zu kennen. Von besonderer Bedeutung ist es, die **Folgen**, die die Demenzerkrankungen für das Leben des Betroffenen und für seine Mitmenschen haben, zu verstehen und, daraus erwachsend, ein Gefühl dafür zu entwickeln, worauf es in der Begleitung demenzkranker Menschen besonders ankommt. Um diese beiden Aspekte – die Folgen der Demenz sowie notwendige Grundlagen der Betreuung – geht es im nächsten Abschnitt.

1.2.1 Folgen der Demenz für die Person und ihr Umfeld

Die mit der Demenz einhergehenden hirnorganischen Prozesse führen zu Einbußen vor allem in folgenden Bereichen:

- **Gedächtnis** und **Orientierung** (»*Welchen Tag/Monat/welches Jahr haben wir? Wo befinde ich mich? Gehöre ich hierher? Wie finde ich heim?*«)
- **Planen und Beurteilen von Situationen** (*Gedankengänge wie: »Zuerst werde ich spazieren gehen und dann M. anrufen. Ach nein, heute ist es mir doch zu kalt draußen ...«* sind für gesunde Menschen selbstverständlich, für Menschen mit Demenz dagegen immer weniger möglich).
- **Praktische Fähigkeiten** zur Bewältigung komplexer Handlungsabläufe, wie sie bei den meisten Aktivitäten des täglichen Lebens vorliegen (*Wie viele einzelne Aktionsschritte umfasst z. B. schon eine »einfache« Aufgabe wie das Kaffeekochen!*).
- **Verbale Fähigkeiten** werden im Verlauf der Demenz immer mehr beeinträchtigt. Allerdings gibt es große Unterschiede, wann Störungen der Sprache erstmals auftreten und wie rasch sich der Verlust vollzieht. Oft sind Wortfindungsstörungen ein frühes Krankheitssymptom. Umgekehrt kommt es aber auch vor, dass Betroffene trotz weit fortgeschrittener Demenz noch in der Lage sind, sich sprachlich zu äußern.
- Darüber hinaus kommt es in manchen Fällen zu **Störungen** von der Art, wie sie bei **Psychosen** auftreten. Hierzu zählen abrupte Stimmungsschwankungen, Halluzinationen oder Wahnvorstellungen.
- Es können auch noch **weitere Wahrnehmungsstörungen** auftreten, beispielsweise im Bereich der Schmerzwahrnehmung oder der Geschmacksempfindung. Diese Störungen sind jedoch noch nicht systematisch erforscht (vgl. *Tackenberg; Abt-Zegelin* 2001: 293).

Diese zunehmenden Beeinträchtigung bzw. Störungen wirken sich auf den folgenden Ebenen aus:

- **Umgang mit den Anforderungen der Umwelt**
- **Seelisches Erleben und Verhalten**
- **Beziehungs- und Kommunikationsebene**
- **Auf der Ebene des Person-Seins**

Vollständig können wir die Auswirkungen der Demenz aus der Perspektive des Außenstehenden natürlich nicht beurteilen. Vor allem wissen wir bislang noch wenig darüber, wie der Betroffene selbst die mit der Demenz einhergehenden Entwicklungen erlebt. Ausgehend von einzelnen Schilderungen demenzerkrankter Menschen können – und sollten – wir versuchen, uns jeweils in die Lage der Betroffenen zu versetzen. Dies wird allerdings nur annähernd gelingen, weil die kognitiven Funktionen, die bei der Demenz beeinträchtigt werden, für uns so selbstverständliche Denk- und Handlungsgrundlagen sind, dass wir uns gar nicht vorstellen können, wie es ist, von ihnen im Stich gelassen zu werden.

1.2.1.1 Der Umgang mit den Anforderungen der Umwelt

Zunehmende Schwierigkeit,

- die Aufgaben des Alltags allein zu bewältigen,
- den Alltag zu planen,

- sich auf neue, ungewohnte Situationen einzustellen,
- die vielfältigen, teilweise widersprüchlichen Außenreize und Signale aus der Umwelt, die uns im Alltag begegnen, zu verarbeiten und einzuordnen.

Zunehmender Verlust der Fähigkeit, die eigenen Bedürfnisse und Probleme selbst zu regulieren, zunehmende Abhängigkeit von der Hilfe anderer.
Zusammenfassend kann man von einem zunehmenden Verlust von Handlungsressourcen sprechen oder von einem »Verlust der Kontrolle nach außen«.

1.2.1.2 Verhalten und seelisches Erleben

- Zunehmende Schwierigkeit, eigene **Gefühle, Bedürfnisse und Impulse zu steuern**: »Verlust der Kontrolle nach innen«;
- Zunehmender Verlust von **Selbst-Wissen**, d. h. von Wissen über die eigene Person;

Mögliche seelische Reaktionen auf die Erkrankung;
- Gefühl von Kontrollverlust, Fremdheit, Angst;
- Gefühl von Fremdheit sich selbst gegenüber;
- erhöhtes Bedürfnis nach Sicherheit, Geborgenheit, Kontinuität und Verlässlichkeit;
- **Verhaltensveränderungen**, d. h. ein Betroffener tut etwas, was vorher nicht zu seinem Verhaltensrepertoire gehörte (Beispiel: Ein ehedem sehr geselliger Mensch zieht sich zunehmend zurück);
- Veränderungen im Antrieb und in der Motivation. Der Antrieb kann nachlassen, dann ist es so, dass Betroffene von sich aus kaum etwas zu tun beginnen. Umgekehrt kann sich der Antrieb auch steigern. Dann erscheinen die Betroffenen rastlos, immer in Unruhe.

1.2.1.3 Beziehung und Kommunikation

Kognitive Funktionen wie Gedächtnis und Orientierung dienen nicht nur der Bewältigung des Alltags, sondern auch der zwischenmenschlichen Verständigung. Eine Beeinträchtigung dieser Funktionen bedeutet die **Einschränkung einer gemeinsamen Realitätsbasis**.

Zunehmende Beeinträchtigung der verbalen Kommunikationsebene: Das Miteinander-Sprechen erscheint uns im täglichen Miteinander so selbstverständlich, dass Störungen der Sprache zu einer schweren Bewährungsprobe für die Beziehungen werden können. Die Herausforderung ist hier für Pflegende und Begleiter eine doppelte: Mich so auszudrücken, dass ein Mensch mit Demenz verstehen kann, was ich sagen will, und geduldig hinhören, um zu verstehen, was der Betroffene sagen will, wenn er oder sie die Worte nicht findet. Für Betroffene besteht die Herausforderung darin, nicht den Mut zu verlieren und zu resignieren, wenn es mühsamer wird, sich verständlich zu machen.

Gefühl von Fremdheit auf Seiten der Anderen: Veränderungen im Verhalten können dazu führen, dass ein vertrauter Mensch seinen Angehörigen zunehmend fremd erscheint (»*Das hätte sie früher niemals getan …*«). Das Fremdheitsgefühl verstärkt sich, wenn ein demenzkranker Mensch sich plötzlich nicht mehr nach unseren gesellschaftlichen Konventionen verhält (beispielsweise mit den Fingern isst, sich in Gesellschaft auszieht o. ä.).

Zunehmend erschwerter Zugang zur Person: Der Verlust von Handlungsressourcen und Kontrolle bringt es mit sich, dass ein demenzkranker Mensch immer weniger Möglichkeiten hat, sich als Persönlichkeit einzubringen und zu realisieren. Umgekehrt finden die Anderen immer weniger Möglichkeiten, mit dem Betroffenen in Kontakt zu treten, ihn zu erreichen und als Persönlichkeit wahrzunehmen. In der Vergangenheit hat man in diesem Zusammenhang öfter von einem »Verlust der Persönlichkeit« gesprochen. Dies trifft allerdings nicht zu, denn

- auch bei schwerer Demenz gibt es noch Momente, in denen ein In-Beziehungs-Treten mit dem Betroffenen gelingt,
- Menschen haben auch bei sehr fortgeschrittener Demenz noch ihre unverwechselbaren Ausdrucksweisen (beispielsweise an Mimik und Gestik beobachtbar),
- der Verlust von Ausdrucksmöglichkeiten bedeutet nicht, dass dahinter keine individuelle, unverwechselbare Persönlichkeit mehr steht. Weil etwas (scheinbar) nicht sichtbar ist, kann es dennoch vorhanden sein. Im Übrigen: Wenn Sie Menschen mit fortgeschrittener Demenz pflegen und sich einmal dabei beobachten, wie Sie mit den Betroffenen umgehen, werden Sie feststellen, dass sich die Begegnungen nicht genau gleichen, selbst wenn die Pflegehandlungen vergleichbar sind. Ganz intuitiv stellen Sie sich auf die einzelnen Personen ein und reagieren so in Ihrem Handeln auf die erhaltene Individualität der Betroffenen.

Veränderung (und Gefährdung) der Beziehung zwischen dem Betroffenen und seinen Bezugspersonen, bedingt durch die zunehmenden Schwierigkeiten in der Verständigung, durch Verhaltensveränderungen und durch die zunehmende Abhängigkeit (darüber gibt es beeindruckende Berichte von Angehörigen, z. B. *Edda Klessmann*: »Wenn Eltern Kinder werden und doch Eltern bleiben«).

1.2.1.4 Ebene des Person-Seins

Bisher wurden Auswirkungen der Demenz beschrieben, die sich auf der alltagspraktischen, der seelischen und der sozialen Ebene ereignen. Es gibt aber noch eine weitere und sehr subtile Ebene, auf der sich die Demenzerkrankung auswirkt: **Der Betroffene ist zunehmend in seinem Person-Sein gefährdet.** Was bedeutet das?

Person definiert der englische Psychologe *Tom Kitwood* (1997) folgendermaßen: *»Es ist ein Stand oder Status, der dem einzelnen Menschen im Kontext von Beziehung und sozialem Sein von Anderen verliehen wird. Er impliziert Anerkennung, Respekt und Vertrauen.«*

Mit diesem Status sind also nicht etwa rechtliche Belange wie Geschäftsfähigkeit o. ä. verknüpft, sondern sehr grundlegende menschliche Erfahrungen und Bedürfnisse: Respekt und Anerkennung und, eng damit verknüpft, Würde. Der Erhalt des Person-Seins eines Menschen hängt somit davon ab, ob er von seinem sozialen Umfeld als Person wahrgenommen wird. Wenn also die Umwelt von einem Menschen beispielsweise als von *»menschlicher Hülle«* spricht oder von ihm sagt, dass er *»nur noch vegetiere«*, dann wird dieser Mensch entpersonalisiert.

Was sind nun die Kriterien, die an das Person-Sein geknüpft sind? Sie hängen eng mit den expliziten (d. h. den ausgesprochenen, z. B. in der Verfassung verankerten) und den impliziten (d. h. den unausgesprochenen, unbewusst wirksamen) Werten einer bestimmten Gesellschaft zusammen. Gerade die **impliziten** Werte sind im gegenseitigen Umgang besonders bestimmend, eben weil sie nicht bewusst reflektiert werden und wir uns deshalb ohne bewusste Auseinandersetzung damit gegebenenfalls auch nicht davon distanzieren können.

In unserer westlichen Gesellschaft wird auf die Eigenschaften **Autonomie** und **Rationalität** ganz besonderer Wert gelegt (vgl. *Kitwood*). Menschen, die diese Eigenschaften in außergewöhnlich hohem Maß aufweisen, genießen großes Ansehen. Menschen, bei denen diese Eigenschaften nicht wahrgenommen werden, laufen Gefahr, nicht mehr als Person wahrgenommen zu werden (im Extremfall: »*Der bekommt sowieso nichts mehr mit …*«) Ein solches Verständnis von Person ist natürlich einseitig und reduziert den Menschen auf einen Roboter, der möglichst gut zu funktionieren hat. Es wird aber deutlich, dass damit generell für pflegebedürftige Menschen die Gefahr der Entpersonalisierung besteht (zunehmende Abhängigkeit, Verlust von Autonomie). Für demenzkranke Menschen ist diese Gefahr besonders hoch, da nicht nur Unabhängigkeit, sondern auch rationales Denken durch die Demenz beeinträchtigt werden.

Zwei weitere Aspekte verstärken die Gefahr der Entpersonalisierung demenzkranker Menschen:

- die Angst ihrer Mitmenschen, selbst eines Tages an einer Demenz zu erkranken, was den epidemiologischen Daten nach nicht ganz unwahrscheinlich ist,

und

- die zunehmende Schwierigkeit, Zugang zu dem Menschen mit Demenz zu finden, sein Verhalten zu verstehen und damit umzugehen, wenn er sich etwa gegen gesellschaftliche Konventionen verhält.

Zusammenfassend kann man die Folgen der Demenz so benennen:

- Die Handlungsspielräume im Umgang mit den täglichen Anforderungen reduzieren sich, der Betroffene ist sowohl in seiner Selbstständigkeit als auch in seinem Wohlbefinden immer stärker von einer fördernden Umwelt abhängig.
- Der Bezug zur eigenen Person ist zunehmend gefährdet.
- Zwischenmenschliche Kommunikation, Verständigung und Beziehung sind zunehmend beeinträchtigt.
- Aufgrund der oben beschriebenen Veränderungen sind angesichts unserer gesellschaftlichen Werte und Ängste Menschen mit einer Demenzerkrankung in besonderer Weise in ihrem Person-Sein gefährdet.

1.3 Zur Grundhaltung in der Begleitung von Menschen mit Demenz

Zur Grundhaltung im Umgang mit Menschen mit Demenz gehört demzufolge:

- dass ich Menschen mit Demenz als Personen wahrnehme. Dies gilt auch dann, wenn einem Betroffenen wenig Möglichkeiten verblieben sind, seine Individualität auszudrücken,
- dass ich die subjektive Realität Betroffener anerkenne, auch wenn sie nicht mit der meinigen übereinstimmt,
- dass ich die Ressourcen der Betroffenen sehr aufmerksam wahrnehme und mich daran orientiere,

- dass ich mir immer wieder bewusst mache, dass meine Einstellung und mein Handeln als Pflegender oder Begleiter Auswirkungen auf die aktuell verbliebenen Handlungsspielräume der Menschen mit Demenz hat: Ein entpersonalisierender Umgang macht es den Betroffenen schwer oder gar unmöglich, ihre Handlungsspielräume zu nutzen. Ein achtsamer, würdevoller Umgang erleichtert die Nutzung der Handlungsspielräume.

1.3.1 Wahrnehmung des demenzkranken Menschen als Person und Akzeptanz seiner subjektiven Realität

Eine besondere Verantwortung in der Begleitung demenzkranker Menschen liegt darin, den Betroffenen bis zum Schluss den Status des Person-Seins zu erhalten, der die Grundlage für ein Leben in Würde bildet. Voraussetzung hierfür ist zunächst das Bewusstsein, dass die Person, also das Ich des Betroffenen, auch im schwersten Stadium der Erkrankung erhalten bleibt, selbst wenn es im Alltag kaum sichtbar wird.

Die Stadieneinteilung der Demenz, wie sie im so genannten »Mäeutischen Konzept« dargestellt ist, ist für diesen Ansatz hilfreich (vgl. *van der Kooij* 2007):

- **Das *Bedrohte* Ich**
- **Das *Verirrte* Ich**
- **Das *Verborgene* Ich**
- **Das *Versunkene* Ich**

Dieses Verlaufsmodell macht deutlich, dass auch im schweren Stadium noch Kontakt und Beziehung möglich ist, wenn die Bezugspersonen sich immer wieder um Wege eines Zugangs zum Ich des Betroffenen bemühen. Diese »Suchhaltung« (vgl. *Grond* 2000) gelingt nur, wenn sich die Aufmerksamkeit in erster Linie auf den Menschen, nicht auf die Erkrankung richtet: »*Unser Bezugsrahmen sollte nicht länger die **Person-mit-DEMENZ**, sondern die **PERSON-mit-Demenz** sein*« (*Kitwood*).

Die Gefahr, demenzkranke Menschen zu entpersonalisieren, ist nicht nur auf einer abstrakten gesellschaftlichen Ebene wirksam, sondern auch bei jenen Menschen, die Betroffene begleiten, auch wenn sie dies gern tun und sich in dieser Hinsicht für »aufgeklärt« halten. Denn wir alle sind Teil dieser Gesellschaft und geprägt durch ihre Werte. Daher ist es erforderlich, dass die Menschen, die in der Begleitung Demenzkranker tätig sind, sich des einseitigen Verständnisses von Person in unserer Gesellschaft sowie auch der eigenen inneren Ängste und der Tendenzen zur Entpersonalisierung bewusst sind.

Zur erforderlichen Grundhaltung gehört die Akzeptanz und positive Wertschätzung des Menschen mit Demenz auch dort, wo uns dies sehr schwer fällt, weil die subjektive Realität des Betroffenen von unserer Realität abweicht, oder weil sein Verhalten unseren Regeln und Wertvorstellungen widerspricht.

Ein weiterer Aspekt einer Person-zentrierten Grundhaltung ist die Wahrnehmung der individuellen Eigenarten, Vorlieben, Abneigungen des demenzkranken Menschen sowie die Einbeziehung seiner Lebensgeschichte und seiner jeweiligen sozialen und kulturellen Hintergründe.

1.3.2 Ressourcenorientierung

Eine Sichtweise, die den Betroffenen zunächst als »Dementen« wahrnimmt, sieht in erster Linie die vorhandenen Beeinträchtigungen und Störungen. Hingegen muss sich eine an der Person orientierte Begleitung an den vorhandenen Ressourcen des Menschen orientieren.

Es gibt eine ganze Reihe von Fähigkeiten, die in der Demenz häufig noch lange erhalten bleiben, so z. B.:

- Aus dem Bereich der alltagspraktischen und kognitiven Fähigkeiten: **lang geübte Tätigkeiten, Gewohnheiten, Bereiche aus dem Langzeitgedächtnis.**
- Aus dem Bereich der sozialen Fähigkeiten: **Gefühl für Stimmungen und Atmosphäre, nonverbale Interaktion, die Fähigkeit Gefühle auszudrücken.**
- Sowie, nicht zu vergessen: die **körperliche Mobilität.**

Aber nicht nur praktische und soziale Fähigkeiten stellen **Ressourcen** dar, sondern alle Handlungsspielräume eines Menschen. Dazu gehören zum Beispiel auch:

- **Subjektive Überzeugungen**, z. B.:
- **Subjektive Überzeugungen und individuelle Wertorientierungen.** Menschen mit Demenz verfügen selbst in fortgeschrittenen Krankheitsstadien meist noch über ein Empfinden von »das ist gut für mich«. Solche subjektiven Wertorientierungen, Vorlieben und Überzeugungen sind ganz wesentliche Ressourcen, auf die in der Pflege und Begleitung eingegangen werden muss. Am Institut für Gerontologie der Universität Heidelberg ist in den letzten Jahren ein Konzept entwickelt und erprobt worden, bei dem ganz gezielt nach dem gefragt wird, was für Menschen mit Demenz persönlich bedeutsam ist. Diese Informationen können dann systematisch in die Pflege integriert werden (das DEMIAN-Konzept, näheres hierzu siehe www.gero.uni-heidelberg.de, vgl. auch *Böggemann* et al. 2008).
- **Die Bemühungen der Menschen mit Demenz, mit der Erkrankung zu leben.** Lange Zeit hat man geglaubt, dass Menschen mit Demenz aufgrund ihrer kognitiven Einschränkungen gar nicht in der Lage wären, sich mit ihrer Erkrankung aktiv auseinander zu setzen. Neuere Forschungsergebnisse weisen in eine andere Richtung: Viele Betroffene ringen darum, auch angesichts der Demenz so etwas wie ein normales Leben führen zu können. Vor allem geht es immer wieder darum, trotzdem ein wertvoller Mensch bleiben und soweit als möglich selbst entscheiden zu dürfen. Das kann sich natürlich auch darin ausdrücken, dass jemand seine Krankheitssymptome zu überspielen versucht oder die Erkrankung verleugnet. In jedem Fall müssen Wege gesucht werden, die es dem Betroffenen ermöglichen, seine Würde zu bewahren.

Es ist nicht immer leicht, Ressourcen im Alltag als solche zu erkennen. Wenn beispielsweise subjektive Überzeugungen (»*Ich muss jetzt aber nach Hause, meine Mutter wartet*«) zu Problemen in der Betreuung führen, werden sie leicht negativ bewertet und als **Störungen** empfunden. Daher gehört zur Ressourcenorientierung auch ein Bewusstsein, das alle Versuche des demenzkranken Menschen, seine Handlungsspielräume zu realisieren, zunächst einmal positiv als Ausdruck von Ressourcen wahrgenommen werden.

1.3.1.2 Ganzheitliches Verständnis neurologischer Prozesse

Das traditionelle medizinische Modell der Demenz geht von irreversiblen, psychologisch nicht beeinflussbaren Abbauprozessen im Gehirn aus. Dieses Modell hat lange Zeit dafür gesorgt, dass man hinsichtlich der therapeutischen Möglichkeiten bei Demenz sehr pessimistisch war (*»therapeutischer Nihilismus«*, Hauptsatz: *»Da kann man überhaupt nichts machen …«*).

Heute entdeckt die Wissenschaft immer mehr Zusammenhänge zwischen seelischen Erfahrungen und neurophysiologischen Prozessen: Wir wissen, dass es für Erlebnisse und Erfahrungen entsprechende neurophysiologische Vorgänge gibt und dass umgekehrt neurophysiologische Veränderungen auch zu Veränderungen in unserem Denken und Fühlen führen können. Das bedeutet nicht, dass sich eine bedürfnisorientierte Begleitung einem Medikament vergleichbar direkt auf hirnorganische Prozesse auswirkt. Aber man sollte das Prinzip der Ganzheitlichkeit, das den Menschen als eine bio-psycho-soziale Einheit beschreibt, konsequent auch auf die Situation demenzkranker Menschen anwenden:

- Der Grad, in dem ein Mensch trotz der Demenzerkrankung ein subjektiv erfülltes und zufriedenstellendes Leben führen kann, beeinflusst auch die körperlichen Prozesse positiv.
- Auch der **Umgang** mit ihm, sei es in Person-erhaltender oder Person-abwertender Form, wirkt sich auf seine Gesamtbefindlichkeit aus.

Zur Grundhaltung in der Begleitung demenzkranker Menschen gehört daher das Bewusstsein, dass sich positive wie negative Erfahrungen auf seine Gesundheits- und Krankheitsprozesse auswirken.

1.3.3 Kompetenzorientierung

Bei der Grundhaltung wurde bereits von der Notwendigkeit gesprochen, sich an den Ressourcen des demenzkranken Menschen zu orientieren. Dabei wurde auch deutlich, dass es sich bei diesen Ressourcen nicht nur um »Fähigkeiten« im alltagspraktischen Sinne handelt, sondern dass es um Handlungsspielräume allgemein geht.

Was ist unter diesen Ressourcen oder Handlungsspielräumen zu verstehen? Um diese Begriffe zu präzisieren, ist es hilfreich, sich am Begriff der **Kompetenz** zu orientieren.

Der Ausdruck **Kompetenz** gehört zu jenen Worten, die quasi ein »Doppelleben« führen:

- Wir gebrauchen ihn in der Alltagssprache, um damit bestimmte Fähigkeiten zu bezeichnen (soziale Kompetenz, fachliche Kompetenz usw.).
- Neben dieser alltagssprachlichen gibt es noch eine fachspezielle Bedeutung von Kompetenz: In der Gerontologie bezeichnet Kompetenz die *»Fähigkeiten und Fertigkeiten des Menschen zur Aufrechterhaltung (oder Wiedererlangung) eines möglichst selbständigen, selbstverantwortlichen und persönlich zufriedenstellenden Lebens in seiner Umwelt«* (*Kruse* 1996: 293).

In unserem Zusammenhang benötigen wir die zweite Definition von Kompetenz. Diese Definition erscheint zunächst ziemlich abstrakt, wie alle Begriffe, die viele Informationen in wenig Worten zusammenfassen. Solche Begriffe muss man quasi »entpacken«, um ihren Gehalt zu überblicken.

Kompetenz »*beschreibt die Fähigkeiten und Fertigkeiten des Menschen zur Aufrechterhaltung (oder Wiedererlangung) eines möglichst selbstständigen, selbstverantwortlichen und persönlich zufriedenstellenden Lebens in seiner Umwelt*«.
Das heißt:

- **Beitrag der Umwelt**: Mit dem Kompetenzbegriff werden Handlungsspielräume beschrieben, die dem einzelnen Menschen zur Gestaltung seines Lebens zur Verfügung stehen. Das **Ausmaß** dieser Handlungsspielräume hängt nicht allein vom Individuum ab, sondern auch davon, wie seine Umwelt ihm diese Spielräume ermöglicht oder einengt.
- **Selbstständiges Leben:** Der selbstständige Umgang mit den Anforderungen des täglichen Lebens ist ein wichtiger Teil von Kompetenz. Selbstständigkeit im Sinne der Unabhängigkeit von der Hilfe anderer ist eine wichtige Grundlage, um die eigenen Bedürfnisse selbst realisieren zu können.
- **Selbstverantwortliches Leben**: Es geht bei Kompetenz nicht nur um den **objektiven** Grad der Selbstständigkeit, sondern auch um das Bedürfnis, sich als **handelnder Mensch** zu erleben. Man könnte diese Grunderfahrung so ausdrücken: *»Ich tue etwas, was mir sinnvoll erscheint, ich nehme wahr, dass ich in meiner Umwelt etwas bewegen kann, und erlebe mich selbst dabei.«*
- **Persönlich zufriedenstellendes Leben**: Der Mensch hat, auch wenn er schwer krank ist, doch das Bedürfnis, jenseits aller zweifelsohne vorhandenen Einschränkungen, Schmerzen und Kränkungen ein Leben in Zufriedenheit zu führen, Freude erleben zu können, den Alltag mit Leben füllen zu können.

Kompetenzorientierte Pflege und Betreuung bedeutet daher:

1. **Berücksichtigen, dass sich die Gestaltung der Umwelt auf die Kompetenz von Menschen mit Demenz auswirkt:** Je mehr ein Mensch in seinen Fähigkeiten eingeschränkt ist, desto größer ist die Bedeutung einer fördernden Gestaltung der Umwelt für sein Wohlergehen.
   Um Umweltanforderungen besser beschreiben zu können, wird der große Komplex »Umwelt« in mehrere Dimensionen eingeteilt (vgl. *Kruse*):
   - Die **räumliche Umwelt**, d. h. das Wohnumfeld (in einer stationären Einrichtung: Privatzimmer, Wohnbereich, Einrichtungsgelände und das vom Bewohner erreichbare umliegende Gebiet).
   - Die **soziale Umwelt**. Hier gibt es eine engere (Familie, Freunde, Bekannte), und eine erweiterte Umwelt (Gesellschaft, Kulturkreis). In einer stationären Einrichtung gehören zur engeren sozialen Umwelt auch Mitbewohner und Mitarbeiter.
   - Die **institutionelle Umwelt**. Hierzu gehören Rahmenbedingungen des Lebens, die durch die Organisation »Pflegeheim« vorgegeben sind, wie zum Beispiel ein bestimmter vorgegebener Tagesablauf und weitere organisatorisch vorgegebene Bedingungen.

Wenn die Selbstständigkeit nachlässt, das Wohlbefinden beeinträchtigt ist und durch herausforderndes Verhalten der Betroffenen Konflikte auftreten, dann ist dies auch durch die Umwelt mitverursacht, die den Fähigkeiten und Bedürfnissen des demenzkranken Menschen unzureichend angepasst ist. Dies ist in der Arbeit zu berücksichtigen.

2. **Die Umwelt so gestalten, dass sie die alltagspraktischen Kompetenzen fördert:** Die Umwelt sollte also so gestaltet sein, dass der demenzkranke Mensch trotz seiner Einschränkungen so weit als möglich selbstständig sein kann.
3. **Die Umwelt so gestalten, dass sich Menschen mit Demenz selbst als kompetent erleben können:** Hierzu gehört für die betreuenden Menschen vor allem ein Perspektivenwechsel: Bezugspunkt der Planung ist nicht das Anspruchsniveau der Betreuenden und ihre Vorstellungen von Kompetenz, sondern das des demenzkranken Menschen: Wo erlebt er sich als kompetent, fühlt er sich »in seinem Element«, wann hat er das Gefühl, sein Leben und seinen Alltag selbst zu bestimmen? Die Begleitung ist so zu gestalten, dass möglichst viele Gelegenheiten solcher Erfahrungen geschaffen werden.
4. **Menschen mit Demenz dabei unterstützen, ein so weit als möglich sinnerfülltes Leben führen zu können:** Der Alltag ist so zu gestalten, dass er viele Gelegenheiten bietet, positive, d. h. existenzfördernde Erfahrungen zu machen. Nach *Krohwinkel* gehören dazu Zuversicht, Freude, Vertrauen, Integration, Sicherheit, Hoffnung, Wohlbefinden, Sinn finden.

1.4 Zusammenfassung: Grundsätze in der Pflege und Betreuung demenzkranker Menschen

Zu Beginn dieses Kapitels haben wir uns mit dem Rahmenmodell der *Ganzheitlich-Fördernden Prozesspflege* von *Monika Krohwinkel* auseinander gesetzt. Anschließend wurden besondere Erfordernisse in der Begleitung demenzkranker Menschen dargestellt. Im Folgenden soll nun der Versuch unternommen werden, aufbauend auf diesen beiden Grundlagen, dem Rahmenmodell und der besonderen Erfordernisse in der Begleitung demenzkranker Menschen, **Grundsätze für Pflege und Betreuung** zu formulieren.

Zuvor soll noch einmal wiederholt werden, was bereits am Anfang des Kapitel klargestellt wurde: Es kann in diesem Rahmen keine weiterführende Theorie aufgestellt werden. Die im Folgenden formulierten Grundsätze sollen vielmehr eine fachliche Orientierungsmöglichkeit für die Entwicklung eigener Grundsätze im Rahmen einer Konzeptentwicklung bieten. Daher beziehen sich die Ziele und *Grundsätze in der Pflege und Betreuung demenzkranker Menschen* zwar auf das *Rahmenmodell* und das *Kompetenzmodell*, die Aussagen sind jedoch nicht strikt davon abgeleitet, sondern mit gewissen Freiheitsgraden formuliert.

In diesem Zusammenhang eine kurze Bemerkung zu den **AEDL**: In den folgenden *Grundsätzen* werden sie nur zu Beginn genannt. Die AEDL stellen jene Lebensbereiche dar, in denen sich Kompetenz realisiert, daher dienen sie zur Orientierung in der täglichen Arbeit. Nach *Krohwinkel* ist das Modell der AEDL *»ein Instrument zur Erfassung und Zuordnung von Daten vor allem in der Pflegeprozessdokumentation«* (*Krohwinkel*). Sie eignen sich zur Verwendung im Rahmen von Pflegeplanung, Pflegevisite und Pflegedokumentation.

Eine ausführliche Reflexion der Situation von Erfordernissen der Pflege und Betreuung demenzkranker Menschen in den AEDL finden Sie in: Deutsche Alzheimer Gesellschaft e.V.

(Hrsg.), Stationäre Versorgung von Alzheimerpatienten. Leitfaden für den Umgang mit demenzkranken Menschen. 6. Auflage. Deutsche Alzheimergesellschaft e.V., Berlin 2008.

Ebenso finden sich auch im »Qualitätshandbuch Wohnen« des Kuratoriums Deutsche Altershilfe (KDA), das auf den AEDL aufbaut, zu jedem AEDL-Bereich spezielle Fragen zur Unterstützung demenzkranker Menschen.

Ziele und Grundsätze in der Pflege und Betreuung demenzkranker Menschen
Im Mittelpunkt stehen der Mensch mit Demenz sowie die für ihn wichtigen Bezugspersonen.
Der Mensch mit Demenz wird als **Person** in seiner Individualität wahrgenommen, mit seiner persönlichen Lebensgeschichte und einem individuellen sozialen und kulturellen Hintergrund.
Die Aufmerksamkeit richtet sich auf seine Fähigkeiten, Bedürfnisse und Probleme bei den Aktivitäten des Alltags, bei der Gestaltung sozialer Beziehungen und bei den existenziellen Erfahrungen des Lebens.

Ziel des pflegerischen und betreuenden Handelns ist ein für den demenzkranken Menschen möglichst sinnerfülltes und zufriedenstellendes Leben.
Das Handeln ist darauf ausgerichtet, fördernde Rahmenbedingungen zu schaffen, damit der Mensch mit Demenz seine noch vorhandenen Handlungsspielräume zur Selbstständigkeit nutzen und sich dabei selbst als handelndes und handlungsfähiges Individuum erleben kann.

Zentrale Aufgaben in der Pflege und Betreuung demenzkranker Menschen sind:
- den Menschen im Alltag kontinuierlich zu begleiten,
- immer wieder den Zugang zu ihm zu suchen,
- mit ihm auf eine würdevolle Weise umzugehen, die ihn in seiner subjektiven Realität ernst nimmt,
- seine vorhandenen Handlungsspielräume zu erkennen und ihn bei seinen Bemühungen, diese Spielräume zu nutzen, zu unterstützen und zu ermutigen,
- positive, existenzfördernde Erfahrungen wie Freude, Geborgenheit und Wohlbefinden zu ermöglichen.

Dabei sind **zentrale Einflussfaktoren** besonders zu berücksichtigen:
- Der Grad, in dem Selbstständigkeit und Wohlbefinden erlebt werden können, hängt entscheidend davon ab, inwieweit die **räumliche, soziale und organisatorische Umwelt** an Fähigkeiten, Einschränkungen und Bedürfnisse des demenzkranken Menschen angepasst sind.
- **Positive und negative Erfahrungen** des Menschen mit der Umwelt, zu denen auch ein würdevoller bzw. entwürdigender Umgang gehören, werden sich fördernd bzw. nachteilig auf seine Kompetenz auswirken.
- Ebenso wirken sich seine **individuellen Eigenarten** als Person, seine Lebensgeschichte sowie die jeweiligen sozialen und kulturellen Bezüge auf die aktuelle Situation aus und sind zu berücksichtigen.

▶▶

- Die mit der Demenz verbundenen **Krankheitsprozesse** wirken sich dahingehend aus, dass sie die Handlungsspielräume des erkrankten Menschen immer weiter verkleinern. Daher gehört zu einer kompetenzfördernden Begleitung auch die Nutzung der derzeit gegebenen medizinischen Behandlungsmöglichkeiten, um ein Fortschreiten der Erkrankung so weit als erreichbar aufzuhalten bzw. zu verlangsamen.

Solche Grundsätze zu formulieren ist eine Sache, sie im Alltag umzusetzen und in das Handeln eines ganzen Mitarbeiterteams oder sogar einer Organisation zu integrieren eine andere. Dies ist ein langfristiger Prozess, der ständiger Begleitung und Aufmerksamkeit bedarf und für den es keinen »Abschluss« im eigentlichen Sinne gibt.

Dennoch ist das **Formulieren** von Zielen und Grundsätzen für die, die daran beteiligt sind, ein entscheidender Schritt zur Verinnerlichung dieser Arbeitsgrundlagen. Daher sollten Sie im Rahmen Ihrer Konzeptentwicklung Ihre zukünftigen Handlungsgrundsätze nicht aus der Literatur kopieren, sondern in der Projektgruppe **Ihre Leitlinien** selbst für die Arbeit mit demenzkranken Menschen formulieren.

Anforderungen an die Organisation
Damit sich solche Grundsätze in der Arbeit realisieren können, müssen in der Einrichtung allerdings auch fördernde Rahmenbedingungen gegeben sein.

Hierzu gehören:
- Ein ganzheitliches **Menschen- und Leitbild,**
- ein **modernes Pflegekonzept,**
- ein **Personalkonzept**, das den Mitarbeitern den notwendigen Freiraum bietet, die eigenen Ressourcen im jeweiligen Aufgabengebiet zu entwickeln und das gleichzeitig auf die Qualität der Arbeit achtet,
- **Moderne Leitungsstrukturen**, die die einzelnen Arbeitsbereiche beteiligen,
- **Ein Selbstverständnis als *lernende Organisation*** mit der Bereitschaft, sich beständig weiterzuentwickeln.

Abschließend sollen nun noch einige zentrale Prinzipien erläutert werden, die in der Fachliteratur im Zusammenhang mit der Gestaltung des Umgangs, des Alltags und der räumlichen Umgebung immer wieder angeführt werden:

Kongruenz
Kongruenz bezeichnet eine Grundhaltung im Umgang mit demenzkranken Menschen, die von Echtheit und Aufrichtigkeit getragen ist. Demenzkranke Menschen spüren in der Regel sehr gut, ob die Person, die mit ihnen umgeht, authentisch ist und ihnen wirkliche Wertschätzung entgegenbringt, oder ob es sich nur um Fassade, eine rollengebundene Freundlichkeit handelt.

Kontinuität
Die Erfahrung von Kontinuität, also von Verlässlichkeit und Dauerhaftigkeit, stellt für einen Menschen, der aufgrund von kognitiven Störungen immer wieder Empfindun-

▶▶

gen von Unsicherheit, Orientierungslosigkeit und Ratlosigkeit ausgesetzt ist, eine wichtige Grundlage von Lebensqualität dar.

Besonders wichtig ist hier die **personelle** Kontinuität, d. h. die Begleitung durch feste Bezugspersonen. Aber auch im Tagesablauf und in der räumlichen Umgebung sollte das Prinzip der Kontinuität berücksichtigt werden.

Normalität
Ein Leben unter »künstlichen, institutionalisierten« Bedingungen trägt massiv zur Entpersonalisierung bei. Das Normalisierungsprinzip, das aus dem Bereich der Heilpädagogik stammt, will dagegen *»jene Muster und Bedingungen des täglichen Lebens verfügbar«* machen, *»die den regulären Umständen und Lebensweisen in der betreffenden Gemeinschaft und Kultur so nahe wie möglich kommen«* (*Nirje* 1968, zit. In: *Gebert* 2001: 102). Mit anderen Worten: Wenn sich ein Mensch mit Demenz in einer stationären Einrichtung »zuhause« fühlen soll, dann muss diese auch wie ein Zuhause wirken. Dazu gehört nicht nur eine wohnliche Gestaltung, sondern auch ein »normaler« Tagesablauf und das Gefühl: *»Hier kann ich tun, was ich will.«*

Kompensation
Gemeint ist hier die Gestaltung der Umwelt mit dem Ziel der Anpassung an die durch die Demenz bedingten Einschränkungen und deren bestmögliche Ausgleichung, sodass sie den Menschen mit Demenz zwar *fordert*, aber nicht *überfordert* (»prothetische Umwelt«). Dazu gehören die *Förderung der Orientierung* und die *Abstimmung von Umweltreizen* auf die Verarbeitungsmöglichkeiten des Demenzkranken.

Jedes dieser Prinzipien ist bedeutsam, im individuellen Fall können die einzelnen Prinzipien jedoch miteinander in Konflikt kommen und müssen dann gegeneinander abgewogen werden:

- So ist eine Gestaltung des Alltags nach dem Prinzip der *Normalität* zwar wünschenswert, steht aber vor dem Problem, dass in einem Wohnbereich sehr unterschiedliche Menschen zusammen leben, für die nicht notwendig das gleiche »normal« ist. Da kann es Reibungspunkte und Konflikte geben. Und wenn man für jeden Bewohner *Kontinuität* realisieren will, heißt es hier einen Kompromiss unterschiedlicher Lebensgewohnheiten zu finden.
- So wirkt eine rein nach dem *Kompensationsprinzip* gestaltete Umwelt funktional und kalt, während eine rein nach dem *Normalitätsprinzip* gestaltete Umwelt unter Umständen die funktionale Autonomie beeinträchtigt.

Ein kleines Beispiel hierzu: Ein alter schöner Biedermeiersessel aus dem Einrichtungsbestand einer Bewohnerin wirkte im Wohnbereich zwar sehr »gemütlich«. Wer sich aber darauf niederließ, kam nicht mehr in die Höhe, weil die Sitzfläche zu niedrig war. In der Praxis wurde durch eine Verlängerung der Stuhlbeine die Sitzfläche erhöht, sodass hier (fast) keine Kompromisse nötig waren.

2 Ein Konzept zur Pflege und Betreuung demenziell erkrankter Heimbewohner Anforderungen und Aufbau

Die im ersten Kapitel entwickelten Ziele und Grundlagen der Pflege und Betreuung demenzkranker Menschen können nur dann dauerhaft in die Praxis umgesetzt werden, wenn für die Arbeit ein entsprechendes Konzept vorliegt. »Konzepte« oder »Konzeptionen« (diese beiden Begriffe werden in der Praxis häufig synonym gebraucht) stellen die »*Ziele und strategischen Grundsätze für die zukünftige Orientierung einer Organisation*«[3] auf und sind damit ihr wesentliches Steuerungsinstrument. Die Entwicklung von Konzepten gehört daher zu den Aufgaben der Qualitätsentwicklung.

Dabei erfüllen Konzepte zwei Funktionen:
- Sie bilden eine Handlungsgrundlage für die Mitarbeiter,
- Sie dienen der Organisation zur Präsentation »nach außen«, gegenüber Kunden, Kostenträgern und der Öffentlichkeit.

Konzepte dürfen nicht lediglich die Funktion einer »*Werbe- und Rechtfertigungsschrift*« (vgl. *Graf*, S. 27) erfüllen, sondern müssen den Mitarbeitern der Einrichtung bei ihrer Arbeit wirklich dienen, indem sie **handlungsleitende Programme** darstellen, die die Situation und Bedürfnisse der Kunden/Klienten/Bewohner beschreiben, klare Ziele stecken und daraus Handlungsstrategien ableiten (vgl. ebd.). Das heißt: Ein Konzept, das nur aus »schönen Worten« besteht, nutzt für die tägliche Arbeit nichts. Zuallererst muss sich das Konzept nach »innen«, an die Einrichtung und an die Mitarbeiter, richten.

Für Aufbau und Inhalt eines Konzepts sollte daher Folgendes beachtet werden:
- Das Konzept enthält übergreifende Ziele und Leitlinien. Es muss aber auch die konkreten Aufgaben bzw. Leistungen der einzelnen Arbeitsbereiche beschreiben.
- Das, was an Leistungen versprochen wird, muss fachlich begründet und realistisch, also umsetzbar sein.
- Wichtig ist auch die sprachliche Form: Das Konzept muss einfach und klar formuliert sein, damit es für alle, deren Arbeit es betrifft, verständlich ist.

Aufbau des Kapitels
- Anforderungen an ein Konzept zur Pflege und Betreuung demenziell erkrankter Heimbewohner
- Unterschiedliche Konzeptebenen in der stationären Begleitung demenzkranker Menschen
- Schema eines Pflege- und Betreuungskonzepts

2.1 Anforderungen an ein Konzept zur Pflege und Betreuung demenzkranker Menschen

Bei der Entwicklung eines Konzepts stellt sich die Frage, welchen Kriterien oder Anforderungen es genügen muss. Es gibt bislang in der Fachöffentlichkeit keinen Konsens über so genannte »Mindestanforderungen« an ein Konzept zur Pflege und Betreuung demenzkranker Menschen. Die Festlegung solcher Mindestanforderungen ist ein sehr schwieriges und auch heikles Problem, denn damit verbinden sich nicht nur fachliche, sondern auch ethische Fragen. Schließlich handelt es sich ja um die Entscheidung, unter welchen Bedingungen eine Versorgung Demenzkranker unseren Vorstellungen eines **menschenwürdigen Lebens** entspricht. Auch für die ökonomischen Grundlagen der Versorgung ergeben sich aus solchen Mindestanforderungen weit reichende Konsequenzen: Diese Anforderungen bilden ja für die Kostenträger einen Maßstab, wie viel – höchstens! – an finanziellen Ressourcen für die Pflege und Betreuung demenzkranker Menschen bereitzustellen ist.

Hamburg ist das erste Bundesland, in dem 1999 eine Rahmenvereinbarung zwischen Regierung, Einrichtungsträgern und Kostenträgern verabschiedet wurde. Eine solche Vereinbarung ermöglicht eine Sondervergütung für die Pflege und Betreuung von Menschen mit Demenz mit herausforderndem Verhalten, und sie enthält konkrete Anforderungen an Einrichtungen, welche diese Sondervergütung erhalten wollen. Eine Zusammenfassung der *Hamburger Vereinbarungen* finden Sie auf der folgenden Seite. Die neue Version der *Hamburger Vereinbarung* findet sich unter www.fhh.hamburg.de auf der Unterseite »Pflege« und dort unter den »Veröffentlichungen«.
In Baden-Württemberg und Hessen liegen mittlerweile ebenfalls Rahmenvereinbarungen für die vollstationäre Pflege und Betreuung demenzkranker Menschen mit besonderem Betreuungsbedarf vor, die allerdings in Teilen von der Hamburger Vereinbarung abweichen. Die Baden-Württemberger Vereinbarung zum Beispiel ist kürzer und enthält im Vergleich zur Hamburger Vereinbarung weniger explizite Vorgaben (so wird im Bereich der personellen Voraussetzungen eine bestimmte berufliche Qualifikationen nur für die fachliche Leitung einer Wohngruppe vorgeschrieben, während in Hamburg darüber hinaus auch ein Teil der Mitarbeiter im Pflege- und Betreuungsteams bestimmte Mindestqualifikationen aufweisen muss). In anderen Bundesländern wurden Empfehlungen erarbeitet, so zum Beispiel in Brandenburg durch den dortigen Landespflegeausschuss (2004). Sie finden diese Empfehlungen auf der Website der Alzheimergesellschaft Brandenburg (www.alzheimer-brandenburg.de). Wenn Sie sich informieren wollen, ob in Ihrem Bundesland ebenfalls Empfehlungen oder Orientierungshilfen entwickelt wurden, wenden Sie sich am besten an den jeweiligen Landespflegeausschuss oder die Alzheimergesellschaft Ihres Bundeslandes.

Nach der am 1. Juli 2008 in Kraft getretenen Pflegeversicherungsreform kann für den Ausbau der Betreuung und Aktivierung für Heimbewohner mit erheblichem allgemeinen Betreuungsbedarf ein Vergütungszuschlag beantragt werden (§87b SGB XI), wenn mit der zuständigen Pflegekasse zuvor eine entsprechende Vereinbarung getroffen wurde. Auf dieser Basis können – je nach Anzahl betroffener Bewohner – eine oder mehrere zusätzliche Betreuungskräfte eingestellt werden. Es ist hierbei nicht erforderlich, ein Gesamtkonzept zur Pflege von Menschen mit Demenz vorzulegen. Allerdings gibt es Richtlinien zur erforderlichen Qualifikation und zu den Aufgaben der Betreuungskräfte (die Richtlinien liegen beim Spitzenverband der gesetzlichen Kranken- und Pflegekassen vor und können unter www.gkv-spitzenverband.de heruntergeladen werden).

Tabelle 2: Auszug aus der Broschüre »Besondere stationäre Dementenbetreuung in Hamburg« (Behörde für Arbeit, Gesundheit und Soziales 2000).

Hamburger Rahmenvereinbarung

In dieser Rahmenvereinbarung, die allerdings nur den Personenkreis der **»schwer- und schwerstdementen Heimbewohner mit gravierenden Verhaltensauffälligkeiten«** berücksichtigt, werden folgende konzeptuelle Anforderungen genannt:

Anforderungen an die Betreuung (§ 3):

- **Die besondere Betreuung und Leitlinien müssen im Betreuungskonzept dargestellt werden.**
- **Tagesablauf orientiert sich an den Bedürfnissen der Bewohner.**
- **Biografiearbeit: Kenntnis, Beachtung und Dokumentation der Biografie, von Vorlieben, Abneigungen und verbliebenen Fähigkeiten.**
- **Biografieorientierte Gestaltung von Pflegeplanung und Pflegeprozess.**
- **Leitlinien für den Umgang mit den Bewohnern.**
- **Zusammenarbeit mit gerontopsychiatrisch erfahrenen Ärzten.**
- **Durchführung eines besonderen aktivierenden Betreuungsangebots, das mindestens 8 Stunden an 5 Wochentagen stattfindet.**

Personelle Anforderungen (§ 4):

- **Betreuung durch ein festes Team unter Einbeziehung von Stationshilfen und hauswirtschaftlichen Kräften.**
- **Fachliche Leitung des Teams durch staatlich anerkannte Alten-/KrankenpflegerIn (im Einzelfall wird auch eine verwandte abgeschlossene Ausbildung, z.B. Studium der Sozialpädagogik zugelassen) mit zusätzlicher gerontopsychiatrischer Qualifikation und mehrjähriger Erfahrung in diesem Arbeitsbereich.**
- **Mindestens zwei Drittel der MitarbeiterInnen verfügen über eine Ausbildung im pflegerischen oder therapeutischen Bereich.**
- **Mindestens die Hälfte der MitarbeiterInnen sind Pflegefachkräfte.**

Darüber hinaus enthält die Rahmenvereinbarung:

- **Mindestanforderungen in Bezug auf Fortbildungen**
- **Durchführung regelmäßiger Fallbesprechungen**
- **Anforderungen an die Präsenz von MitarbeiterInnen zu bestimmten Zeiten**

Bauliche Anforderungen (§ 5):

Die hier formulierten Anforderungen betreffen:

- **Die Bereitstellung geeigneter Räumlichkeiten**
- **Die Innenausstattung der Räumlichkeiten**

Neben den rechtlichen Vorgaben gibt es eine ganze Reihe von Veröffentlichungen zur Pflege von Menschen mit Demenz. Viele Bücher setzen dabei besondere Schwerpunkte, beispielsweise im Bereich der Kommunikation, der räumlichen Gestaltung oder der Pflegeplanung. Wenn man ein umfassendes Konzept erarbeiten will, sollte man sich also für das Studium der Fachliteratur ausreichend Zeit nehmen. Dabei ist es angesichts der mittlerweile großen Zahl verfügbarer Bücher zu diesem Thema oft nicht leicht zu entscheiden, was man lesen soll. Eine kleine Auswahl an Buchempfehlungen finden Sie am Ende des Handbuches.

Auch der Blick in bereits entwickelte Konzepte anderer Einrichtungen ist oft hilfreich. Neben dem Studium der Literatur sollten Sie aber nicht vergessen, die innerhalb Ihrer Einrichtung bestehenden Ideen und »Visionen« einer verbesserten Pflege und Betreuung demenzkranker Bewohner zu sammeln (vgl. Kapitel 2).

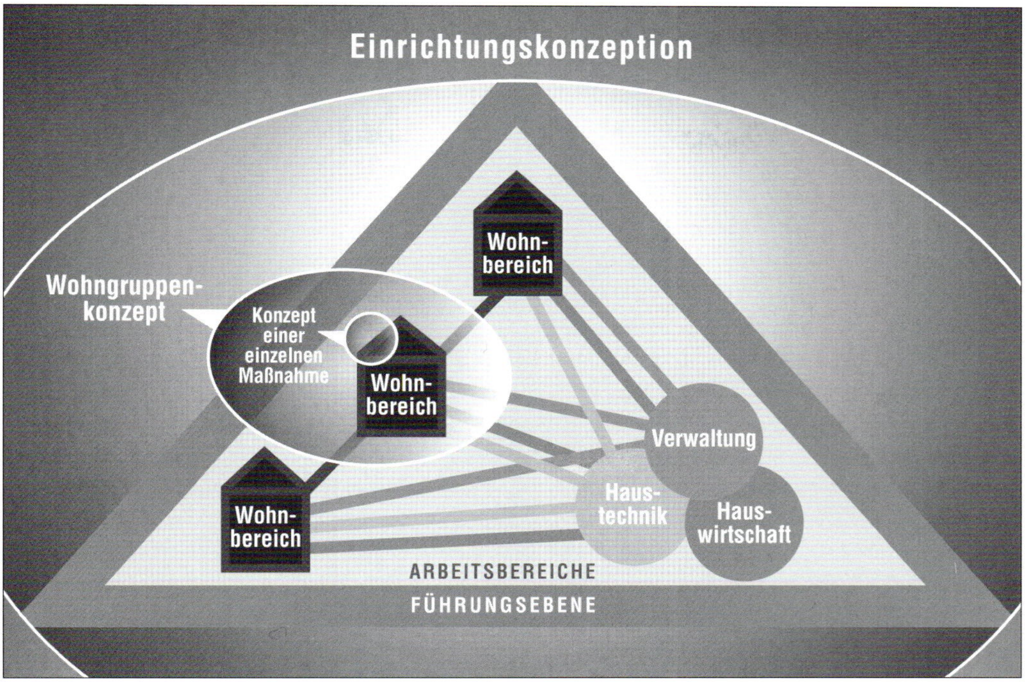

Abb. 2: Vereinfachtes Organisationsschema eines Alten-/Pflegeheims.

2.2 Konzepte in der stationären Begleitung demenzkranker Menschen

Konzepte für die Begleitung demenzkranker Menschen können auf unterschiedlichen Ebenen einer Organisation ansetzen. Das folgende vereinfachte Organisationsschema eines Alten-/Pflegeheimes macht dies deutlich (siehe Abbildung 2).

1. Ebene: Einrichtungskonzeption.[4]
Die oberste und damit komplexeste Ebene ist die der Einrichtungskonzeption. Auf dieser Ebene werden die konzeptuellen Grundlagen der Begleitung demenzkranker Menschen im **gesamten** Haus beschrieben. Diese Beschreibung umfasst daher nicht nur die größtenteils in den Wohnbereichen geleistete **direkte** Pflege und Betreuung, sondern auch die Schnittstellen zu den Aufgaben der übrigen Arbeitsbereiche (Hauswirtschaft, Sozialdienst, usw.).

2. Ebene: Wohngruppenkonzept.
In einer größeren Einrichtung, die ihr Leistungsangebot für die verschiedenen Wohnbereiche differenziert, um so auf individuelle Bedürfnisse unterschiedlicher Zielgruppen eingehen zu können, sollten Selbstverständnis und Aufgaben der einzelnen Wohnbereiche im Rahmen von Wohnbereichskonzepten beschrieben sein (siehe Tabelle 3).

3. Ebene: Konzepte für einzelne Maßnahmen.
Schließlich gibt es noch die Ebene einzelner Maßnahmen, die durch ein Konzept fachlich untermauert werden. Ein Beispiel hierfür ist das Angebot einer Tagesbetreuung für eine bestimmte Gruppe demenzkranker Menschen.

Tabelle 3: Wohngruppe für demenzkranke Menschen.

Wohngruppe für demenzkranke Menschen

Die Bezeichnung »Wohngruppe für demenzkranke Menschen« besagt im Gegensatz zum Wohnbereich, dass hier einige für die Begleitung demenzkranker Menschen wichtige konzeptuelle Grundvoraussetzungen realisiert sind:

- **Kleine Einheiten:** In einer Wohngruppe sollten nicht mehr als 12 Bewohner betreut werden, da andernfalls eine vertraute, familienähnliche Atmosphäre nicht entstehen kann.
- **Architektonische Rahmenbedingungen:** Die Privatzimmer der Bewohner gruppieren sich um einen gemeinsamen Ort (Wohnzimmer oder Wohnküche), in dem sich das Leben im Alltag abspielt.
- **Gestaltung des Alltags:** Die Bewohner werden im Tageslauf kontinuierlich begleitet.
- **Mitarbeiterteam:** Das Pflege- und Betreuungsteam besteht aus Mitarbeitern unterschiedlicher Berufsgruppen (Pflege, Hauswirtschaft, Therapie), die sich bewusst für die Begleitung demenzkranker Menschen entschieden haben und für diese Aufgabe entsprechend qualifiziert sind.
- **Pflegemanagement:** Die Pflege erfolgt nach dem Prinzip der Bezugspersonenpflege (+ Anhang: Bögen zur IST/SOLL-Analyse, Bogen 1).
- **Milieutherapeutisches Konzept:** Die Gestaltung der räumlich-sozialen und organisatorischen Umwelt orientiert sich an den verbliebenen Fähigkeiten, den Bedürfnissen und kognitiven Einbußen des demenzkranken Bewohners.

Im Idealfall sollte die Begleitung demenzkranker Menschen auf allen drei Ebenen (bei kleineren Einrichtungen auf der ersten und der dritten Ebene) konzeptuell geregelt sein. Einer logischen Abfolge entspräche dabei die Vorgehensweise, die Begleitung demenzkranker Menschen zunächst für die **gesamte** Einrichtung übergreifend zu konzipieren und auf dieser Grundlage dann Konzepte für einzelne Wohnbereiche und für einzelne Maßnahmen zu entwickeln.

In der Praxis verläuft der Entwicklungsprozess aber auch häufig in umgekehrter Richtung.

Beispiele:

- **Ein Wohnbereich spezialisiert sich auf die Begleitung demenzkranker Menschen. Durch gezielten Kompetenztransfer wird auch die Situation der Betreuung in anderen Wohnbereichen kontinuierlich verbessert.**
- **Die Anregung einer Konzeptentwicklung geht von der im Haus beschäftigten Ergotherapeutin aus, die ihre Arbeit auf die Zielgruppe demenzkranker Menschen umstellt.**

Auch wenn jeder Arbeitsbereich und jede Berufsgruppe in einer Einrichtung ihr eigenes Konzept hat, sollte es **ein** übergreifendes Gesamtkonzept für die Einrichtung geben. Wenn Sie also ein Pflege- und Betreuungskonzept für demenzkranke Menschen auf Einrichtungsebene entwickeln, sollten Sie die übrigen Aufgaben und Arbeitsbereiche so integrieren (bzw. das neue Konzept so in das bestehende Organisationskonzept integrieren), dass ein schlüssiges Ganzes entsteht.

2.3 Schema eines Pflege- und Betreuungskonzepts

Auf den folgenden Seiten wollen wir Ihnen ein Schema eines Pflege- und Betreuungskonzepts für demenzkranke Menschen vorstellen, das Ihnen bei der Entwicklung eines eigenen Konzepts zur Orientierung dienen kann.

Aufbau eines Konzepts zur Pflege und Betreuung demenzkranker Menschen

Einleitung

Beschreibung der Zielgruppe

Ziele und Grundsätze

Wohn- und Betreuungsform

Methodische Betreuungsgrundlagen

Leistungsangebot

z. B.
- **Bezugspflege**
- **Pflegeplanung und -dokumentation**
- **Gestaltung des Alltags**
- **Angehörigenarbeit**
- **Gestaltung der räumlichen Umgebung**

Team und Mitarbeiter

Qualitätssicherung

Ausstattung (personell, räumlich, finanziell)

Abb. 3: Schema eines Pflege- und Betreuungskonzepts

2.3.1 Die einzelnen Konzeptbausteine

2.3.1.1 Einleitung: »Warum wollen wir etwas tun?«[5]

Die Einleitung führt in das Anliegen des Konzepts ein, stellt also Grundsätzliches zur Situation demenzkranker Menschen, die Notwendigkeit einer besonderen Pflege und Betreuung, der grundsätzliche Auftrag in der Betreuung dar. Sie können auch die Entstehungsgeschichte bzw. Vorgeschichte des Konzepts hier einfügen.

2.3.1.2 Beschreibung der Zielgruppe: »Für wen bzw. mit wem wollen wir etwas tun?«

Hier wird die Personengruppe beschrieben, auf die sich das Konzept bezieht. Je nachdem, wie Sie sich konzeptuell festlegen, und je nachdem, ob sich Ihr Konzept auf die gesamte Einrichtung oder auf einen bestimmten Wohnbereich bezieht, wird diese Zielgruppenbeschreibung unterschiedlich ausfallen und unter Umständen sogar mehrere Untergruppen umfassen.

Beispiele für unterschiedliche Zielgruppen:

- **Menschen mit gerontopsychiatrischen Erkrankungen** (also nicht nur Menschen mit Demenz, sondern auch Menschen mit Depression, Psychosen und Abhängigkeitserkrankungen),
- **Menschen mit einer Demenz,**
- **Menschen mit einer Demenz, bei denen ein besonderer Betreuungsbedarf vorliegt** (z. B. aufgrund von Verhaltensstörungen wie in der Hamburger Rahmenvereinbarung).

Handelt es sich um ein Konzept für eine spezielle Wohngruppe für demenzkranke Menschen, so sollten hier ebenfalls die Zugangsvoraussetzungen beschrieben werden. Das heißt: Wann werden Bewohner in diese Wohngruppe aufgenommen? Können demenzkranke Menschen bis zu ihrem Tod in der Gruppe verbleiben, oder werden sie bei Fortschreiten der Erkrankung, wenn ihre Mobilität eingeschränkt ist, in einen anderen Wohnbereich verlegt?

2.3.1.3 Ziele und Grundsätze: »Wozu wollen wir etwas tun?«

Mit diesen Zielen und Grundsätzen von Pflege und Betreuung – bezogen auf die Erfordernisse in der Begleitung demenzkranker Menschen – hat sich bereits das erste Kapitel ausführlich befasst. Die Ziele der Arbeit sind ein Kernpunkt des Konzepts. Allgemein werden Ziele verstanden als *»konkrete, zukünftige Zustände oder Ereignisse, die durch Handeln (...) erreicht werden sollen«* (*Graf; Spengler*).

Demgegenüber stellen **Grundsätze** oder **Prinzipien** Richtlinien und Orientierungspunkte für das Handeln dar. Bei der Formulierung dieser Grundsätze sollte auch auf das Leitbild der Einrichtung Bezug genommen werden.

2.3.1.4 Wohn- und Betreuungsform: »Wo soll unsere Arbeit stattfinden?«

Wenn Sie sich auf die Bedürfnisse demenzkranker Menschen einstellen, müssen Sie sich auch mit der Frage auseinandersetzen, **wo** in Ihrem Haus Sie **welche** Wohn- und Betreuungsangebote für Ihre Zielgruppe einrichten, und Sie müssen diese Wohn- und Betreuungsform im Konzept beschreiben.

Bis vor kurzem schien es hier vor allem drei Alternativen zu geben:
- **Integration:** Die Betreuung von demenzkranken Bewohnern im Rahmen der »regulären« Versorgung im Wohnbereich
- **Segregation:** Betreuung in einer speziellen Wohngruppe
- **Teilsegregative Betreuungsform:** Gemeinsames Wohnen, jedoch eine besondere Betreuung demenzkranker Bewohner im Tageslauf

Hier ist man – sowohl in der Diskussion als auch in der Entwicklung von Alternativen – mittlerweile einen Schritt weiter, denn:
- Selbst Vertreter des so genannten »integrativen Ansatzes« bestreiten teilweise nicht mehr, dass sich bei manchen Bewohnern die Demenz so auswirkt, dass sie einer besonders auf ihre Fähigkeiten und Einschränkungen abgestimmten Umgebung und einer konstanten Betreuung bedürfen, die im Rahmen eines »regulären« Wohnbereichsbetriebes nicht geleistet werden kann.
- Auch wenn es in einer Einrichtung eine spezielle Wohngruppe für demenzkranke Menschen gibt, so wird immer nur ein kleiner Teil der im Haus lebenden demenzkranken Bewohner dort betreut werden können. Die übrigen Bewohner mit Demenz müssen – im Rahmen einer nicht-getrennten Wohnform – ebenfalls bedürfnisorientiert versorgt werden können: »*Jede Form teilsegregativer und segregativer Betreuung setzt gewissermaßen auf einem positiv formulieren Integrationskonzept (…) auf*« (*Klie* 2002).
- Es gibt mittlerweile eine ganze Reihe intelligenter »Zwischenlösungen«, die von Einrichtungen entwickelt wurden, die aus baulichen oder personellen Gründen weder eine segregative noch eine teilsegregative Betreuungsform anbieten können.

Solche individuellen Alternativen sind beispielsweise:
- eine »*niederschwellige*« Segregation, indem ein größerer Wohnbereich mit baulichen oder innenarchitektonischen Mitteln so umstrukturiert wird, dass kleinere, räumlich abgegrenzte Wohngruppen entstehen, die jedoch von **einem** Pflege-/Betreuungsteam versorgt werden,
- die Betreuung demenzkranker Bewohner zu bestimmten Tageszeiten, an denen diese erfahrungsgemäß zu vermehrter Unruhe neigen.

Generell ist die Wohnform nicht nur an konzeptuelle, sondern auch an bauliche Voraussetzungen und an die Größe der Einrichtung gebunden. Einrichtungen von entsprechender Größe wird empfohlen, ihr Leistungsangebot innerhalb der Einrichtung zu differenzieren (vgl. LWV Württemberg 2000), sodass Bewohner bei Bedarf innerhalb der Einrichtung umziehen können. Forschungen haben gezeigt, dass ein solcher Umzug von demenzkranken Bewohnern gut verarbeitet wird, wenn die neue Betreuungsform mehr deren Bedürfnissen gerecht wird (vgl. 4. Altenbericht). Da es sich bei der Entscheidung über die zukünftige Wohnform um eine langfristige Festlegung handelt und die Entscheidung sehr von den individuellen Gegebenheiten vor Ort abhängt, empfiehlt es sich, sich dabei von einem Fachmann beraten zu lassen.

2.3.1.5 Methodische Betreuungsgrundlagen: »Wie wollen wir arbeiten?«

In diesem Teil werden die methodischen Grundlagen der Pflege und Betreuung beschrieben. Mittlerweile gibt es eine ganze Reihe von pflegerisch-therapeutischen Ansätzen, die im Rahmen einer kompetenzorientierten Begleitung eingesetzt werden sollten. Ein Teil dieser Ansätze ist generell für die Begleitung grundlegend, einem anderen Teil kommt, je nach individueller Indikation, unterschiedliches Gewicht zu (vgl. Bogen »Langzeitliche Begleitung« im Anhang):

Die folgende Übersicht zeigt eine Auswahl von Ansätzen in der Pflege von Menschen mit Demenz, die sich in den letzten Jahren weithin etabliert haben:

Ansätze zum Umgang mit demenzkranken Menschen
Um bei fortschreitender Demenz immer wieder den Zugang zum Betroffenen zu finden, müssen sich seine Bezugspersonen auf dessen Möglichkeiten der Kommunikation und Beziehungsgestaltung einstellen. Konzepte wie die *Validation nach Feil* oder die *Integrative Validation nach Richard* geben hier entscheidende Hilfen. Ein weiteres Konzept für einen bedürfnisorientierten, fördernden Umgang mit demenzkranken Menschen ist der *personzentrierte Ansatz* von Tom Kitwood. In den letzten Jahren findet auch das von der holländischen Pflegeexpertin Cora van der Kooij entwickelte Konzept der Mäeutik in Deutschland zunehmende Verbreitung. Es ermöglicht Pflegenden, gezielter auf ihr intuitives Wissen in der Kommunikation mit Menschen mit Demenz zurückzugreifen.

Gefühlsarbeit
Die Gefühlslage und Bedürfnisse der pflegebedürftigen Menschen wahrzunehmen und angemessen darauf zu reagieren, ist ein wichtiger Bestandteil pflegerischer Arbeit und eine Grundvoraussetzung menschenwürdiger Pflege überhaupt. Was zunächst für jede Pflege gilt, hat bei Menschen mit Demenz noch eine gesteigerte Bedeutung: Über die Gefühlsebene können Betroffene auch im fortgeschrittenen Erkrankungsstadium noch angesprochen werden, wenn das rationale Denken schon sehr eingeschränkt ist.
Mit dem Ansatz der Gefühlsarbeit wird dieser Teil der Pflegearbeit, der oft gar nicht als eigenständige Arbeit wahrgenommen wird, gezielt in den Pflegeprozess integriert[6].

Biografieorientiertes Arbeiten
Dieser Ansatz bildet ebenfalls ein übergreifendes Konzept, welches das Handeln generell bestimmt. Als Bestandteil der Pflege und Betreuung demenziell erkrankter Menschen ist Biografiearbeit unverzichtbar. Biografiearbeit beinhaltet nicht nur das Sammeln von Daten aus der Lebensgeschichte. Zur Biografiearbeit gehört vor allem die Einbeziehung der persönlichen Eigenarten und der Kenntnisse von Aspekten der

▶▶

Lebensgeschichte, die für die aktuelle Lebenssituation des Bewohners bedeutsam sind, in die Planung und Gestaltung von Pflege und Betreuung.

Ansätze mit Schwerpunkt auf der sensorischen Anregung
Je mehr kognitive Fähigkeiten nachlassen, desto wichtiger werden pflegerisch-therapeutische Ansätze, die den Menschen behutsam über die Sinne ansprechen. Hierzu gehört der Ansatz der *Basalen Stimulation*, das *Snoezelen-Konzept* und die *Aroma-Therapie*.

Achten Sie auf die enge Verknüpfung zwischen diesen methodischen Grundlagen und den im folgenden Kapitel dargestellten Leistungen. d. h. es muss deutlich werden, wo und wie die vorgestellten methodischen Ansätze in der Arbeit Anwendung finden, umgekehrt müssen die einzelnen Leistungen methodisch fundiert sein.

Andernfalls ergeben sich **Brüche und Widersprüche** wie in den folgenden Beispielen:
- Die Pflegedokumentation enthält zwar einen Biografiebogen, der auch mehr oder weniger sorgfältig ausgefüllt wird, der Bogen wird jedoch nicht in der Pflegeplanung berücksichtigt.
- In einem Haus wird als Leistungsangebot ein Snoezelenraum eingerichtet, es kommt jedoch niemand auf die Idee, auch den übrigen Wohnbereich so zu gestalten, dass die Bewohner Anregung über die Sinne erfahren können.

2.3.1.6 Leistungsangebot: »Was wollen wir tun?«

Während bis jetzt Hintergründe und Grundlagen der Arbeit beschrieben wurden, geht es in diesem Abschnitt um die Umsetzungsbereiche, um das, was im Rahmen der Begleitung des Bewohners und seiner Angehörigen konkret getan werden soll.

Bestimmte Leistungen sollten in der Begleitung demenzkranker Menschen nicht fehlen. Dazu gehören die folgenden, an den Erfordernissen in der Begleitung demenzkranker Menschen ausgerichteten Bereiche (zu den einzelnen Bereichen vgl. Bögen zur Ist-Analyse im Anhang):
- Pflegesystem
- Pflegeplanung und -dokumentation
- Umgang mit dem demenzkranken Menschen
- Gestaltung des Tagesablaufs
- Ärztliche Versorgung
- Angehörigenarbeit
- Gestaltung der räumlichen Umgebung

Ein Beispiel für ein mögliches Leistungsspektrum sind die im Rahmen der *Einschätzungsbögen zur Ist-Analyse* zusammengefassten Aufgabenbereiche (vgl. Bögen zur Ist/Soll-Analyse im Anhang), in Abbildung 4 ergänzt um den Bereich »Qualifizierung«.

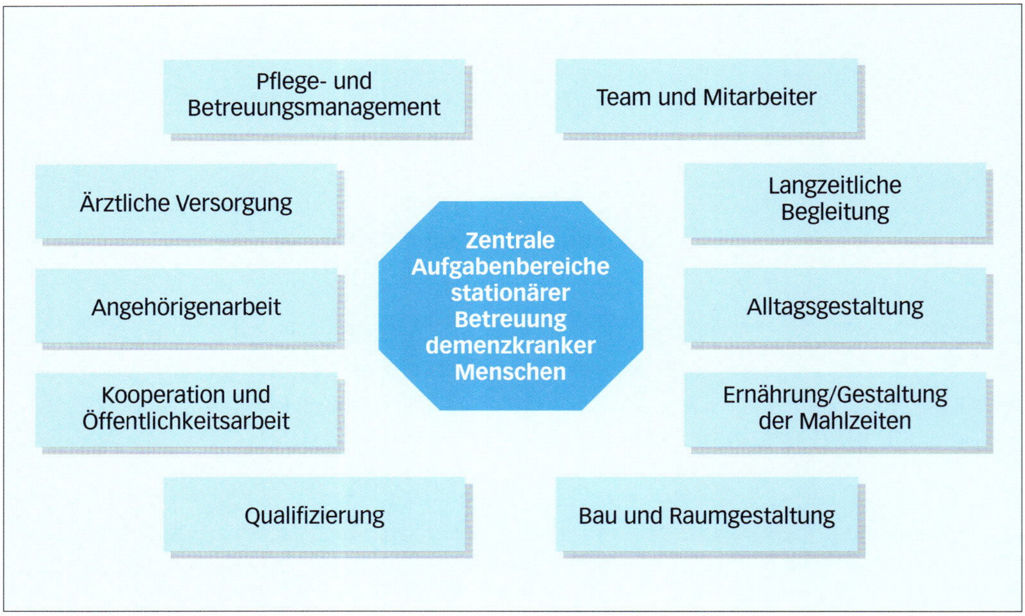
Pflege- und Betreuungsmanagement
Team und Mitarbeiter
Ärztliche Versorgung
Langzeitliche Begleitung
Zentrale Aufgabenbereiche stationärer Betreuung demenzkranker Menschen
Angehörigenarbeit
Alltagsgestaltung
Kooperation und Öffentlichkeitsarbeit
Ernährung/Gestaltung der Mahlzeiten
Qualifizierung
Bau und Raumgestaltung

Abb. 4: Beispiel für ein mögliches Leistungsspektrum, hier ergänzt um den Bereich Qualifizierung.

2.3.1.7 Team und Mitarbeiter: »Durch wen soll die Arbeit geschehen?

Dieser Teil enthält eine Beschreibung derjenigen Grundlagen und Strukturen auf Mitarbeiterseite, die für die Ausführung der im vorigen Abschnitt beschriebenen Leistungen notwendig ist.

Dazu gehören Punkte wie:
- Zusammensetzung des Pflege- und Betreuungsteams
- Aufgabenschwerpunkte innerhalb des Teams
- Besprechungskultur
- Maßnahmen zur Team- und Personalentwicklung
- Teamübergreifende Zusammenarbeit der verschiedenen Arbeitsbereiche im Haus (*vgl. Bögen zur Ist-Analyse, Bogen 2*).

2.3.1.8 Qualitätssicherung

Teil des Konzepts sind auch jene Strukturen und Maßnahmen, die Sie einrichten, um in regelmäßigen Abständen die Qualität Ihrer Arbeit und die Umsetzung des Konzepts zu überprüfen (vgl. Arbeitshilfe, Kapitel 4). Es kann allerdings sein, dass Sie diesen Aufgabenbereich bereits übergreifend im Rahmen der Einrichtungskonzeption beschrieben haben. In diesem Fall können Sie im vorliegenden Konzept darauf verweisen.

2.3.1.9 Ausstattung: »Womit wollen wir arbeiten?«

Abschließend können die räumlichen, personellen und finanziellen Rahmenbedingungen beschrieben werden, die für die Pflege und Betreuung der demenziell erkrankten Heimbewohner zur Verfügung stehen. Bei einer Wohngruppe für demenzkranke Menschen lassen sich räumliche und personelle Rahmenbedingungen gut benennen, ebenso bei denjenigen Konzeptbausteinen, die mit der Betreuung im Tageslauf zusammenhängen.

Bei nicht-getrennter Wohn- und Betreuungsform hingegen lässt sich schwer aufschlüsseln, wie viele personelle Ressourcen für die Betreuung der demenziell erkrankten Heimbewohner aufgewendet werden. Hier fallen die Angaben zumindest teilweise mit dem in der Einrichtungskonzeption angegebenen Personalschlüssel zusammen.

2.3.2 Schlussbemerkung

Der hier dargestellte Konzeptaufbau mag manchem Leser stark schematisiert erscheinen. Es gibt natürlich die Möglichkeit, bestimmte, im vorgestellten Schema unterteilte Abschnitte innerhalb **eines** Kapitels zu behandeln.

Dies betrifft vor allem die Abschnitte *Methodische Grundlagen – Leistungsangebot – Team und Mitarbeiter.*

- So werden in manchen Konzepten die *methodischen Ansätze* gleich im Zusammenhang mit den konkreten *Leistungen* beschrieben.
- Oder die *Teamgrundlagen* werden zusammen mit den *Leistungen* für den Bewohner behandelt.

In dieser Hinsicht sind gewisse Gestaltungsspielräume wichtig, denn ein Konzept enthält zwar »Standards«, ist aber selbst kein »Schema F«, sondern soll die Lebendigkeit und Individualität Ihrer Einrichtung widerspiegeln.

Überlegen Sie selbst, wie Sie Ihr schriftliches Konzept gestalten wollen, damit es lebendig und gleichzeitig klar und übersichtlich wird!
Wenn Sie sich allerdings mit **dieser** Aufgabe beschäftigen, werden Sie in Ihrem Projekt »Entwicklung eines Konzepts zur Pflege und Betreuung demenziell erkrankter Heimbewohner« schon sehr weit vorangekommen sein.
Das folgende Kapitel beschäftigt sich erst einmal mit den Grundlagen und den Anfängen. Wenn Sie also bislang nur den Beschluss gefasst haben, ein solches Konzept zu entwickeln und im Bereich des Projektmanagement noch keine Erfahrung haben, sollten Sie im nächsten Kapitel weiterlesen.

3 Konzeptentwicklung als Projekt im Alten- und Pflegeheim

Unsere Projektarbeit war:

- »... *wie ein First-Class-Menu: Der Aperitif spritzig, die Hors d'oeuvre würzig, die Vorspeise delikat, der Hauptgang exzellent, das Dessert exotisch, der Espresso erotisch. Alles in allem: Ein Gedicht!*«
- »... *wie ein steter Tropfen, der den Stein aushöhlt.*«
- »... *wie ein Haus ohne Fundament, auf Sand gebaut.*«

Diese Aussagen geben die Erfahrungen von Projektteams wieder, die im Rahmen des Projekts »Neue Betreuungsmodelle« die Pflege und Betreuung demenzkranker Menschen in ihrer Einrichtung konzeptionell weiterentwickelten. In der Einleitung zu diesem Buch wurde bereits von diesem Projekt berichtet, das vom Diakonischen Werk Württemberg durchgeführt wurde und an dem 22 Alten- und Pflegeheime sowie eine Tagespflegeeinrichtung teilgenommen haben.

Drei sehr unterschiedliche Fazits, die auf verschiedenartige Projektverläufe schließen lassen: Im ersten Fall ein dynamischer Verlauf, bei dem auch die Arbeit selbst Spaß gemacht zu haben scheint; im andern Fall ein eher langsamer, möglicherweise auch mühevoller Verlauf, der jedoch kontinuierlichen Fortschritt brachte. Im dritten Fall jedoch musste am Ende des Projekts wohl festgestellt werden, dass das, was man geplant hatte, nicht umsetzbar war.

Ein neues Konzept einzuführen bedeutet, bestehende Arbeitshaltungen und -abläufe weiterzuentwickeln, also zu verändern. Solche Veränderungen in einer laufenden Einrichtung zu etablieren, ist eine anspruchsvolle Aufgabe: Die täglichen Aufgaben müssen erfüllt werden, auch wenn gleichzeitig Neues ausprobiert wird. Dabei scheinen meist ohnehin die vorhandenen zeitlichen und finanziellen Ressourcen kaum auszureichen, um den gewohnten Alltag zu bewältigen. Noch zentraler ist: Die Mitarbeiter müssen erst noch dafür gewonnen werden, die geplanten Veränderungen mitzutragen.

Die Auswertung des Projekts »Neue Betreuungsmodelle« hat gezeigt: Auch mit knappen Ressourcen, mit Rückschlägen und angesichts drängender Alltagsaufgaben ist es möglich, neue Konzepte zu entwickeln und umzusetzen. Voraussetzung dabei ist allerdings eine realistische und effektive Planung sowie eine vorausschauende Steuerung dieser Veränderungen.

Je weniger Ressourcen zur Gestaltung der Veränderung vorhanden sind, desto wesentlicher wird eine gute Planung und Steuerung für das Gelingen eines Projekts.

Zu Ihrer Unterstützung werden in diesem Kapitel grundlegende Hinweise zur Durchführung von Veränderungsprojekten gegeben.

Aufbau des Kapitels:

- Grundsätze zur Charakteristik und zum Verlauf von Projekten.
- Der Prozess der Konzeptentwicklung
- Wichtige Hinweise für den Projektleiter

Es empfiehlt sich, sich vor Beginn eines solchen Projekts erst einmal intensiver mit den Grundlagen des Projektmanagements auseinander zu setzen. Eine umfassende Einführung in das Projektmanagement kann im Rahmen dieses Handbuchs nicht geleistet werden. Im Anhang finden Sie Hinweise auf entsprechende Literatur. Hilfreich kann auch ein Blick in das Programmangebot von Fort- und Weiterbildungsträgern sein. Diese bieten zunehmend einführende Seminare zum Projektmanagement in Einrichtungen der Altenhilfe an.

3.1 Grundlagen der Projektentwicklung

3.1.1 Was sind die Merkmale eines Projekts?

Ein Projekt ist ein zeitlich befristetes Arbeitsvorhaben, das folgende Merkmale aufweist:

- **Eine einmalige, innovative Aufgabenstellung**, wie es sie in der Einrichtung bisher nicht gab (z. B. die Entwicklung eines Betreuungskonzepts).
- **Einen klaren, konkreten Auftrag, also ein vereinbartes Ziel**, auf das hingearbeitet wird.
- **Einen begrenzten zeitlichen Verlauf mit klarem Anfangs- und Endpunkt.**
- **Ein definiertes Budget an personellen** (Projektteam, Projektleitung) **und finanziellen Ressourcen.**
- **Ein größeres Maß an Komplexität:** Die im Rahmen eines Projekts geplanten Veränderungen haben häufig Auswirkungen auf mehrere Arbeitsbereiche und erfordern daher die Zusammenarbeit von Mitarbeitern unterschiedlicher Berufsgruppen.
- **Eine systematische Vorgehensweise** (das Projektmanagement).
- **Ein gewisses Risiko**: Projekte können scheitern!

Diese Merkmale müssen in der Projektplanung berücksichtigt werden. Daher werden die einzelnen Punkte Ihnen sowohl im letzten Teil dieses Kapitels (»Hinweise für den Projektleiter«) als auch in den Kapiteln aus dem Bereich »Arbeitshilfe« wieder begegnen.

3.1.2 Der Projektprozess

Es gibt unterschiedliche Ausgangssituationen, aus denen ein Projekt entsteht (Teil II, S. 68). Auslöser kann eine innovative Idee sein, ein äußerer Zwang (zum Beispiel Verbesserungsforderungen der Heimaufsicht) oder die Unzufriedenheit mit der gegenwärtigen Situation (*»Unsere demenzkranken Bewohner können im bestehenden System nicht bedürfnisgerecht versorgt werden!«*).

3.1.2.1 Projektaufbau

Dem Projektstart ist eine Vorbereitungsphase vorgeschaltet. Darin werden grundsätzliche Rahmenbedingungen zur Projektgröße und zur Laufzeit des Projekts geklärt, die Projektleitung ernannt und die Projektgruppe gegründet.

Pflege- und Betreuungskonzept für demenzkranke Menschen: Die für das genannte Projekt notwendigen Arbeitsschritte in der Vorbereitungsphase werden in Teil II im Kapitel »Projektaufbau« beschrieben.

Der Entwicklungsverlauf eines Projekts lässt sich in vier übergreifende Phasen einteilen (vgl. Abbildung 5). Die Darstellung des Projektzyklus orientiert sich an den Ausführungen von *Boy, Dudek* und *Kuschel*. Er wurde jedoch für den konkreten Zweck modifiziert.

Über diese allgemeinen vier Phasen hinaus besitzt jedes Projekt noch seine individuellen, spezifischen Entwicklungsphasen und Zwischenergebnisse (auch »Meilensteine« genannt). Diese besonderen Etappen jedes einzelnen Projekts sollten, soweit bereits absehbar, schon bei Projektbeginn festgelegt werden, um eine entsprechende Zeit- und Aufgabenplanung zu ermöglichen.

3.1.2.2 Was ist bei der Durchführung von Projekten besonders zu berücksichtigen?

Das Projekt enthält nicht nur eine Sachebene, sondern auch eine psychosoziale Ebene. Mit »Sachebene« sind das Projekt selbst und die damit verbundenen Aufgaben gemeint, die gut geplant und kontrolliert umgesetzt werden müssen. Eine gute Steuerung der Sachebene verhindert Fehlplanungen, unnötige Verschwendung von Projektressourcen und Frustration der Projektmitarbeiter.

Wenn Projekte scheitern, liegt dies jedoch häufig nicht an Fehlplanungen auf der **Sachebene**, sondern daran, dass die **psychosoziale Ebene** nicht berücksichtigt wurde. Diese Ebene umfasst Stimmung, Grundhaltung und Motivation der einzelnen beteiligten Mitarbeiter, Bewohner und Angehörigen sowie die zwischenmenschlichen Prozesse im Haus. Zur psychosozialen Ebene gehören also beispielsweise:
- die Einstellung der Mitarbeiter im Haus gegenüber Neuerungsvorhaben,
- die informellen Kommunikationswege und -probleme im Haus,
- das Klima der Zusammenarbeit in der Projektgruppe,
- das Verhältnis zwischen der Projektgruppe und den übrigen Mitarbeitern im Haus.
- hierarchische Strukturen im Haus und die daraus resultierende zwischenmenschliche Dynamik.

Es wird deutlich: Hier handelt es sich um eine sehr komplexe Ebene, die bei weitem nicht so gut überschaubar ist wie die sachliche Ebene eines Projekts. Deshalb sollte die Projektleitung diese Ebene besonders im Auge behalten, um bei auftretenden Schwierigkeiten gezielt und rechtzeitig reagieren zu können. Allerdings sollte man sich nicht durch jede Stimmungsschwankung irritieren lassen und jedes Mal hektische Gegenmaßnahmen ergreifen, sondern die Möglichkeit wahrnehmen, diese Schwierigkeiten an entsprechender Stelle zu benennen und zu klären.

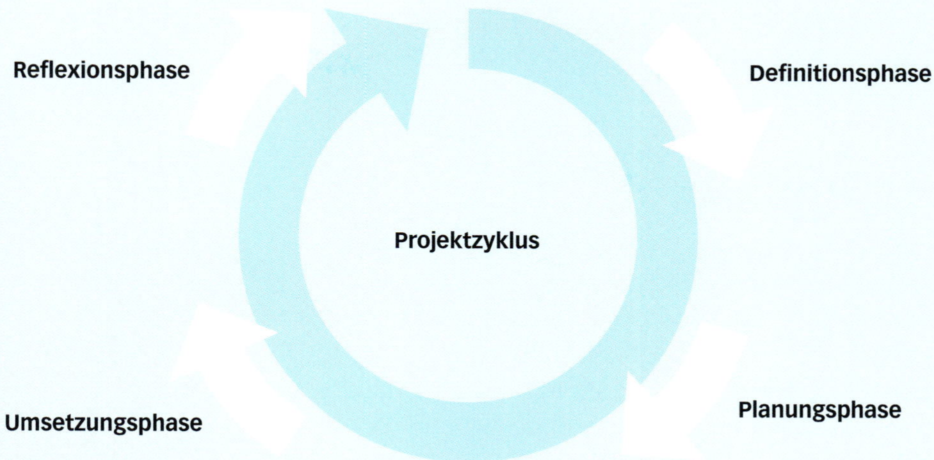

Definitionsphase	Arbeitsschwerpunkte: • Durchführung einer IST/SOLL-Analyse • Festlegung der Projektziele • Analyse der verfügbaren Ressourcen • Durchführbarkeitsprüfung • Grobplanung • Projektauftrag	*Pflege- und Betreuungskonzept für demenzkranke Menschen:* **Kapitel 3 der Arbeitshilfe.**
Planungsphase	Arbeitsschwerpunkte: • Festlegung von Arbeitspaketen • Feinplanung • Verantwortung klären • Definition Schnittstellen	*Pflege- und Betreuungskonzept für demenzkranke Menschen:* **Kapitel 4 der Arbeitshilfe.**
Umsetzungsphase	Arbeitsschwerpunkte: • Arbeitspakete durchführen • Durchführung steuern • Planung aktualisieren und anpassen • Steuerung bei Abweichungen	
Reflexion und Projektabschluss	Arbeitsschwerpunkte: • Projektabnahme • Abschlussbericht • Reintegration der Mitarbeiter • Projektabschluss	*Pflege- und Betreuungskonzept für demenzkranke Menschen:* **Kapitel 5 der Arbeitshilfe.**

Abb. 5: Die vier übergreifenden Phasen im Entwicklungsverlauf eines Projekts. Die Darstellung orientiert sich an Boy; Dudek; Kuschel. Sie wurde jedoch modifiziert.

Die für die Umsetzung zuständigen Mitarbeiter werden von Anfang an in die Planung integriert

Die Einbeziehung der Mitarbeiter in ein Projekt, das Auswirkungen auf ihre tägliche Arbeit hat, ist unerlässlich. Insbesondere bei der Entwicklung eines Konzepts muss dies berücksichtigt werden. Denn immer wieder ist aus der Praxis die folgende Klage zu hören: *»Wir (ein Kreis von Mitarbeitern der Leitungsebene) haben ein Pflege- und Betreuungskonzept entwickelt. Die Umsetzung gelingt aber nicht, weil die in der Pflege und Betreuung tätigen Mitarbeiter nicht kooperieren wollen: Wir stehen vor einer Mauer der Abwehr!«*

Es mag zwar zunächst sinnvoller und effektiver erscheinen, ein Konzept im kleinen Kreis von Leitungskräften, die im Bereich Qualitätsmanagement und Organisationsentwicklung Erfahrung haben, durchzuführen. Doch die gezielte Integration von Mitarbeitern bei der Konzeptentwicklung lohnt sich im Hinblick auf die Akzeptanz des Konzepts, wenn man an seine Umsetzung in die Praxis denkt.

Die Integration projektunerfahrener Mitarbeiter in die Konzeptentwicklung bedeutet übrigens nicht zwangsläufig einen weniger effektiven Projektfortschritt. Hier kommt es auf eine gute Moderation der Arbeit durch die Projektleitung an. Natürlich kann nicht jeder von einem Projekt betroffene Mitarbeiter Teil des Projektteams werden. Hier müssen weitere Maßnahmen getroffen werden, um die Integration auch derjenigen Mitarbeiter sicherzustellen, die an der Projektentwicklung nicht direkt beteiligt sind.

Solche Maßnahmen sind zum Beispiel:
- für das Projektteam Schlüsselpersonen auszuwählen, die als Multiplikatoren wichtige Projektinformationen an ihr Team weitergeben (vgl. Kapitel 1 Zusammenstellung der Projektgruppe)
- im Rahmen der Ist/Soll-Analyse auch die Veränderungswünsche und Zielvorstellungen der übrigen Mitarbeiter zu erfassen und
- während des gesamten Projektzeitraums auf eine gute Informationspolitik zu achten (vgl. Hinweise an die Projektleitung)

3.2 Entstehungsprozess eines Einrichtungs- und Wohngruppenkonzepts

3.2.1 Arbeitsschritte bei der Konzeptentwicklung

Wie entsteht ein Einrichtungs- oder Wohngruppenkonzept? Tabelle 4 zeigt die einzelnen Arbeitsschritte.

Dieses allgemeine Schema muss im konkreten Fall gegebenenfalls modifiziert werden. So kann es sinnvoll sein, dass bereits vor Gründung der einrichtungsinternen Projektgruppe grundsätzliche konzeptuelle Entscheidungen vom Träger getroffen werden, um der Gruppe eine Orientierung für eine Planungsrichtung zu geben (vgl. Kapitel 1 Konzeptuelle Grundsatzentscheidungen).

Tabelle 4: Arbeitsschritte bei der Konzeptentwicklung.

⇓ **Vorbereitung**	• Einholen eines offiziellen Auftrags bzw. der Zustimmung zur Konzeptentwicklung von den hierfür zuständigen Stellen (in der Regel vom Einrichtungsträger) • Bildung einer Projektgruppe
⇓ **Formulierung einer Vision**	• Gemeinsames Finden eines Zukunftsbildes, auf das hingearbeitet wird, und das die Motivation der Beteiligten mobilisiert.
⇓ **Informations-sammlung**	• Einarbeitung in das Themengebiet des Konzepts • Studium weiterer Konzepte
⇓ **Situations-Analyse**	• Durchführung einer Ist/Soll-Analyse innerhalb der Einrichtung • Durchführung einer Analyse der Gegebenheiten der Einrichtungsumwelt und der dort vorliegenden Anforderungen bzw. des Bedarfs in Bezug auf den Projektgegenstand
⇓ **Zielbestimmung**	• Auswertung der erhobenen Informationen • Erstellen eines ersten Entwurfs mit den grundsätzlichen Bausteinen, die im Konzept enthalten sein sollen • Einholen der Zustimmung der Führungsebene zu diesem Erstentwurf
⇓ **Erarbeitung eines Konzeptentwurfs**	• Ausarbeitung der einzelnen Konzeptbausteine • Zusammenfassung zum vorläufigen Konzeptentwurf
⇓ **Diskussion des Entwurfs**	• Diskussion des Entwurfs mit den verschiedenen Mitarbeiterteams, die dazu ihre Stellungnahmen und ggf. Verbesserungsvorschläge abgeben. • Einbeziehung des Heimbeirats (ggf. weiterer Bewohner) und Angehöriger.
⇓ **Fertigstellung des Konzepts**	• Auswertung der Stellungnahmen und Verbesserungsvorschläge • Überarbeitung des Konzeptentwurfs • Präsentation des fertigen Konzepts

Dem in Tabelle 4 dargestellten Schema fehlt noch ein wichtiger Bestandteil: **die Umsetzungsplanung.** Während Erarbeitung und Verfassung eines schriftlichen Konzepts klare, überschaubare Vorgänge sind, ist seine Umsetzung ein langfristiger, komplexer Prozess, der in viele Einzelschritte eingeteilt werden muss. Eines ist jedoch klar: **Auch die Umsetzung des Konzepts muss von Anfang an mitgeplant und gesteuert werden.**

Leider geschieht es häufig, dass sich die Auftraggeber eines Konzepts sagen »*Jetzt entwickeln wir erst einmal das Konzept, wie und wann es umgesetzt wird, sehen wir anschließend*«. Aus solchen Einrichtungen hört man dann irgendwann die Feststellung: »*Unser Pflege- und Betreuungskonzept haben wir schon vor längerer Zeit entwickelt. Leider hat es mit der Umsetzung bislang nicht geklappt.*« Der Grund dafür ist die Annahme, ein einmal entwickeltes Konzept werde sich schon irgendwann in der Praxis verwirklichen. Daher wird der Großteil von Ressourcen für die Konzeptentwicklung eingesetzt, für seine Umsetzung ist nichts mehr übrig.

Um zu vermeiden, dass das fertige Konzept in der Schublade endet, sollte man bereits im Vorfeld der Konzeptentwicklung auch den Einstieg in dessen Umsetzung planen.

3.2.2 Vorgehensweisen zum Einstieg in die Umsetzung des Konzepts

Prinzipiell gibt es zwei Möglichkeiten, die Umsetzung des Konzepts an seine Entwicklung zu koppeln:

1. **Trennung von Konzeptentwicklung und -umsetzung**: Zunächst wird in einem ersten Schritt das Konzept entwickelt. Die Umsetzung wird als zweites Projekt nach der Fertigstellung des Konzepts angeschlossen.
2. **Integration erster Umsetzungsschritte in den Prozess der Konzeptentwicklung**: Bei der Konzeptentwicklung wird bereits im Rahmen eines »Pilotprojekts« mit der Umsetzung erster Bausteine begonnen.

Im ersten Fall wird also mit der Planung von realen Veränderungen in der Einrichtung nicht eher begonnen, als bis das Konzept in seiner endgültigen Form vorliegt. Dies fertige Konzept bildet die Soll-Vorgaben, anhand derer im Rahmen einer Ist/Soll-Analyse die bestehenden Stärken und Schwächen der Arbeitspraxis ermittelt werden. Anschließend wird ein Plan zur schrittweisen Angleichung der Arbeitspraxis an die Vorgaben des Konzepts entwickelt und umgesetzt (vgl. *Sowinski* 1998).

Der Vorteil bei dieser Vorgehensweise liegt darin, dass sich die Konzeptentwicklung relativ überschaubar planen lässt und man anschließend klare und individuell zugeschnittene Soll-Vorgaben hat, anhand derer die Arbeitspraxis weiter entwickelt werden kann.

Diese Vorgehensweise birgt allerdings einige entscheidende Nachteile:

- Die Aufbruchstimmung, die im Rahmen einer Konzeptentwicklung entstanden ist (»*Wir wollen neue Wege einschlagen*«), kann in Resignation umschlagen, wenn nach Fertigstellung des Konzepts im Rahmen der Ist/Soll-Analyse sichtbar wird, wie weit man noch von den selbstgesetzten Zielen entfernt ist.
- Ein rein auf dem Papier bestehendes Konzept ohne Praxiserprobung kann bei Mitarbeitern auf Widerstand stoßen (»*Hohle Worte …, das wird niemals Realität*«).
- Mitarbeiter aus der direkten Pflege und Betreuung haben häufig Schwierigkeiten, über längere Zeit rein abstrakte Zukunftspläne zu entwickeln, während die gegenwärtigen Probleme drängen. Hier taucht häufig der Wunsch auf, auch ganz konkret heute etwas zu verändern.

Diese Probleme werden bei der **zweiten Vorgehensweise**, die nun vorgestellt werden soll, vermieden. Bei dieser Vorgehensweise werden erste Umsetzungsschritte bereits in den Prozess der Konzeptentwicklung integriert. In Abbildung 6 finden Sie diesen Ablauf schematisch dargestellt, wobei auch die Grundphasen der Projektentwicklung berücksichtigt sind. Diese Vorgehensweise bildet die Grundlage der Arbeitshilfe.

Diese Vorgehensweise ermöglicht es, bereits während der Entwicklung des Konzepts seine Umsetzung soweit auf den Weg zu bringen, dass die Gefahr eines Abbruchs oder des »Einschlafens« des Veränderungsprozesses minimiert wird.

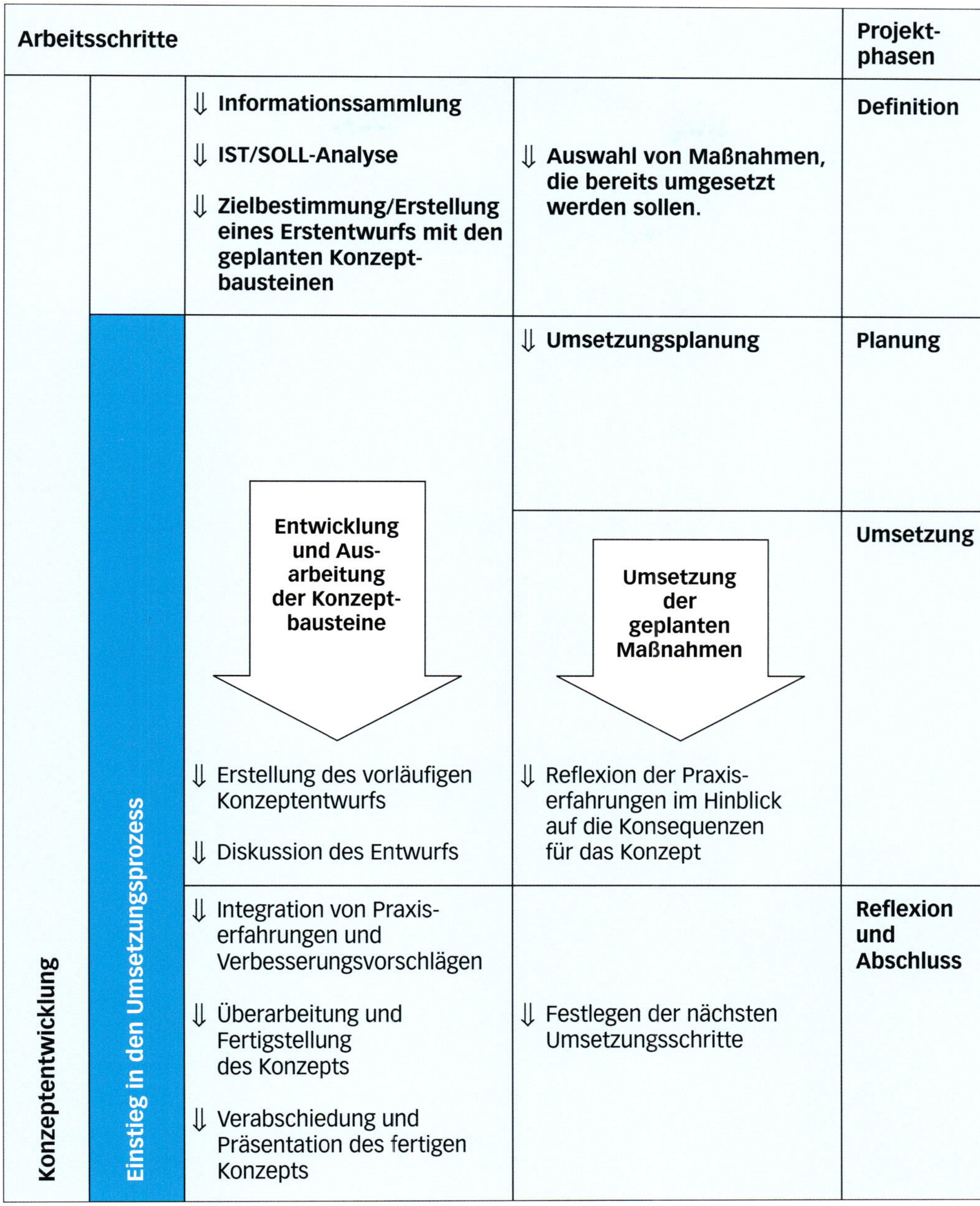

Abb. 6: Integration erster Umsetzungsschritte in die Konzeptentwicklung.

Weitere Vorteile dieser Vorgehensweise:

- Die im Konzept formulierten Ziele bleiben realitätsnah.
- Die Praxiserfahrungen fördern die individuelle Gestaltung des Konzepts.
- Das Vertrauen der Mitarbeiter in die Veränderbarkeit der Situation wird gefördert, indem Gelegenheit besteht, bereits an den konkreten Problemen des Alltags anzusetzen und hier etwas zu verändern.

- Der Transfer zwischen praktischer Arbeit und konzeptuellen Grundlagen wird erlebbar: Haben viele Mitarbeiter in der Vergangenheit die Erfahrung gemacht, dass das vorhandene Einrichtungskonzept mit ihrer täglichen Arbeit nur wenig zu tun hat, so erleben sie jetzt, wie einerseits das entstehende Konzept ihre Arbeit beeinflusst und wie andererseits praktische Erfahrungen in das Konzept einfließen.
- Die Projektinitiatoren erscheinen glaubwürdiger: Die Mitarbeiter erleben, dass auf der Führungsebene wirkliche Veränderungen gewollt sind, dass das Konzept also nicht lediglich als »Dekoration« dienen soll.

Allerdings ergeben sich bei dieser Vorgehensweise höhere Anforderungen an Projektgruppe und Projektleitung: Sie müssen sich sowohl auf die Erarbeitung des Konzepts als auch auf die Umsetzung der geplanten Maßnahmen konzentrieren. Dies bedeutet vor allem in der Planungs- und Umsetzungsphase einen fortwährenden Wechsel der Blickrichtung zwischen aktuellen Erfahrungen in der Umsetzung und zukunftsorientiertem Entwerfen und Ausarbeiten der Konzeptbausteine. Die einzelnen Aufgaben müssen also gut koordiniert werden, um Verwirrung zu vermeiden und um zu verhindern, dass beispielsweise bei auftretenden Rückschlägen in der Umsetzung der Prozess der Konzeptentwicklung leidet.

Das bedeutet auch, dass die Verantwortlichen sich nicht dazu verleiten lassen sollten, am Projekt »Konzeptentwicklung« mit finanziellen und personellen Ressourcen zu sparen. Die Investition ausreichender Mittel an dieser Stelle ist für die Zukunft und die Überlebenschancen des neuen Konzepts von zentraler Bedeutung.

3.2.3 Einrichtungskonzeption und Wohngruppenkonzept – Hinweise für unterschiedliche Projektphasen

3.2.3.1 Einrichtungskonzeption

Projektvorbereitung

»Wenn Du ein Schiff bauen willst, dann trommle nicht die Männer zusammen, um Holz zu beschaffen, Aufgaben zu vergeben und die Arbeit einzuteilen, sondern lehre die Männer die Sehnsucht nach dem weiten, endlosen Meer« (nach Antoine de Saint-Exupéry).

Wenn Sie diesen Spruch auf Ihr Projekt übertragen, wird deutlich, wo Sie bei einer Konzeptionsentwicklung zuerst ansetzen müssen: Bei der Sensibilisierung der Mitarbeiter für die Erfordernisse in der Begleitung demenzkranker Menschen. Ein guter Weg dafür ist Qualifizierung. Daher sollten Sie parallel zu den Vorbereitungen für die zu entwickelnde Konzeption ein breit angelegtes Fortbildungsprogramm für die Einrichtung planen.

Definitionsphase

Wenn Sie bei der Analyse der Ist-Situation feststellen, dass die einzelnen Wohnbereiche in Ihrer Einrichtung bereits durch verschiedenartige Angebote unterschiedliche Schwerpunkte in der Begleitung setzen, so unterstützen Sie diese Entwicklung. Eigenständigkeit in der Weiterentwicklung der Arbeit auf Wohnbereichsebene ist nicht nur eine gute Grundlage von Qualitätssicherung, sie hilft Ihnen auch in Ihrem Bemühen um ein differenziertes und auf unterschiedliche Bedürfnisse demenzkranker Bewohner abgestimmtes Betreuungsangebot.

Erarbeitung der Konzeptbausteine
Überlegen Sie, welche Bereiche und Aufgaben Sie wohnbereichs**übergreifend** in der Einrichtungskonzeption festlegen wollen und in welchen Punkten Sie den einzelnen Wohnbereichen einen eigenen Gestaltungsspielraum lassen wollen bzw. können.

Bausteine, die wohnbereichsübergreifend für die gesamte Einrichtung formuliert werden sollten, sind beispielsweise:
- Ziele und Grundsätze
- Aufgaben unterschiedlicher Arbeitsbereiche (Pflege, Hauswirtschaft, Haustechnik usw.)
- Bereichsübergreifende Kommunikation
- Qualifizierung

Umsetzung der Konzeption
Bei der Umsetzung einer Einrichtungskonzeption gibt es prinzipiell mehrere Vorgehensweisen:
- Sie können kleinere Veränderungen parallel in mehreren oder allen Wohnbereichen durchführen.
- Sie können einen Wohnbereich als »Pilotwohnbereich« auswählen und hier umfassende Veränderungen durchführen.

Beide Vorgehensweisen bergen bestimmte Vor- und Nachteile:
Die Berücksichtigung **aller** Wohnbereiche kann (bei einer großen Einrichtung) mit enormen Anstrengungen auf Seiten der Projektgruppe verbunden sein, ohne dass sich die Situation deutlich verändert.

Durch die Auswahl eines Pilotwohnbereichs hingegen kann es zu Konflikten innerhalb der Einrichtung kommen, wenn dieser Wohnbereich für längere Zeit ins Zentrum der Aufmerksamkeit rückt und hier besondere Ressourcen investiert werden.

Versuchen Sie daher einen Mittelweg zu finden: Konzentrieren Sie Ihre Anstrengungen zunächst weitgehend auf einen Wohnbereich, setzen Sie aber auch in den übrigen Wohnbereichen kontinuierlich kleinere Maßnahmen um. Beteiligen Sie Mitarbeiter aller Wohnbereiche an Fortbildungen.

Sorgen Sie während der Umsetzung für einen regelmäßigen Informationstransfer zwischen den Wohnbereichen und fördern Sie das Bewusstsein der **gemeinsamen** Verantwortung für die Begleitung demenzkranker Menschen. Dies gilt insbesondere dann, wenn ein Wohnbereich in eine Wohngruppe für demenzkranke Menschen umgewandelt werden, also in dieser Hinsicht eine Sonderstellung erhalten soll.

So vermeiden Sie Probleme wie im folgenden Beispiel:
Die Einrichtung betreibt seit einiger Zeit eine Wohngruppe für demenzkranke Menschen. Um die besondere Betreuung gewährleisten zu können, verfügt die Wohngruppe über eine zusätzliche Mitarbeiterstelle. Seit Eröffnung der Wohngruppe reagieren die Mitarbeiter der übrigen Wohnbereiche mit Vorbehalten auf das neue Projekt und entwickeln eine sehr ambivalente Haltung: *»Ich bin froh, dass ich da nicht arbeiten muss!«* aber auch: *»Die werden bevorzugt, die haben mehr Personal!«*

3.2.3.2 Wohngruppenkonzept

Projektvorbereitung
Prüfen Sie, ob es auf Seiten der Mitarbeiter Widerstände gegenüber einem »speziellen« Wohnbereich gibt. Nach wie vor lehnen viele Mitarbeiter in stationären Einrichtungen besondere Wohngruppen für demenzkranke Menschen ab, weil diese Wohnform noch immer mit »Abschieben« und »Wegschließen« in Verbindung gebracht wird. Wird die Entscheidung, eine Wohngruppe für demenzkranke Menschen einzurichten, gegen den Widerstand von Mitarbeitern durchgesetzt, so werden sich Schwierigkeiten nicht nur darin ergeben, Mitarbeiter für das Team zu gewinnen, das dort arbeiten soll, es wird voraussichtlich auch zu Komplikationen in der wohnbereichsübergreifenden Zusammenarbeit kommen.

Projektgruppe
Die **Entscheidung** zur Eröffnung einer Wohngruppe für demenzkranke Menschen sollte von allen Bereichen im Haus mitgetragen werden, daher ist in den ersten Projektphasen eine übergreifende Zusammensetzung der Projektgruppe wünschenswert.

Die **Ausarbeitung** des Konzepts hingegen erfolgt am besten durch die Mitarbeiter, die es später im Wohnbereich umsetzen werden. Daher kann nach Ende der Definitionsphase eine Neugründung der Projektgruppe sinnvoll sein.

Definitionsphase
Beginnen Sie frühzeitig mit der Gewinnung von Mitarbeitern für das Pflege- und Betreuungsteam. Bedenken Sie, dass die Mitarbeiter sich freiwillig und gern für die neue Aufgabe entschieden haben müssen! Außerdem sollten die Mitarbeiter eine längere Einarbeitungs- und Qualifizierungsphase durchlaufen können, bevor die Wohngruppe eröffnet wird.

Umsetzung des Konzepts
Wenn ein bereits bestehender Wohnbereich in eine Wohngruppe für demenzkranke Menschen umgewandelt werden soll, so gibt es zwei Möglichkeiten, diesen Prozess zu gestalten:
- Sie können eine schrittweise Umstellung anstreben,
  oder
- Sie können den Wohnbereich neu eröffnen.

Während im letzteren Fall Bewohner in andere Wohnbereiche umziehen müssen, werden bei der schrittweisen Umstellung nach und nach die Zimmer an demenzkranke Bewohner vergeben. Dies erscheint zunächst organisatorisch einfacher, führt jedoch in der Praxis häufig zu Problemen: Es können sich Widerstände auf Seiten der im Wohnbereich verbleibenden geistig rüstigen Bewohner ergeben, gleichzeitig besteht im Verlauf des langen Umstellungsprozesses immer wieder die Gefahr, dass die neue Aufgabe aus dem Blickwinkel gerät.

Hinzu kommt, dass häufig größere bauliche Veränderungen notwendig sind, um die räumliche Umgebung an die neue Zielgruppe anzupassen. In diesem Fall sind Umsiedelungen ohnehin nicht zu umgehen.

Insgesamt spricht somit vieles dafür, im Rahmen eines neuen Konzepts einen echten »Neustart« zu wagen. Wenn Sie Bewohner und Angehörige frühzeitig in Ihre Pläne einbeziehen und Ihre Anliegen deutlich machen, kann es gut sein, dass das Problem der Umsiedelung ohne größere Konflikte gelöst werden kann.

Die erste Zeit nach der Neueröffnung ist für die Mitarbeiter vor Ort häufig mit höherer Arbeitsbelastung verbunden: Die neuen Bewohner haben sich noch nicht eingewöhnt, das Team muss sich zusammenfinden, die organisatorischen Abläufe verlaufen noch ohne Routine. Die Mitarbeiter sind häufig nicht darauf vorbereitet, dass ein solcher »Neustart« zunächst einmal in vermehrte Schwierigkeiten und erst langfristig in eine verbesserte Situation führt. Hier benötigt das Team in der ersten Zeit eine besondere Unterstützung durch Coaching oder Supervision, um Umsetzungsprobleme klären, Frustration aussprechen und Konflikte aufarbeiten zu können, die durch die zusätzlichen Belastungen entstehen.

Eine wichtige Maßnahme, um vorzeitiger Erschöpfung der Mitarbeiter vorzubeugen, ist das Vorgehen in kleinen Schritten: Versuchen Sie nicht, bereits zu Beginn das gesamte Konzept umzusetzen, sondern beginnen Sie mit zentralen Aufgaben, indem Sie sich beispielsweise zunächst auf die Umstellung der Pflegeorganisation auf Bezugspersonenpflege konzentrieren. Legen Sie zusammen mit dem Team eine Reihenfolge von Umsetzungsschritten fest und achten Sie darauf, erst dann zum nächsten Schritt überzugehen, wenn der vorherige abgeschlossen ist.

Legen Sie Strukturen fest, die einen Wissenstransfer zwischen den Wohnbereichen ermöglichen. Auch die übrigen Wohnbereiche sollen an den Erfahrungen mit dem neuen Konzept teilhaben und Hilfen für die eigene Arbeit erhalten können.

3.2.4 Wichtige Regeln für die Projektarbeit – Hinweise für den Projektleiter

Wie bereits im Eingangstext zu diesem Kapitel aufgezeigt, kann die Planung und Durchführung von Veränderungen in einer bestehenden Einrichtung auf der ganzen Linie erfolgreich und dynamisch verlaufen; sie kann sich erfolgreich, aber für alle Beteiligten mühsam gestalten – und sie kann scheitern. So wurden zum Abschluss des Projekts »Neue Betreuungsmodelle« Projektleitungen und Projektgruppen eingehend über ihre Erfahrungen und über die aus der Projektarbeit gezogenen Konsequenzen für die Zukunft befragt. Ziel war es, andere Häuser von diesen Erfahrungen profitieren zu lassen.

Die folgenden zwölf Hinweise sind Ergebnisse dieser Befragung. Diese Ratschläge enthalten keine grundsätzlich neuen Erkenntnisse. Sie sind jedoch aus dem konkreten Arbeitsumfeld »stationäre und teilstationäre Altenhilfe« und dem Projektgegenstand »Konzeptentwicklung« entstanden und können daher für die Planung eines entsprechenden Projekts im gleichen Umfeld besonders wichtig sein.

1. Gehen Sie Schritt für Schritt vor, ohne Ihr Ziel aus den Augen zu verlieren.
Die Schwierigkeit bei einer Konzeptentwicklung liegt darin, weit voraus zu denken und Visionen für die Zukunft zu entwerfen und dabei gleichzeitig in »verträglichen« Etappen voranzugehen. Wenn Sie ein Konzept für Ihre Einrichtung entwickeln, eröffnen Sie einen Veränderungsprozess, der sich über viele Jahre erstrecken wird und der die Zukunft Ihrer Einrichtung entscheidend mitbestimmt.

Die Wegstrecke von der aktuellen Situation bis zum umgesetzten Konzept mag Ihnen unendlich lang erscheinen. Und wie bei einer langen Bergwanderung werden Sie versucht sein, irrtümlicherweise gleich zu Beginn ein besonders hohes Tempo vorzulegen bzw. besonders große Schritte zu tun, um möglichst schnell voran zu kommen. Leider werden Sie dann auf halber Strecke keine Kraft mehr haben. Gehen Sie also gemächlich, aber stetig vor, wie es auch bei einer Bergwanderung geboten ist, und behalten Sie den »Gipfel« – also das Ziel des umgesetzten Konzepts – immer im Blick, um sich nicht zu verlaufen.

2. Vergewissern Sie sich, dass auf Seiten der Einrichtungsleitung und des Trägers die notwendige Veränderungsbereitschaft besteht und Sie den nötigen Rückhalt bekommen
Geben Sie sich nicht mit reinen Absichtserklärungen von Vorgesetzten zufrieden, wie: »*Ich finde es gut, dass Sie das machen*«, »*Ich stehe natürlich voll hinter Ihnen*«, »*Machen Sie nur, ich stehe Ihnen nicht im Weg*«. Denn: »*Offen sein für neue Wege redet sich leicht, offen sein, neue Wege zu beschreiten ist eine andere Dimension*« (*Klein* 1997).

Diese Empfehlung gilt besonders dann, wenn Ihr Entscheidungsspielraum, den Sie aufgrund Ihrer beruflichen Position in der Einrichtung haben, für die im Projekt zu treffenden Entscheidungen nicht ausreicht. Wenn Sie also im Rahmen des Projekts notwendige Entscheidungen von höherer Stelle absegnen lassen müssen, sollten Sie sich vergewissern, ob diesen Stellen auch bewusst ist, welche Veränderungen ein neues Konzept mit sich bringt.

Ebenso sollten Sie klare Vereinbarungen treffen, die gewährleisten, dass die leitenden Mitarbeiter Sie im Bedarfsfall aktiv unterstützen und Ihnen Rückhalt bieten, falls sich innerhalb der Einrichtung Widerstand gegenüber den geplanten Veränderungen regt. Sollte Ihnen in einer solchen Situation dieser Rückhalt fehlen, wirkt dies wie ein Signal, dass die geplanten Veränderungen im Grunde nicht bejaht werden.

3. Setzen Sie Prioritäten!
Die Entwicklung und Umsetzung eines Konzepts ist aufwändig und erfordert viel Engagement und Zeit. Es ist kein »*Projekt neben anderen*«. Vermeiden Sie es, ein Pflege- und Betreuungskonzept für demenzkranke Menschen zu entwickeln, während gleichzeitig in Ihrem Haus ein Zertifizierungsprozess im Gange ist, die Mitarbeiter in ein neues Dokumentationssystem eingearbeitet werden oder sonst irgendein Projekt läuft.

4. Vermeiden Sie Phasen der Orientierungslosigkeit innerhalb der Projektgruppe
Besonders zu Anfang des Projekts, wenn die beteiligten Mitarbeiter noch keine Erfahrung in Projektarbeit haben, kann es sein, dass das Ziel »*Konzeptentwicklung*« völlig abstrakt erscheint, und sich die Mitarbeiter nichts darunter vorstellen können. Immer wieder taucht dann die Frage auf: »*Was sollen wir hier eigentlich tun? Wo soll das Ganze hinführen?*«

Sorgen Sie deshalb von Zeit zu Zeit für den notwendigen Überblick, d. h. Zeigen Sie auf, wo die Arbeit innerhalb des Gesamtprojekts gerade steht, welches konkrete Etappenziel vor Ihnen liegt und welche Schritte als nächste zu tun sind.

5. Schaffen Sie Zukunftsperspektiven
Um neue Wege zu beschreiten, bedarf es auf Seiten aller beteiligten Mitarbeiter – innerhalb und außerhalb der Projektgruppe – des Vertrauens in die Zukunft und der Zuversicht, an der bestehenden Situation etwas verändern zu können. Leider ist die Arbeitssituation in der stationären Altenhilfe geprägt von ständigem Personalengpass und daraus resultierenden Belastungen, sodass die Mitarbeiter sich bereits mit den bestehenden Problemen überfordert fühlen und ihnen die Entwicklung von Zukunftsvisionen sehr schwer fällt. Daher kommt es häufig vor, dass Mitarbeiter neuen Ideen nicht mit Begeisterung, sondern mit Resignation (»*Wir können ohnehin nichts ändern …*«) oder sogar mit entschiedener Abwehr (»*Ohne eine weitere Personalstelle in unserem Team verändern wir gar nichts*!«) begegnen.

Pessimistische Einstellungen auf Mitarbeiterseite sind kaum kurzfristig zu verändern. Es lässt sich jedoch einiges dafür tun, um den Boden für einen allmählichen Stimmungswandel vorzubereiten. Hierzu gehören Aktivitäten wie:

- Die Einladung von Mitarbeitern aus anderen Einrichtungen, die bereits erfolgreich nach einem innovativen Pflege- und Betreuungskonzept arbeiten, zu einem Vortrag oder einer Fortbildung.
- Für die Mitarbeiter im Projektteam: Durchführung einer Exkursion in eine solche Einrichtung.
- Die Organisation einer breit angelegten Basisfortbildung zur Begleitung demenzkranker Menschen.
- Die Abklärung, ob es eine Maßnahme gibt, durch die die Mitarbeiter in ihrer täglichen Arbeit entlastet werden können. Beispielsweise wurde in einer Einrichtung während des Projekts »Neue Betreuungsmodelle« zur Entlastung der Mitarbeiter in der Morgenpflege für jeden Wohnbereich eine Stationshilfe für den Zeitraum des Frühstücks der Bewohner eingestellt.

6. Sorgen Sie für eine ausreichende und effektive Informationspolitik
Sowohl innerhalb der Projektgruppe als auch zwischen Projektteam und den vom Projekt betroffenen Stellen innerhalb der Einrichtung muss ein ausreichender Transfer von Information über den Fortschritt im Projekt gewährleistet sein.

- **Informationsfluss innerhalb der Projektgruppe:** Dieser Informationsaustausch ist am leichtesten zu organisieren, in dem beispielsweise ein allgemein zugänglicher Projektordner angelegt wird, in dem die Sitzungsprotokolle und alle weiteren wichtigen Informationen abgelegt werden. Es werden entsprechende Vereinbarungen getroffen, dass alle Projektmitarbeiter in regelmäßigen Abständen Einsicht in den Ordner nehmen.

- **Information wichtiger Entscheidungsträger:** Diese Aufgabe sollte die Projektleitung selbst wahrnehmen. Welche Entscheidungsträger in welchen Abständen über das Projekt informiert werden, klärt die Projektleitung am besten gleich zu Beginn des Projekts.
- **Informationsweitergabe an die übrigen Bereiche der Einrichtung:** Diese Aufgabe erscheint oft mühsam und frustrierend. Immer werden Protokolle und Thesenpapiere zur Kenntnisnahme oder mit der Bitte um Stellungnahme an die übrigen Arbeitsbereiche ausgegeben, ohne dass sie dort Beachtung finden. Später beschweren sich die Mitarbeiter, nicht informiert worden zu sein. Bei der Klärung solcher Kommunikationsprobleme zeigt sich meistens, dass die Mitarbeiter außerhalb der Projektgruppe von ihrem Tagesgeschäft so in Anspruch genommen sind, dass ein Lesen der – meistens ausführlicheren – Protokolle immer wieder verschoben und schließlich vergessen wird. Solche Probleme können verhindert werden, indem die wichtigsten Sachverhalte aus dem Projekt von der Projektleitung im Rahmen eines auffallend gestalteten, übersichtlichen Plakats zusammengefasst werden. Diese Plakate werden in den Räumen der Mitarbeiter aufgehängt.

7. Gehen Sie mit Widerständen konstruktiv um

Wenn in Ihrer Einrichtung alle Mitarbeiter hinter dem Projekt stehen und an einem Strang ziehen, so haben Sie nahezu optimale Bedingungen für den Projektstart. Sehr häufig ist die Ausgangssituation allerdings eine andere. Veränderungen stoßen in einem bestehenden System häufig auf Widerstände. Die Hintergründe von Widerständen auf Seiten der Mitarbeiter sind vielfältig:

- Misstrauen dem Neuen gegenüber: »*Was ist das schon wieder für eine neue Mode …*«
- Gefühl mangelnder Wertschätzung der eigenen Arbeit: »*Seit 20 Jahren tue ich mein Bestes. Soll das jetzt plötzlich nicht mehr gut genug sein?*«
- Angst vor zusätzlicher Belastung: »*Wir arbeiten doch jetzt schon über unsere Kräfte …*«
- Abwehr gegenüber einem Eingriff in ihr Arbeitsgebiet: »*Was verstehen die schon von Pflegeplanung …*«
- Gefühl, nicht einbezogen zu sein: »*Die anderen dirigieren und wir müssen schuften …*«
- Alte überkommene Anschauungen von Pflege: »*Der Bewohner muss sich anpassen, wir können nicht jeden Extrawunsch erfüllen …*«
- Ängste, den neuen Anforderungen nicht gewachsen zu sein: »*Wie soll ich denn mit einem schwer demenzkranken Menschen umgehen …?*«
- Bequemlichkeit: »*Es läuft doch auch jetzt schon gut …*«

Je nachdem, welche Gründe im konkreten Fall im Vordergrund stehen, sind unterschiedliche Maßnahmen zum Umgang damit sinnvoll. Prinzipiell ist es wichtig, sich klar zu machen, dass solche Widerstände nichts ungewöhnliches sind und dass es keinen Sinn hat, sich davon zu früh irritieren zu lassen. Mancher Mitarbeiter wird seine anfängliche Skepsis fallen lassen, wenn er den Erfolg der ersten umgesetzten Maßnahmen wahrnimmt.

Haben Sie es allerdings gleich zu Anfang mit Abwehr und wenig Kompromissbereitschaft zu tun, so sollten Sie nicht versuchen, »mit dem Kopf durch die Wand zu gehen«: Sie schaden hierdurch nicht nur dem Projekt, sondern vor allem den Mitarbeitern im Projektteam, die damit in eine sehr unangenehme Position zwischen ihren Teamkollegen vor Ort und dem Projekt geraten.

In diesem Fall kann es sinnvoll sein, vor Beginn der eigentlichen Konzeptentwicklung ein »Vorprojekt« vorzuschalten, um die Mitarbeiter schrittweise für die Erfordernisse in der Begleitung demenzkranker Menschen zu sensibilisieren.

8. Beziehen Sie von Zeit zu Zeit aktuelle Alltagsprobleme in die Projektarbeit ein
Ihre Hauptaufgabe besteht darin, die Bausteine des zukünftigen Konzepts zu erarbeiten, d. h. Sie beschäftigen sich in erster Linie mit der zukünftigen Soll-Situation und nicht mit Alltagsproblemen. Häufig sind jedoch die Projektmitarbeiter von den drängenden Alltagsproblemen der direkten Pflege und Betreuung so vereinnahmt, dass Ihnen die Beschäftigung mit »Fernzielen« unrealistisch und sinnlos erscheinen mag. Daher kann es immer wieder passieren, dass Mitarbeiter auf die Besprechungsthemen mit Frustration oder sogar mit Abwehr reagieren:

- *»Was sollen wir hier über Autonomie diskutieren, wenn die verwirrte Frau M. ständig fixiert werden muss, weil sie so sturzgefährdet ist.«*
- *»Wir reden hier über Biografie-orientierte Pflegeplanung und haben im Alltag noch nicht mal genügend Zeit für die Übergabe!«*
- *»Wir reden hier über Begleitung im Tageslauf und wären schon froh, wenn wir mit unseren Bewohnern nur mal fünf Sätze in Ruhe wechseln könnten!«*

Wenn Sie diese Probleme immer wieder thematisieren, geraten Ihre Projektsitzungen zu Fallbesprechungen und Sie verlieren Zeit und Energie. Vertrösten Sie Ihre Projektmitarbeiter jedoch immer wieder nach dem Motto: *»Wenn wir erst das Konzept entwickelt haben, wird alles besser«*, dann kann es passieren, dass die Motivation der Mitarbeiter nachlässt und diese im Extremfall die Zusammenarbeit schließlich verweigern.

Sie müssen also einen Kompromiss finden:

- Machen Sie immer wieder deutlich, dass ohne entsprechende konzeptuelle Grundlagen auch für die drängenden Alltagsprobleme keine echte Lösung gefunden werden kann.
- Wenn Sie einen Konzeptbaustein erarbeitet haben, der sich dafür eignet, dann erproben Sie ihn in der Projektgruppe ruhig auf seine Effektivität hinsichtlich eines konkreten Alltagsproblems. Ein Beispiel hierzu: In einer Einrichtung wurde im Rahmen der Konzeptentwicklung auch ein Leitfaden für Fallbesprechungen entwickelt. Bevor dieser in den Wohnbereichen eingesetzt wurde, testeten ihn die Mitarbeiter im Projektteam zunächst selbst.

9. Begleiten Sie die Veränderungen ausreichend lange
Veränderungen, vor allem wenn sie Verhaltensweisen oder Arbeitsabläufe der Mitarbeiter betreffen, brauchen Zeit, um sich zu etablieren. Beschränken Sie Ihre Aktivitäten nur darauf, diese Veränderungen zu initiieren und gehen Sie anschließend bereits zu neuen Themen über, so besteht die Gefahr, dass das Initiierte bald wieder »einschläft«.

Solche negativen Entwicklungen können Sie verhindern, indem Sie

- sich jeweils auf die Einführung **einer** Veränderung konzentrieren und nicht mehrere gleichzeitig durchführen,
- eine ausreichend lange Einführungsphase einplanen, in der sie den veränderten Ablauf regelmäßig begleiten,

- bereits zu Beginn vereinbaren, dass nach einem gewissen Zeitraum eine Reflexionssitzung stattfindet, in der die Erfahrungen mit dem veränderten Ablauf ausgewertet und gegebenenfalls Nachbesserungen vereinbart werden.

10. Unterstützen Sie die Projektmitarbeiter

Die Mehrarbeit, die für die beteiligten Mitarbeiter mit der Projektarbeit verbunden ist, kann zwar durch entsprechende Absprachen verringert, in der Regel jedoch nicht vollständig ausgeglichen werden. So sind es meist besonders motivierte Mitarbeiter, denen eine kontinuierliche Verbesserung der Arbeit ein persönliches Anliegen ist, die sich zur Mitarbeit am Projekt entscheiden.

Nutzen Sie diesen Idealismus nicht aus, sondern achten Sie darauf, dass das Engagement der Mitarbeiter in irgendeiner Weise honoriert wird! Schließlich kann es in bestimmten Phasen auch dazu kommen, dass die Projektmitarbeiter mit Widerständen im eigenen Team konfrontiert sind oder doch zumindest ihre Arbeit rechtfertigen müssen (»*Wie kannst Du jetzt zur Projektsitzung verschwinden? Wir sind doch heute im Team so knapp besetzt!*« oder: »*Was ihr euch da ausdenkt, kann doch nie im Leben umgesetzt werden!*«).

Überlegen Sie daher, durch welche Gesten den Projektmitarbeitern ein Zeichen der Anerkennung ihrer besonderen Leistungen entgegengebracht werden kann.

11. Holen Sie sich rechtzeitig Hilfe durch externe Beratung oder Projektbegleitung

Die Erfahrungen im Projekt »Neue Betreuungsmodelle« haben gezeigt, dass Projektgruppen in Einrichtungen durchaus imstande sind, aus eigener Kraft ein Konzept zu entwickeln und umzusetzen. Gleichzeitig wurde aber auch deutlich, dass es in bestimmten Projektphasen sehr hilfreich und wichtig sein kann, eine Anlaufstelle zu haben, um sich fachlichen Rat zu holen. Bei manchen Projekten erscheint auch eine kontinuierliche Begleitung im Sinne eines Coachings sinnvoll.

Stellen Sie sich daher schon in der Vorbereitung des Projekts die Frage, ob und bei welchen Aufgaben Sie eine externe Beratung oder Begleitung benötigen und informieren Sie sich in diesem Fall schon rechtzeitig über mögliche Anlaufstellen.

Fälle, bei denen eine externe Projektberatung oder Projektbegleitung in Erwägung gezogen werden sollte:

- Der für die Projektleitung vorgesehene Mitarbeiter verfügt über wenig Erfahrung mit der Steuerung von Veränderungsprozessen und fühlt sich unsicher, ob er den Anforderungen gewachsen ist.
- Die Verantwortlichen fühlen sich überfordert, die notwendigen grundsätzlichen konzeptuellen Richtungsentscheidungen zu treffen.
- Es fehlt an Ideen und Anregungen für das neue Konzept.
- Es fällt schwer, einen Überblick über die erforderlichen Verbesserungen zu gewinnen und konkrete Projektziele zu ermitteln.
- Es werden Informationen über die erforderlichen Ressourcen benötigt.
- Bei der Umsetzung ist die Projektgruppe besonderen Stresssituationen ausgesetzt (z. B. in der ersten Zeit nach der Eröffnung einer Wohngruppe für demenzkranke Menschen).

12. Dokumentieren und würdigen Sie erreichte Zwischenergebnisse
Warten Sie mit dem Feiern nicht ab, bis das gesamte Konzept umgesetzt ist! Auch die einzelnen Umsetzungsschritte verdienen es, gebührend gewürdigt zu werden.

Während der Arbeit ist der Blick immer nach vorn auf das gerichtet, was noch getan werden muss. Bereits erfolgreich abgeschlossene Schritte erscheinen schnell so selbstverständlich, dass sie kaum noch Beachtung finden. So kann es dazu kommen, dass man stets das Gefühl hat, noch ganz am Anfang zu stehen und eine unendliche Wegstrecke vor sich liegen zu haben.

Denken Sie daran, erreichte Meilensteine im Projekt nicht einfach vorüberziehen zu lassen, sondern würdigen Sie diese »Etappensiege«. Sie fördern damit die Motivation der Projektmitarbeiter, auch unter schwierigen Bedingungen Schritt für Schritt weiter an der Umsetzung Ihrer Ziele zu arbeiten.

Anmerkungen

1 *Konzeptuelles Modell, theoretisches Modell* und *Rahmenmodell*, – diese Begriffe werden häufig austauschbar eingesetzt (vgl. *Meleis* 1997: 31). Im Rahmen dieses Handbuchs wird der Begriff »Rahmenmodell« gebraucht, da diese Bezeichnung in dem von uns aufgegriffenen Modell von *Monika Krohwinkel* verwendet wird.
2 In ihrem Beitrag zur Theorienbildung in der Pflegewissenschaft benennt *Meleis* (Meleis 1997:35) die *Entwicklung situationsspezifischer Theorien* als einen weiteren, wünschenswerten Trend in der Theorienbildung. Solche Theorien beziehen sich auf begrenztere Fragestellungen, und hierzu gehört auch die Frage: »Was sind die speziellen Anforderungen in der Pflege und Betreuung demenzkranker Menschen?«
3 Vgl. *Graf; Spengler* 2000:60.
4 Zur besseren Differenzierung von Konzepten unterschiedlicher Komplexität wird von Fachleuten vorgeschlagen, auf der Ebene einer Gesamtorganisation von einer »Konzeption« (anstellen von »Konzept«) zu sprechen, da dieser Ausdruck eher dem Verständnis einer *»umfassenderen Selbstdarstellung und Programmaussage«* (*Graf; Spengler* 2000:15) entspricht. Diesem Sprachgebrauch schließen wir uns in den folgenden Kapiteln an.
5 Die Leitfragen zu den einzelnen Konzeptbausteinen stammen aus dem Buch »Leitbild- und Konzeptentwicklung« (vgl. *Graf; Spengler* 2000:109).
6 Böhle, F. und Glaser, J. (2006). Arbeit in der Interaktion – Interaktion als Arbeit Arbeitsorganisation und Interaktionsarbeit in der Dienstleistung. Vs Verlag, Wiesbaden.

Teil II
Leitfaden zur Projektgestaltung

1 Projektvorbereitung – Grundlegende Weichenstellungen für die Zukunft

In der Vorbereitungsphase eines Projekts werden die Rahmenbedingungen festgelegt. Die in dieser Phase anliegenden Entscheidungen bilden die Basis der nachfolgenden Projektarbeit und sollten daher mit Sorgfalt getroffen werden, um denjenigen, die dieses Projekt durchführen sollen, gute Arbeitsbedingungen zu ermöglichen.

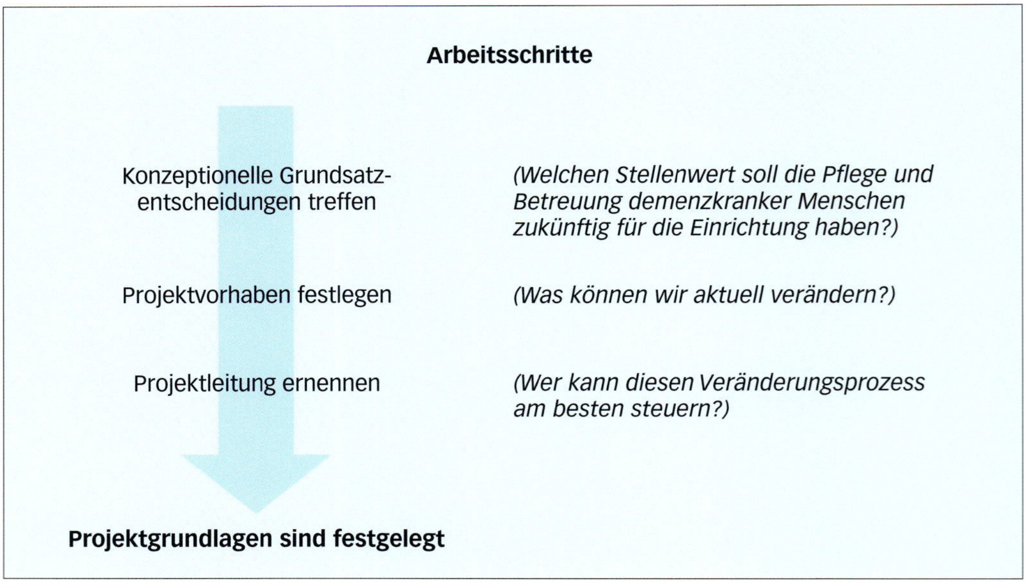

Abb. 7: Festlegung der Projektgrundlagen.

1.1 Konzeptionelle Grundsatzentscheidungen

Der Ausgangspunkt eines Projekts besteht häufig darin, dass Führungskräfte und/oder Mitarbeiter einer Einrichtung mit der gegenwärtigen Situation unzufrieden sind und die Notwendigkeit sehen, etwas daran zu verändern, das heißt zu **verbessern**.

Zum Beispiel:

- *»Die Rahmenbedingungen in unserem Haus entsprechen nicht den Bedürfnissen demenzkranker Menschen. Wir müssen die Situation unserer Bewohner verbessern«,*
- *»Wir müssen unsere Pflege an die veränderte Zusammensetzung der Bewohnerschaft mit einem hohen Anteil demenziell erkrankter Bewohner anpassen …«*
- *»Wir müssen uns den Herausforderungen der Zukunft stellen …«*

Nun können sich aus einem solchen Ausgangspunkt ganz unterschiedliche Konsequenzen für die Zukunft der Einrichtung ergeben: Man kann sich auf die notwendigsten Maßnahmen beschränken, um bestehende schwer wiegende Defizite zu minimieren, oder man kann das Thema »Begleitung demenzkranker Menschen« zur zentralen zukünftigen Aufgabe der Einrichtung machen, auf deren Erfüllung alle Anstrengungen ausgerichtet werden.

Wie auch immer Sie sich hier entscheiden: Es handelt sich um eine Entscheidung, die die langfristige Zukunft Ihrer Einrichtung betrifft. Daher sollten in einem ersten Projektschritt die Verantwortlichen innerhalb der Einrichtung und auf Trägerebene gemeinsam die folgenden Fragen klären:

Konzeptionelle Grundsatzfragen
- Welchen Stellenwert soll die Begleitung demenzkranker Menschen in der Einrichtung zukünftig haben?
- Welche Konsequenzen ergeben sich daraus für das Selbstverständnis der Einrichtung und für deren Bild in der Öffentlichkeit?
- Welche Veränderungen werden damit für die Einrichtung notwendig?

Dieser Entscheidungsprozess gehört in den Verantwortungsbereich der Führungskräfte einer Einrichtung sowie in den des Trägers und kann **nicht** an Mitarbeiter **delegiert** werden. Das heißt aber nicht, dass die Mitarbeiterschaft nicht einbezogen werden kann. In jedem Fall müssen Entscheidungen über die zukünftigen Aufgaben einer Einrichtung für die Mitarbeiterschaft transparent bleiben. Dies bedeutet, die Mitarbeiter rechtzeitig darüber zu informieren, dass solch grundlegende Entscheidungen anstehen, und ihnen muss Gelegenheit gegeben werden, dazu Stellung zu nehmen.

Konzeptionelle Wege in der Begleitung demenzkranker Menschen

1. Anpassung der Versorgung an die veränderte Bewohnerstruktur

Die Notwendigkeit, sich konzeptionell auf die Bedürfnisse der demenzkranken Bewohner im eigenen Haus einzustellen, ergibt sich derzeit für nahezu alle Altenpflegeheime. Dem mittlerweile hohen Anteil demenzkranker Menschen in stationären Einrichtungen muss die Organisationsentwicklung Rechnung tragen, wenn sie den Auftrag der bewohner-orientierten Pflege und Betreuung ernst nimmt.

Ziel ist hier die Verbesserung der Pflege- und Betreuungsqualität für die bereits jetzt im Haus lebenden Menschen mit Demenz, ohne dass sich die Einrichtung ausschließlich auf die Pflege dieser Personengruppe spezialisiert.

2. Spezialisierung

Sich andererseits auf die Begleitung demenzkranker Menschen zu spezialisieren, bedeutet, sich **ausschließlich** auf die Versorgung dieser Zielgruppe einzustellen. Es werden dann also nur noch Menschen mit Demenz zur Begleitung aufgenommen.

Ist eine Spezialisierung sinnvoll?
Ob eine solche Spezialisierung für ein reguläres Altenpflegeheim – das keinen Modellstatus hat und bislang verschiedene Zielgruppen pflegebedürftiger Menschen betreute – sinnvoll erscheint, wird in der Fachwelt unterschiedlich bewertet: Während einige Autoren die Spezialisierung als Grundmerkmal innovativer Pflege und Betreuung demenzkranker Menschen benennen (vgl. *Cofone* 2000:), wird von anderen Stellen von einer »*Schaffung von vollstationären Sondereinrichtungen, die ausschließlich Demenzkranke betreuen*«, abgeraten, weil

- hierdurch die Gefahr einer Stigmatisierung Betroffener und ihrer Familien entsteht,
- aufgrund der Heterogenität des Krankheitsverlaufs unterschiedliche Konzepte benötigt werden,
- auch der sich entwickelnden körperlichen Erkrankungen (Multimorbidität) Rechnung getragen werden muss,
- eine wohnortnahe Versorgung gerade für demenzkranke Menschen gewährleistet werden sollte, um eine Kontinuität der lebensgeschichtlichen Umwelt zu ermöglichen.

3. Profilbildung
Ein weiterer Weg für Einrichtungen der stationären Altenhilfe in der Versorgung demenzkranker Menschen besteht darin, sich schwerpunktmäßig auf diese Zielgruppe zu konzentrieren, ohne jedoch andere Zielgruppen auszuschließen. In der Praxis bedeutet dies, die Erfordernisse in der stationären Begleitung demenzkranker Menschen im eigenen Haus umzusetzen und sich auf diesem Gebiet ein besonderes Expertenwissen zu erarbeiten. Damit sollte nicht nur eine Anpassung der eigenen Versorgung verbunden sein, sondern auch die aktive Mitgestaltung des gerontopsychiatrischen Versorgungsnetzes im Umkreis.

Sie müssen allerdings bedenken, dass die Spezialisierung oder Konzentration auf die Begleitung demenzkranker Menschen weitreichende Veränderungen – sowohl für das Selbstverständnis Ihrer Einrichtung als auch für das Bild Ihrer Einrichtung in der Öffentlichkeit – nach sich ziehen wird. Für einige Einrichtungen, die einen dieser Wege gegangen sind, haben sich daraus sogar Konsequenzen in Bezug auf ihr Angebotsspektrum ergeben: Indem diese Einrichtungen zunehmenden Einblick in die Gesamtproblematik gerontopsychiatrischer Versorgung gewonnen haben, wurden auch die Lücken im Versorgungsnetz in der unmittelbaren Umgebung der Einrichtung immer mehr bewusst, sodass man sich schließlich über das bisherige rein stationäre Angebot hinaus weitergehend in der Begleitung demenzkranker Menschen engagiert hat (z. B. durch die Einrichtung einer Tagespflege, durch ein Angebot für pflegende Angehörige o. a.).

Die Entwicklung kann auch so verlaufen, dass eine konzeptionelle Grundsatzentscheidung nicht gleich zu Anfang getroffen wird, sondern sich im Laufe der Entwicklung herauskristallisiert: So zum Beispiel, wenn eine Einrichtung mit kleinen Veränderungen beginnt und sich im Laufe der Zeit und mit zunehmender Expertise immer mehr auf die Begleitung demenzkranker Menschen einstellt. Trotzdem sollten sich die Verantwortlichen in der Vorbereitung einer Konzeptentwicklung mit den beschriebenen unterschiedlichen Möglichkeiten auseinander setzen und Chancen wie auch Gefahren der einzelnen Wege für die Einrichtung ermitteln.

Konzeptionelle Grundsatzüberlegungen können nicht im luftleeren Raum getroffen werden. Sie erfordern einen Überblick über die zur Begleitung demenzkranker Menschen erforderlichen Rahmenbedingungen einerseits und über die Umfeldgegebenheiten der Einrichtung andererseits.

Die Begleitung demenzkranker Menschen erfordert entsprechende Rahmenbedingungen in den Bereichen:
- Grundhaltung und Kommunikation
- Qualifikation der Mitarbeiter
- Organisation
- Architektur

Die einzelnen Anforderungen lassen sich aus den Fachbeiträgen dieses Handbuchs, aus den Bögen zur Ist/Soll-Analyse (siehe Anhang) und durch weiteres Literaturstudium ermitteln. Welche Konsequenzen für die Personal- und Finanzplanung sich daraus für **Ihr** Haus ergeben, mit welchen personellen und finanziellen Investitionen Sie also rechnen müssen, dies lässt sich aus der Literatur nur schwer ermitteln. Hier ist es sinnvoller, sich von einem Fachexperten vor Ort beraten zu lassen.

Weiterhin sollten Sie auch die **Umfeldgegebenheiten** der Einrichtung berücksichtigen. Hierzu gehören vor allem:
- **Kunden**: Welche Bedürfnisse und Anforderungen erleben Sie auf Seiten der pflegebedürftigen Menschen und ihrer Angehörigen, die Ihre Einrichtung aufsuchen? Wie werden diese gegebenenfalls auf einen konzeptionellen Wandel reagieren? Wenn Sie neue Betreuungsangebote planen: Wie hoch schätzen Sie den Bedarf dafür ein?
- **Mitarbeiter**: Wie ist die Einstellung der Mitarbeiter? Lassen sich mit dem bestehenden Personal grundlegende Veränderungen gestalten? Gibt es in der Umgebung Bildungseinrichtungen, bei denen gegebenenfalls kompetente Mitarbeiter gewonnen werden können?
- **Weitere Institutionen der gerontopsychiatrischen Versorgungslandschaft:** Wer in der Umgebung der Einrichtung ist noch mit Angeboten für demenzkranke Menschen und ihre Angehörigen aktiv (ambulant, teilstationär, stationär, neue Wohnformen für demenzkranke Menschen)? Wo bestehen Lücken im gerontopsychiatrischen Versorgungsnetz? Wo ist der Bedarf schon gedeckt?
- **Kommunale Entscheidungsträger und kommunale Altenhilfeplaner:** Sind sich diese Stellen des zunehmenden Bedarfs an gerontopsychiatrischen Versorgungsangeboten sowie ihrer eigenen Verantwortung für einen Ausbau der gerontopsychiatrischen Versorgung bewusst? Welche Pläne zur gerontopsychiatrischen Versorgung liegen auf Seiten der kommunalen Planung vor? Wie entgegenkommend reagiert man auf Ihre konzeptionellen Überlegungen? Wie können Sie gegebenenfalls Unterstützung erhalten? Beziehen Sie entsprechende Personen am besten frühzeitig in Ihre Überlegungen ein.

1.2 Festlegung des aktuellen Projektvorhabens

Wenn Sie sich über diese grundsätzlichen Fragen einig sind, können Sie im nächsten Schritt für das **aktuell** anstehende Projekt überlegen:
- welche finanziellen und personellen Ressourcen zur Zeit mobilisiert werden können,
- wie die Stimmungslage und Veränderungsbereitschaft der Mitarbeiter eingeschätzt werden kann, um dann abschließend eine Entscheidung darüber zu treffen,
- wie schnell oder langsam die anstehenden Veränderungen durchgeführt werden können.

So kann es sein, dass Sie zwar planen, sich langfristig in erster Linie auf die Begleitung demenzkranker Menschen zu konzentrieren, dass aber die Mitarbeiterschaft **aktuell** noch wenig Verständnis für die besonderen Erfordernisse in der Betreuung demenzkranker Menschen aufbringt und nicht bereit ist, die eigene Arbeit entsprechend zu verändern, oder dass Sie die notwendigen finanziellen Mittel (für Schulungen oder für bauliche Veränderungen) erst im übernächsten Haushaltsjahr aufbringen können. In beiden Fällen ist es ratsam, in kleineren Schritten vorzugehen, um nicht auf halber Strecke zu scheitern.

Aus diesem Entscheidungsprozess können Projekte von sehr unterschiedlicher Größenordnung hervorgehen.

Mögliche Projektvorhaben
- **Entwicklung und Umsetzung eines Konzepts für die gesamte Einrichtung.**
- **Sensibilisierung der Mitarbeiterschaft** für die Erfordernisse in der Versorgung demenzkranker Menschen als Vorbereitung einer Konzeptentwicklung.
- **Sammlung erster praktischer Erfahrungen,** beispielsweise im Rahmen eines speziell für demenzkranke Menschen konzipierten Angebotes zur Alltagsbetreuung.
- **Entwicklung eines Konzepts für einen Wohnbereich,** der im Rahmen der Umsetzung eines Einrichtungskonzepts Pilotfunktion haben soll.

Aus der Art und Größenordnung des Projektvorhabens ergeben sich Konsequenzen für die Auswahl der Projektleitung und die Zusammensetzung des Projektteams.

Schließlich sollten Sie – am besten bereits in Absprache mit dem Projektleiter – den zeitlichen Rahmen des Projekts festlegen. Bei der Gewinnung von Mitarbeitern für das Projektteam ist es hilfreich, wenn diesen bereits mitgeteilt werden kann, welchen Zeitraum diese Mitarbeit umfasst.

1.3 Ernennung der Projektleitung

Der Erfolg des Projekts hängt zu einem Großteil von den Fähigkeiten und dem Engagement der Projektleitung ab. Sie ist die zentrale Koordinationsstelle und hält gewissermaßen die Fäden des Projekts in der Hand. Daher ist die Auswahl der richtigen Projektleitung ein entscheidender Schritt im Projektaufbau.

In vielen Fällen wird sich die Projektleitung aus den Reihen des Gremiums rekrutieren, das über das Projekt beschlossen hat. Somit ist die Projektleitung von Anfang an in den Entscheidungsprozess eingebunden. Andernfalls sollte der Mitarbeiter, der für die Projektleitung in Frage kommt, frühzeitig informiert werden. Je später die Projektleitung an der Vorbereitung des Projekts beteiligt wird, desto weniger wird sie sich mit dem Projekt identifizieren!

Die Aufgaben der Projektleitung sind vielfältig. Sie muss:
- den gesamten Projektprozess überblicken und die Projektziele im Auge behalten,
- das Projekt strukturieren, Projektpläne zusammenstellen,
- das Projektteam zusammenstellen,
- die Projektsitzungen leiten und strukturieren,
- inhaltliches Wissen zum Projektthema sammeln und aufbereiten,
- den einzelnen Teammitgliedern Aufgaben zuweisen und die Teamarbeit fördern,
- die Projektmitarbeiter motivieren und gegebenenfalls Frustrationserscheinungen auffangen, falls es im Projekt zu Rückschlägen kommt,
- die Arbeit auf ihren planmäßigen Fortschritt hin im Blick behalten und bei der Umsetzung auf das richtige Tempo achten (also dafür sorgen, dass Veränderungen weder zu rasch noch zu langsam umgesetzt werden),
- den Projektprozess schriftlich dokumentieren,
- für eine gute Informationspolitik und Transparenz der Projektarbeit sorgen,
- die Projektbedürfnisse gegenüber anderen Bereichen der Einrichtung vertreten,
- regelmäßig Projektrückschau halten, um aus den Erfahrungen zu lernen.

(Vgl. *Hobbs* 1999)

Um diesen Anforderungen gerecht zu werden, benötigt die Projektleitung ausreichende fachliche und persönliche Kompetenzen.

Fachkenntnisse
- Die Projektleitung sollte über Erfahrung in der Teamleitung verfügen. Sie sollte in der Lage sein, komplexe Sachverhalte zu überblicken und aufzuschlüsseln.
- Natürlich ist es von Vorteil, wenn der entsprechende Mitarbeiter darüber hinaus bereits über Vorerfahrung in der Rolle als Projektleiter verfügt. Die im Rahmen des Projekts »Neue Betreuungsmodelle« tätigen Projektleiter hatten diese Aufgabe größtenteils zum ersten Mal übernommen und waren, wie die Auswertung des Projekts ergab, dabei überwiegend erfolgreich. Es kann allerdings in einem solchen Fall sehr sinnvoll sein, sich kontinuierlich von einem im Projektmanagement erfahrenen – internen oder externen – »Coach« beraten zu lassen

- Es sollte sich um einen Mitarbeiter handeln, der in seinem bisherigen Aufgabengebiet bereits mit Fragen der Begleitung demenzkranker Menschen zu tun hatte. Die Projektleitung verfügt über mehr Glaubwürdigkeit bei den Mitarbeitern im Haus, wenn diese wissen, dass sie die komplexen Zusammenhänge kennt.
- Der Mitarbeiter – sofern er nicht bereits über die entsprechenden Kenntnisse verfügt – sollte im Stande sein, sich selbstständig und effektiv einen Überblick über den neueren Stand auf dem Gebiet der Begleitung demenzkranker Menschen zu verschaffen und sich das notwendige Wissen im Rahmen von Fortbildungen, Fachberatung und Literaturstudium anzueignen.

Persönliche Kompetenzen
Zu den persönlichen Fähigkeiten, die für eine erfolgreiche Projektleitung erforderlich sind, gehören
- Selbstsicherheit und Überzeugungsfähigkeit,
- Optimismus sowie die Fähigkeit, andere zu motivieren,
- Fähigkeit zur Zusammenarbeit im Team.

Die Projektleitung sollte über ausreichend Entscheidungsspielraum verfügen, um nicht bei jedem kleinen Projektschritt die Zustimmung von Vorgesetzten einholen zu müssen. Da es nicht immer möglich oder sinnvoll ist, dass die Projektleitung von einem Mitarbeiter aus der oberen Führungsebene übernommen wird, muss bei der Ernennung der Projektleitung gemeinsam überlegt werden, bis zu welcher Tragweite der Entscheidungen die Projektleitung ohne Rückfrage handeln kann, und dieser Entscheidungsspielraum muss dann der Projektleitung verbindlich übertragen werden.

Gleichfalls sollte sichergestellt sein, dass die Projektleitung über ein ausreichendes zeitliches Budget verfügt, um ihre Aufgabe voll wahrnehmen zu können. Günstig ist es, wenn die Möglichkeit besteht, dass der für die Projektleitung vorgesehene Mitarbeiter über die ursprüngliche Freistellung hinaus in späteren Phasen des Projekts weitere seiner regulären Aufgaben delegieren kann, wenn die aktuell für das Projekt anfallende Arbeit dies notwendig macht.

Mit Ernennung der Projektleitung geht die weitere Planung des Projekts in deren Hände über. Die Projektleitung ist also zwar im Bedarfsfall bei der Durchführung der weiteren Schritte (z. B. bei der Gewinnung von Projektmitarbeitern) zu unterstützen, der vereinbarte Handlungs- und Entscheidungsspielraum ist ihr jedoch von Anfang an zu gewährleisten.

2 Projektaufbau – Die ersten Schritte auf dem Weg zum neuen Konzept

2.1 Erstellung einer Projektskizze

Sie haben sich bereit erklärt, die Leitung des geplanten Projekts zu übernehmen. Ab diesem Kapitel spricht daher die Arbeitshilfe Sie als Projektleitung direkt an.

Als erstes sollten Sie sich nun einen Überblick über das Projekt verschaffen und eine erste grobe Planungsskizze erstellen. Vermutlich werden Sie mit dem Studium neuerer Literatur beginnen, um sich mit den Anforderungen in der Begleitung demenzkranker Menschen vertraut zu machen. Die im Anhang befindlichen Hinweise und die Grundlagenkapitel dieses Buchs sollen Sie dabei unterstützen. Unterschätzen Sie jedoch nicht die Bedeutung eines Beratungsgesprächs mit einem Fachexperten. Dieser kann weit besser als ein Buch auf die individuelle Ausgangssituation in Ihrer Einrichtung eingehen. Falls Sie in Ihrem bisherigen Aufgabengebiet noch wenig mit dem Thema Demenz zu tun hatten, kann es auch sinnvoll sein, zunächst eine entsprechende Fortbildung zu besuchen.

Falls Sie noch keine Erfahrung in der Durchführung von Projekten haben, sollten Sie sich auch mit der Methode des Projektmanagements und der Vorgehensweise bei der Entwicklung von Konzepten in sozialen Organisationen befassen. Hier finden Sie ebenfalls einige

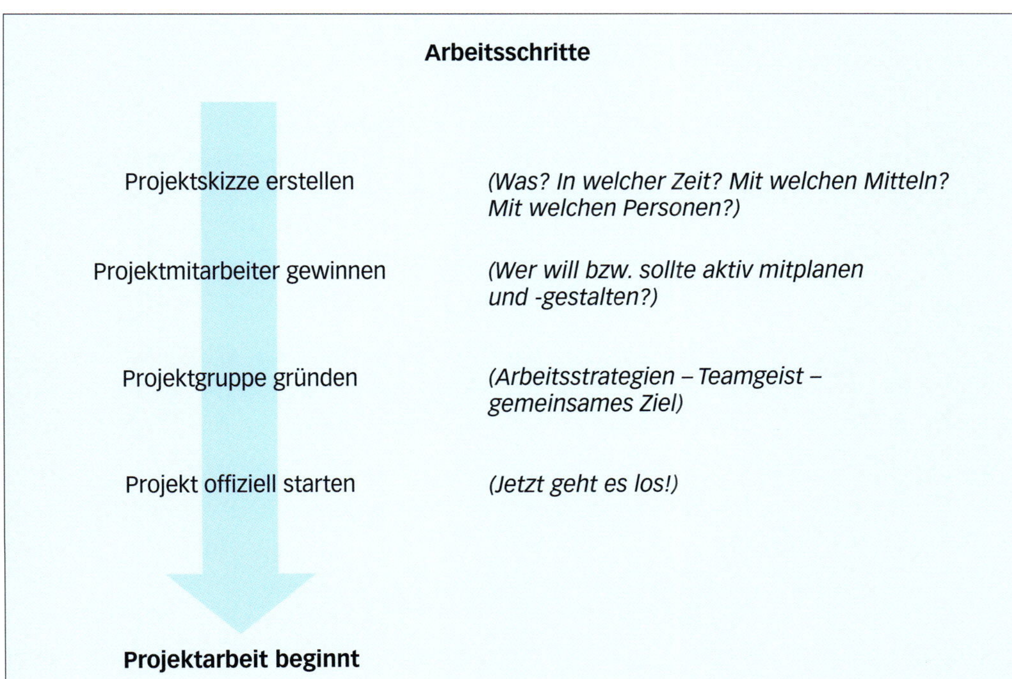

Abb. 8: Arbeitsschritte beim Projektaufbau.

Literaturhinweise im Anhang, wenn Sie die im Grundlagenteil gegebenen Informationen vertiefen wollen. Überlegen Sie, ob Sie bei Ihren Aufgaben eine weitergehende Unterstützung, Beratung oder Supervision benötigen.

Parallel dazu sammeln Sie alle Informationen, die Sie vom Projektauftraggeber zu Ihrem Projekt bislang erhalten haben bzw. die Sie zusammen mit den übrigen Leitungspersonen beschlossen haben. Erstellen Sie daraus eine **Projektskizze**, die folgende Inhalte haben sollte:

- **Projektvorhaben**
- **geplanter Zeitraum des Projekts**
- **erste Einteilung von Projektschritten**
- **vorläufige Kalkulation über benötigte finanzielle und personelle Ressourcen**

Überlegen Sie dabei, ob Ihnen noch wichtige Informationen für Ihre Projektplanung fehlen oder ob bestimmte Entscheidungen erst noch getroffen werden müssen, bevor mit der Projektarbeit begonnen werden kann.

Weiterhin sollten Sie anhand der vorliegenden Projektskizze und Ihrer erworbenen Kenntnisse das Projekt noch einmal »auf Herz und Nieren« prüfen. Sie beugen damit nicht nur Fehlplanungen vor, sondern vermeiden auch, dass man in einem späteren Stadium des Projekts Sie als Projektleiter für Schwierigkeiten verantwortlich macht, deren eigentliche Ursachen unter Umständen in Versäumnissen auf Seiten der Auftraggeber liegen.

Hierzu gehört die Klärung folgender Fragen:

- **Ist das Projektvorhaben klar definierbar?**
- **Erscheinen die veranschlagten Ressourcen für das geplante Projekt realistisch?**
- **Erscheint das Projektvorhaben vor dem Hintergrund der gegenwärtigen Situation in der Einrichtung realistisch?**
- **Reicht der Ihnen zugeordnete Entscheidungsspielraum aus?**
- **Gibt es weitere Erfordernisse, die in die Projektplanung integriert werden müssen und bislang nicht berücksichtigt wurden** (beispielsweise die Vorschaltung einer umfangreichen Fortbildungsmaßnahme zur Sensibilisierung der Mitarbeiter im Haus vor Beginn der eigentlichen Konzeptentwicklung)?

Bei dieser Überprüfung können auch die »*Hinweise für die Projektleitung*« (siehe Kapitel III im Grundlagenteil) hilfreich sein. Klären Sie diese Punkte mit dem Projektauftraggeber bzw. den mitentscheidenden Stellen ab, bevor Sie mit der Gewinnung von Mitarbeitern für das Projektteam beginnen.

2.2 Gewinnung von Mitarbeitern für das Projektteam

Um effektiv arbeiten zu können, sollte die Projektgruppe nicht mehr als sieben Teilnehmer haben (*Boy; Dudek; Kuschel* 1999: 98). Sollten aus irgendeinem Grund mehr Mitarbeiter an der Projektarbeit beteiligt werden, so müssen thematische Untergruppen gebildet werden.

Insgesamt erhöhen sich damit allerdings die Anforderungen an die Projektleitung, die dann außerdem die Arbeit dieser Gruppen zu koordinieren und zu vernetzen hat.

Bei der Auswahl von Mitarbeitern, die für das Projektteam gewonnen werden sollen, ist zunächst zu überlegen, welche Mitarbeiter für das Projekt wichtig sind.

2.2.1 Kriterien zur Auswahl der Projektmitarbeiter

Betroffenheit vom Projekt
Alle Arbeitsbereiche, die voraussichtlich vom Projekt betroffen sein werden, sollten repräsentativ – das heißt durch einen abgeordneten Mitarbeiter – in der Projektgruppe vertreten sein. Für die Entwicklung eines umfassenden Pflege- und Betreuungskonzepts für demenzkranke Menschen bedeutet dies, dass in jedem Fall die Bereiche Pflege, Betreuung/Therapie, Sozialdienst und Hauswirtschaft beteiligt sein müssen. Darüber hinaus gibt es in manchen Einrichtungen auch ehrenamtlich tätige Mitarbeiter, die das Projekt durch ihren Beitrag bereichern können. Ebenso ist es wichtig, dass die einzelnen Wohnbereiche vertreten sind. Dies kann allerdings bei einer großen Einrichtung nur begrenzt umsetzbar sein, sodass hier bei einem Teil der Wohnbereiche andere Wege der Beteiligung gefunden werden müssen.

»Schlüsselpersonen des Projekterfolgs«
Es ist wichtig, jene Personen in das Projektteam zu integrieren, die aufgrund ihrer Position im jeweiligen Arbeitsbereich entscheidend zur Umsetzung des Projekts beitragen können.

- So muss bei der Entwicklung eines Konzepts für eine Wohngruppe in jedem Fall die Wohnbereichsleitung im Projektteam vertreten sein.
- Ebenso ist es häufig sinnvoll, dass die Dienststellenleitung, wenn sie aufgrund ihres Zeitbudgets oder aus anderen Gründen nicht die Projektleitung übernehmen kann, wenigstens als Mitglied im Projektteam vertreten ist.

Teamfähigkeit
Diese Fähigkeit ist eine entscheidende Voraussetzung für die Teilnahme am Projektteam. Normalerweise sollte Teamfähigkeit in der stationären Begleitung von Menschen vorausgesetzt werden können. In der Praxis ist sie nicht immer vorhanden. Daher überlegen Sie bei der Zusammenstellung möglicher Projektmitarbeiter, ob diese über Teamfähigkeit verfügen.

Fachkompetenz
Wenn in Ihrer Einrichtung Mitarbeiter mit besonderen Qualifikationen im Bereich Betreuung Demenzkranker arbeiten (gerontopsychiatrische Fachkräfte, Validationsanwenderin etc.), dann sollten Sie diese Mitarbeiter unbedingt einbinden.

Die bisher genannten Kriterien ergeben sich aus den inhaltlichen Erfordernissen des Projekts. Nun ist es aber häufig so, dass nicht alle Mitarbeiter, die von der Projektlogik her im Projektteam mitarbeiten sollten, auch an einer solchen Mitarbeit interessiert sind.

Motivation, Interesse an der Mitarbeit
Interesse am Projektvorhaben und die Motivation, etwas zu verändern, sind die wichtigsten Voraussetzungen für das Gelingen des Projekts. Wenn Mitarbeiter zur Projektarbeit »abkommandiert« werden, die kein eigenes Interesse dafür aufbringen oder die von der Unveränderbarkeit der Situation überzeugt sind, so werden diese Mitarbeiter die Arbeit lähmen und durch ihre Einwände schließlich zum Stillstand bringen.

Wenn Sie feststellen, dass Mitarbeiter, die nach Ihren Überlegungen für den Projekterfolg wichtig sind, kein Interesse an der Mitarbeit am Projekt haben, sollten Sie unbedingt die Ursache dieses Desinteresses ermitteln. Liegt es an Arbeitsüberlastung? An Skepsis gegenüber dem Projekt? An Vorbehalten oder Ablehnung des Projekts? Diese Personen können sonst, wenn es an die Umsetzung geht, als Projektgegner auftreten oder zumindest die Unterstützung verweigern.

Wenn Sie Mitarbeiter gefunden haben, die interessiert und für das Projekt geeignet sind, so müssen Sie noch eine weitere Voraussetzung klären:

Zeitliche Verfügbarkeit
Es ist für das Projekt von Nachteil und für den betroffenen Mitarbeiter bitter, wenn er im Verlauf des Projekts »aufgeben« muss, weil er die Projektarbeit nicht parallel zu seinem regulären Tagesgeschäft bewältigen kann. Aus diesem Grund sollten in der Vorbereitungsphase entsprechende Absprachen getroffen werden, die es ermöglichen, dass die Projektmitarbeiter einen Teil ihrer regulären Aufgaben für den Zeitraum des Projekts delegieren können. Möglichkeiten einer solchen Delegierung sollten auch bei Personen gesucht werden, bei denen dies zunächst aufgrund ihrer beruflichen Position unmöglich erscheint. Stellt sich bei einem Mitarbeiter heraus, dass keinerlei Aufgaben abgegeben werden können, so sollte überlegt werden, welchen alternativen Beitrag dieser Mitarbeiter für das Projekt erbringen kann.

Die so entstandene Projektgruppe kann phasenweise ergänzt werden durch weitere Personen aus der Einrichtung, die je nach Fragestellung hinzugezogen werden (beispielsweise werden bei der Planung und Umsetzung häufig Mitarbeiter aus der Haustechnik benötigt). Solche Personen sollten frühzeitig über das Projekt unterrichtet und darauf vorbereitet werden, dass sie gegebenenfalls um Mithilfe angesprochen werden.

2.3 Aufbau des Projektteams

Sie haben nun hoffentlich eine Gruppe von Mitarbeitern für das Projekt gewinnen können. Als Nächstes müssen Sie erreichen, dass diese Gruppe, die sich wahrscheinlich in dieser Konstellation zum ersten Mal zusammenfindet, zu einem **Team** mit gemeinsamen Zielen und einer Arbeits- und Kommunikationsstruktur zusammenwächst. Gleichzeitig müssen Sie in die Rolle der Projektleitung hineinwachsen und das Vertrauen der Mitarbeiter in Ihre Fähigkeiten als führende Kraft im Projektprozess gewinnen.

2.3.1 Die erste Projektsitzung

Die erste Projektsitzung dient vor allem der Orientierung der Mitarbeiter über das, was im Rahmen der Projektarbeit auf sie zukommt.

Wenn die Mitarbeiter die erste Projektsitzung verlassen, sollten sie eine Antwort auf die folgenden Fragen erhalten haben:

- **Um was genau geht es?** ⇒ Vorstellung des Projektvorhabens, Klärung offener Fragen zum Projekt
- **Wer arbeitet alles mit?** ⇒ Gegenseitiges Kennenlernen der Projektmitarbeiter, Übersicht über die Personen, die von außerhalb Einfluss auf das Projekt nehmen.
- **Wie soll die Arbeit ablaufen?** ⇒ Festlegung grundlegender Strukturen der Zusammenarbeit, genaue Kenntnis der nächsten Arbeitsschritte.

Die erste Projektsitzung wird bereits von der Projektleitung vorbereitet und geleitet (nicht vom Projektauftraggeber). Sie sollte folgende Inhalte haben:

- **Gegenseitige Vorstellung**
  Stellen Sie sich als Projektleiter vor und lassen Sie auch die Mitarbeiter sich persönlich vorstellen, sofern man sich nicht ohnehin kennt. Häufig ist es so, dass sich selbst Mitarbeiter, die in unterschiedlichen Teams oder Arbeitsbereichen tätig sind, nur vom Sehen kennen, selbst wenn die Einrichtung nicht groß ist.
- **Orientierung über das Projekt**
  - Stellen Sie das Projektvorhaben vor (auch wenn Sie es im Gespräche mit den einzelnen Mitarbeitern bereits vorgestellt haben). Stellen Sie dar, wie es zur Projektidee kam, wer die Auftraggeber sind.
  - Machen Sie deutlich, welche Aufgaben und Befugnisse Sie als Projektleitung innehaben.
  - Erläutern Sie den geplanten Ablauf des Projekts.
  - Schaffen Sie (am besten anhand einer »Landkarte«) eine Übersicht über die weiteren am Projekt beteiligten Personen außerhalb der Projektgruppe und klären Sie deren jeweilige Funktion.
  - Klären Sie offene Fragen der Projektmitarbeiter.
- **Festlegung von Arbeitsstrukturen**
  Legen Sie die Grundlagen der Zusammenarbeit fest. Hierzu gehören:
  - Die Häufigkeit der Projektsitzungen.
  - Das Zeitmanagement der einzelnen Mitarbeiter: **Wer** kann die Projektarbeit **wann** einplanen?
  - Die Kommunikationsstruktur innerhalb der Projektgruppe (wer informiert wen auf welche Weise?)
  - Spielregeln für die Zusammenarbeit, beispielsweise:
    - regelmäßige und pünktliche Teilnahme an Sitzungen,
    - Vertretungsregeln,
    - schriftliches Protokollieren von Sitzungen und Gesprächen,

- rechtzeitige Meldung von Problemen und Verzögerungen,
- Regeln der Vertraulichkeit (welche Informationen dürfen erst nach gemeinsamem Beschluss nach außen weitergegeben werden?).

Hoffnungen und Befürchtungen einzelner Mitarbeiter

Geben Sie gegen Ende der Sitzung den Mitarbeitern die Möglichkeit, eine persönliche Stellungnahme zum Projekt abzugeben. Im Vorfeld der ersten Projektsitzung haben sich die Mitarbeiter gedanklich mit dem Projekt auseinander gesetzt. Wenn sie sich vom Projekt nicht etwas versprechen würden, hätten sie ihre Mitarbeit nicht zugesagt. Möglicherweise gibt es aber auch Skepsis, Ängste und Sorgen in Bezug auf das Projekt. Beides – Hoffnungen und Befürchtungen – sollte offen ausgesprochen werden können.

Bitten Sie die Mitarbeiter, ein kurzes Statement zu den folgenden Fragen abzugeben:

- **Was erhoffen Sie sich vom Projekt?**
- **Welche Befürchtungen haben Sie im Zusammenhang mit dem Projekt?**

Versuchen Sie nicht, die geäußerten Befürchtungen der Mitarbeiter »kleinzureden«, sondern signalisieren Sie, dass Sie als Projektleiter diese Bedenken im Blick haben. Notieren Sie diese Statements und bewahren Sie sie auf. Am Schluss des Projekts ermöglichen Ihnen diese Aussagen eine Rückschau, inwieweit sich Hoffnungen erfüllt haben und ob Befürchtungen berechtigt waren.

Es kann sein, dass sich Mitarbeiter zwar für die Teilnahme am Projekt entschieden haben, dem ganzen Projekt aber trotzdem sehr skeptisch gegenüber stehen. Lassen Sie sich in diesem Fall nicht gleich am Anfang der ersten Projektsitzung auf eine Diskussion über Sinn und Unsinn des Projekts ein! Weisen Sie auf die im Laufe der Sitzung geplanten Statements hin.

2.3.2 Einblick in die Arbeitsaufgaben der verschiedenen Berufsgruppen

Selbst wenn sich die Projektmitarbeiter unterschiedlicher Berufsgruppen bereits persönlich kennen, verfügen sie jedoch im seltensten Fall über einen Überblick über die Kernaufgaben der jeweils anderen Berufsgruppe. Sie nehmen diese nur im Schnittstellenbereich wahr, wo die Erledigung einer Aufgabe in den Kompetenzbereich mehrerer Berufsgruppen fällt. Generell liegt eine häufige Ursache von Konflikten zwischen unterschiedlichen Arbeitsbereichen darin, dass man nur einen sehr begrenzten Einblick in das Tagesgeschäft der anderen Berufsgruppe hat und deren Arbeitsabläufe teilweise falsch beurteilt.

Sie sollten sich daher bei der Projektplanung überlegen, ob Sie nicht in die erste Projektphase – parallel zur Arbeit am Projekt – eine Informationseinheit integrieren, in der die einzelnen in der Projektgruppe vertretenen Berufsgruppen ihren Tätigkeitsbereich vorstellen. Dies kann für Ihr Projekt doppelten Gewinn bringen:

- Die Mitarbeiter lernen sich noch besser kennen, das Projektteam wächst weiter zusammen.
- Bei der Entwicklung der einzelnen Konzeptbausteine können die Schnittstellen der Zusammenarbeit besser berücksichtigt und geplant werden.

Dieser Einblick kann so erfolgen, dass jeweils ein Mitarbeiter eine kurze Darstellung über seine Arbeit gibt. Dabei können Sie die Erläuterungen des Mitarbeiters mit einer Begehung seines Arbeitsbereiches verbinden. Sie können aber auch eine wechselseitige Hospitation einplanen. Dies ist die beste Vorgehensweise, einen umfassenden Einblick in ein fremdes Arbeitsgebiet zu erlangen. Allerdings ist sie mit hohem zeitlichen und organisatorischen Aufwand verbunden. Daher kann es sinnvoll sein, eine solche Hospitation in einem späteren Projektschritt gezielt einzusetzen, wenn die Schnittstellen zweier Berufsgruppen geklärt werden müssen.

2.3.3 Formulierung einer gemeinsamen Vision

Eine »Vision« ist das Bild einer zukünftigen, gewünschten Situation. Sie ist nicht mit dem Projektziel zu verwechseln. Wird durch das Projektziel das »Was« der geplanten Zukunft vorgegeben, bezieht sich eine Vision auf das »Wie«.

Beispiele für Visionen bei der Entwicklung eines Pflege- und Betreuungskonzepts:

- *«Wir möchten, dass die Bewohner sich bei uns zu Hause fühlen!«*
- *«Wir Mitarbeiter wollen abends nach Hause gehen können mit dem Gefühl, wirklich etwas für das Wohlbefinden der Bewohner beigetragen zu haben!«*
- *«Unsere Bewohner sollen mit ihren Bedürfnissen, Sorgen und Nöten nicht allein gelassen werden!«*

Funktion einer gemeinsamen Vision für den Projektprozess:

- Es gibt ein gemeinsames Ziel, das allen Projektmitarbeitern so am Herzen liegt, dass auf dem Weg dorthin auch Anstrengungen und Durststrecken leichter in Kauf genommen werden können.
- Eine Vision schafft Aufbruchstimmung, einen Startimpuls, der im Idealfall ausreichend lange anhält, bis der Projektprozess läuft.
- Die Projektgruppe wächst zu einem Team zusammen.

Eine gemeinsame Vision kann **nicht** einfach **formuliert** werden, sie muss sich im Bewusstsein der Beteiligten **entwickeln**. Dies ist im Rahmen einer regulären Projektsitzung kaum möglich. Voraussetzung ist ein gewisser Abstand zur täglichen Arbeit und eine stressfreie, positive Atmosphäre.

Gelegenheiten zur Entwicklung einer gemeinsamen Vision:

- Besuchen Sie mit der Projektgruppe eine Einrichtung, in der ein Konzept für demenzkranke Menschen bereits umgesetzt ist. Nutzen Sie die positiven Eindrücke, um anschließend – im Rahmen einer Bewertung der Eindrücke in aufgelockerter Runde – gemeinsam eine Vision zu formulieren.

- Ebenso können Sie die Vision auch im Anschluss an eine gemeinsam besuchte Fortbildung formulieren.
- Führen Sie mit der Projektgruppe eine **Zukunftswerkstatt** durch.

Zukunftswerkstatt
Diese vom Zukunftsforscher *Robert Jungk* entwickelte Methode dient der kreativen Entwicklung von Lösungen komplexer Probleme in Gruppen, einem kreativen Entwurf der Zukunft. Das Verfahren beginnt mit einer **Kritikphase**, in der die vorliegenden Probleme formuliert werden. Es schließt sich eine **Utopiephase** an, in der alle gemeinsam unter Einsatz von Kreativität und Phantasie einen gemeinsamen »Wunschhorizont« entwickeln. Abschließend werden in der **Verwirklichungs- und Praxisphase** konkrete Pläne und Maßnahmen festgelegt, die die Realität ein Stück weit dem »Wunschhorizont« entgegenführen.

Im Idealfall wird eine Zukunftswerkstatt als zweitägige Veranstaltung bzw. als Wochenend-Veranstaltung durchgeführt. Alternativ kann aber auch eine 1-Tages-Werkstatt durchgeführt werden. Es ist zu empfehlen, hierfür einen externen, in dieser Methode ausgebildeten Moderator zu engagieren.

Stellen Sie sicher, dass Sie nach Formulierung der gemeinsamen Vision unmittelbar in die Projektarbeit einsteigen können. Verzögerungen, die auftreten, weil beispielsweise noch nicht alle Rahmenbedingungen geklärt sind, führen dazu, dass die durch die Vision entstandene Energie verpufft. Ein zweites Mal werden sich die Projektmitarbeiter mit Sicherheit nicht mehr begeistern lassen!

2.3.4 Offizieller Projektstart

Jetzt muss noch der Projektbeginn offiziell bekannt gegeben werden. Das heißt, sämtliche Mitarbeiter, Bewohner, Angehörige und weitere für die Einrichtung wichtige Personen und Stellen werden über das Projekt und seinen Beginn informiert.

Wozu bedarf es dieses offiziellen Projektstarts, wo doch – indem die für die Umsetzung verantwortlichen Mitarbeiter schon ausgewählt wurden – der Projektprozess bereits im Gang ist?

Die Gründe hierfür sind:
- **Transparenz**: Die mit der Einrichtung verbundenen Personen müssen über Veränderungsprozesse informiert werden.
- **Akzeptanz**: Die Akzeptanz des Projekts und der damit einhergehenden Veränderungen erhöht sich, wenn die davon Betroffenen frühzeitig und offiziell informiert wurden.
- **Dokumentation der Bedeutung des Projekts**: Eine offizielle Veranstaltung unter Beteiligung der leitenden Mitarbeiter der Einrichtung und des Trägers macht allen Beteiligten klar, dass dem Projekt von Seiten der Verantwortlichen entsprechendes Gewicht beigemessen wird.

Dieser Projektstart erfolgt am besten auf zwei Wegen:
1. Schriftliche Mitteilung, die an alle relevanten Stellen verschickt wird.
2. Auftaktveranstaltung für Mitarbeiter, Bewohner und Angehörige.

2.3.5 Auftaktveranstaltung

Die Vorbereitung der Auftaktveranstaltung gehört zwar in den Aufgabenbereich von Projektleitung und Projektgruppe, im Rahmen der Veranstaltung müssen aber unbedingt auch die Mitarbeiter der Leitungsebene sowie die Verantwortlichen auf Trägerebene aktiv in Erscheinung treten, um die Bedeutung des Projekts auch nach außen hin zu signalisieren.

2.3.5.1 Mögliche Inhalte einer solchen Auftaktveranstaltung

Projekthintergrund
Kurze Darstellung der Demenz und ihrer Auswirkungen, der zu erwartenden Zunahme demenziell erkrankter Menschen und der sich daraus ergebenden Notwendigkeit, sich konzeptionell anzupassen.

Entwicklung der Projektidee
Erläuterung der Entstehung der Projektidee und der Überlegungen, aus denen heraus das aktuelle Projektvorhaben entstanden ist (am besten durch den Dienststellenleiter oder einen Verantwortlichen auf Trägerebene).

Projekt und Projektgruppe
Die Projektleitung stellt das Projektvorhaben vor und erläutert den geplanten Ablauf. Die Mitglieder der Projektgruppe stellen sich vor.

Arbeitspläne
Projektleiter und Projektgruppe stellen die nächsten Arbeitsschritte im Projekt vor und zeigen auf, auf welche Weise sie die übrigen Bereiche in der Einrichtung über ihre Arbeit »auf dem Laufenden halten« wollen.

Fragen und Anregungen
Die anwesenden Gäste erhalten die Möglichkeit, Fragen zu stellen und Anregungen zu geben.

Sie können auch zu Ihrer Unterstützung einen externen Referenten einladen, beispielsweise einen Mitarbeiter aus einer Einrichtung, die bereits ein vergleichbares Projekt erfolgreich durchgeführt hat. Ein solcher Referent kann am besten vermitteln, welche Schwierigkeiten zu erwarten sind, aber vor allem, dass dieser Weg gangbar ist und sich lohnt.

Die Rahmenbedingungen und Strukturen des Projekts sollten nun so weit festgelegt und stabil sein, dass Sie sich im nächsten Schritt voll auf das Projekt selbst konzentrieren und die Projektziele im Einzelnen ausarbeiten können. Überlegen Sie an dieser Stelle noch einmal, ob irgendwelche vorbereitenden Schritte noch abgeschlossen werden müssen und ob Sie sich auf die festgelegten Strukturen auch verlassen können!

3 Die Definitionsphase – Etappen auf dem Weg zum endgültigen Projektziel

Der Weg zum endgültigen, verbindlichen Projektziel stellt **theoretisch** eine sehr spannende Projektphase dar: Noch ist alles offen, es können Ideen, Visionen, Zukunftspläne geschmiedet und wieder verworfen werden. Außerdem besteht die Möglichkeit, im Rahmen der Ist/Soll-Analyse einen Überblick über die bisherige eigene Arbeit zu gewinnen und deren Stärken und Schwächen zu erkennen (im Projekt »Neue Betreuungsmodelle« haben viele Einrichtungen an diesem Punkt festgestellt, dass sie im Alltag schon eine ganze Reihe wichtiger Maßnahmen in der Pflege und Betreuung ihrer demenzkranken Bewohner umsetzen, die sie vorher gar nicht als »Stärken« wahrgenommen hatten).

Soweit die »Theorie«. In der Praxis gerät die Definitionsphase dagegen häufig zu einer mühsamen Wegstrecke, in der sich alle Beteiligten nach konkreten Zielen und ersten Ergebnissen sehnen, in der das Gefühl aufkommen kann, im Nebel herumzuirren, während die – sehr konkreten – Probleme der täglichen Arbeit nach Veränderung rufen.

Arbeitsschritte

Soll-Vorgaben erarbeiten	*(»Was gehört zu einer guten Pflege und Betreuung demenzkranker Menschen?«)*
Ist-Situation analysieren	*(»Wie stellt sich die derzeitige Situation in unserem Haus vor dem Hintergrund der SOLL-Vorgaben dar?«)*
Projektressourcen ermitteln	*(»Welche personellen und finanziellen Mittel haben wir zur Verfügung? Wie viel Zeit haben wir? Reichen unsere Fachkenntnisse aus?«)*
Projektumfeld analysieren	*(»Wie steht unser Projekt in der Einrichtung da? Wo sind Chancen und Risiken der Umsetzung?«)*
Projektziele auswählen	*(»Was wollen wir verbindlich tun?«)*
Grobplanung	*(»Was genau? Bis wann? Mit welchen Mitteln?«)*

Projektauftrag

Abb. 9: Arbeitsschritte zum Projektauftrag.

Ohne eine gute Steuerung der Projektarbeit kann diese Phase einen Großteil der anfänglichen Motivation der Projektmitarbeiter kosten: War der Wunsch nach konkreter und baldiger Veränderung und Verbesserung der Betreuungssituation (meistens) die Hauptmotivation gewesen, sich für die Arbeit in der Projektgruppe zu entscheiden, möchte man am besten gleich anfangen, die »Ärmel hochkrempeln«, Praktisches umzusetzen. Statt dessen sollen erst die bestehenden Umstände (die man doch bestens zu kennen meint) erforscht werden, um danach überhaupt einmal festzulegen, was verändert werden soll. Schnell machen sich Zweifel bemerkbar, ob es mit dem Veränderungswillen in der Leitungsebene wirklich so ernst ist, und ob angesichts knapper Ressourcen überhaupt etwas verbessert werden kann. Typische Klagen sind hier: »*Wir wollen etwas tun, etwas anpacken, nicht abstrakt herumreden.*« »*Wir befassen uns hier mit Möglichkeiten, die wir ohnehin nicht umsetzen können.*«

Hinzu kommt der Druck von außen: Die zur Verfügung stehende Zeit ist knapp, Auftraggeber (sofern nicht selbst in der Projektgruppe aktiv) und Arbeitskollegen, die unter Umständen durch die Übernahme zusätzlicher Aufgaben eine Freistellung der Projektmitarbeiter erst möglich machten, wollen ebenfalls bald erste Ergebnisse sehen. Schnell steht so der Vorwurf im Raum: »*Ihr betreibt ja nur eine Gesprächsrunde*«.

Angesichts solcher Aussichten ist man nach Gründung der Projektgruppe schnell versucht, Abkürzungen zu wählen, indem Ziele beispielsweise ausschließlich im Rahmen eines »Brainstorming« erarbeitet werden. Dennoch: Wenn das Projekt mit einem Hausbau verglichen werden kann, bilden die in der Definitionsphase angesiedelten Arbeitsschritte gewissermaßen das Fundament, das alles Nachfolgende tragen muss! Ohne eine sorgfältige Durchführung dieser Projektphase steht somit der Erfolg des gesamten Projekts auf unsicherem Grund.

Beispiel:
In einem Altenpflegeheim sind die Mitarbeiter mit der Situation der Betreuung in den Wohnbereichen unzufrieden und möchten diese verbessern. Es wird in der Projektgruppe beschlossen, in jedem der fünf Wohnbereiche ein tägliches Betreuungsangebot einzuführen, das sich insbesondere an jene demenzkranken Bewohner richten soll, die im Verlauf des Tages unruhig werden und das Haus verlassen wollen.

Die Planung geht gut voran, bald ist ein inhaltliches Konzept erarbeitet. Dann die große Enttäuschung: Die Mitarbeiterteams, denen das Konzept vorgestellt wird, weigern sich zu kooperieren, können sich nicht vorstellen, eine solche Betreuung zu übernehmen oder gar ihren bisherigen Arbeitsablauf dafür umzustrukturieren.

Der Zeitraum nach Gründung der Projektgruppe bis zur Formulierung endgültiger Ziele kann eine spannende, aber auch eine kritische Phase im Projektprozess sein.
In jedem Fall ist es eine sehr wichtige Phase, die nicht abgekürzt werden sollte!

Wie bereits angedeutet muss die Definitionsphase nicht zwangsläufig kritisch verlaufen, sondern kann wirklich eine interessante und kreative Phase darstellen, wenn zu Beginn von Seiten der Projektleitung einige Grundregeln beachtet werden:

Bereiten Sie die Projektmitarbeiter auf die Arbeit vor. Schaffen Sie Orientierung!
- Machen Sie deutlich, warum diese erste Projektphase wichtig ist, und stellen Sie die einzelnen Arbeitsschritte vor.
- Schaffen Sie gegebenenfalls zwischendurch immer wieder Klarheit, wo der Arbeitsprozess gerade steht und was die nächsten Schritte sind.
- Stellen Sie klar, dass notwendige Veränderungen wirklich umgesetzt werden und von Seiten der Verantwortlichen gewollt sind.

Bereiten Sie die Mitarbeiter, deren Arbeitsbereiche analysiert werden, auf die Ist/Soll-Analyse vor.
- Informieren Sie diese Mitarbeiter rechtzeitig über die Ist/Soll-Analyse und über deren Ziele und Anliegen.
- Machen Sie deutlich, dass es nicht darum geht, ihre Arbeit »schlecht zu machen«, und beziehen Sie die Bewertung der Mitarbeiter über die Ist-Situation ein.

Planen Sie die Definitionsphase so effektiv wie möglich, um der Gefahr zu entgehen, unnötig Zeit zu verschwenden und die Motivation der Mitarbeiter zu strapazieren.
- Legen Sie zu Beginn ein bestimmtes Prozedere fest, das auf Ihr Projektvorhaben abgestimmt ist, und halten Sie sich möglichst daran.

3.1 Die Ist/Soll-Analyse

Kernpunkt der Definitionsphase ist die Ist/Soll-Analyse. Inhalte und Vorgehensweise hängen hier vom angestrebten Projektvorhaben ab. Welche Möglichkeiten Sie hier haben, soll Ihnen das folgende Kapitel aufzeigen.

Aufbau des Kapitels
Was ist unter einer Ist/Soll-Analyse zu verstehen, und welche Ergebnisse bringt sie? Welche Möglichkeiten gibt es, um die Ist-Situation in der Versorgung demenzkranker Bewohner einzuschätzen, und welche Vor- und Nachteile sind jeweils damit verbunden?

3.1.1 Ziele und Ergebnisse der Ist/Soll-Analyse

Eine Ist/Soll-Analyse durchzuführen bedeutet für das Thema dieses Handbuchs: Die aktuelle Situation in der Pflege und Betreuung demenziell erkrankter Bewohner im eigenen Haus zu untersuchen.

Vielen Mitarbeitern in Einrichtungen fällt es schwer, die Betreuungsqualität im eigenen Haus realistisch einzuschätzen: »*Was gehört eigentlich zu einer ›guten‹ Betreuung Demenzkranker? Wir tun doch bereits, was wir können …*« Die Ist/Soll-Analyse schafft einen Überblick, wo diese Anstrengungen und Ansätze noch nicht im Sinne einer bedürfnis- und kompetenzorientierten Versorgung wirken.

Gleichzeitig verfügt eine Einrichtung, in der seit Jahren der Anteil demenziell erkrankter Heimbewohner kontinuierlich angestiegen ist, schon über einiges Erfahrungswissen im Umgang mit dieser Zielgruppe, selbst wenn noch kein Konzept vorliegt. Möglicherweise haben auch einzelne Bereiche bereits begonnen, sich in ihrer Arbeit auf diese Zielgruppe einzustellen, beispielsweise der Bereich der Alltagsgestaltung, in dem vermehrt hauswirtschaftliche Aktivitäten anstatt Bastelnachmittage und Vorträge angeboten werden.

Es gibt also im Rahmen der Ist/Soll-Analyse sowohl Entwicklungsbedarf als auch Ressourcen zu ermitteln, auf die man im Projekt aufbauen kann.

3.1.2 Was ist eine Ist/Soll-Analyse?

Unter »Ist/Soll-Analyse« versteht man den Vergleich der aktuellen Gegebenheiten mit einem vorher definierten Soll-Zustand.

Je nachdem, wie komplex Ihr geplantes Projekt ist, wird diese Analyse unterschiedlich aufwändig ausfallen.

In dem auf Seite 85 beschriebenen Beispiel hätte die Ist/Soll-Analyse den Bereich der Alltagsgestaltung in den Wohnbereichen betroffen.

Wenn Ihr Projekt die Einführung eines umfassenden Pflege- und Betreuungskonzepts vorsieht, sollte auch bei der Ist/Soll-Analyse ein möglichst großer Bereich der Lebenssituation der demenzkranken Menschen im Haus betrachtet werden.

3.1.3 Ergebnisse der Ist/Soll-Analyse

3.1.3.1 Die Ermittlung von »Stärken« und »Schwächen«

Im Rahmen der Ist/Soll-Analyse wollen Sie vor allem wissen, in welchen Bereichen die derzeitige Arbeitspraxis bereits gut und an welchen Stellen sie verbesserungsbedürftig ist. Dabei sind nicht nur die **Schwächen**, sondern auch die **Stärken** für das Projekt wichtig.

In dem genannten Beispiel hätte ein Ergebnis der Ist/Soll-Analyse die Information sein können, dass die Mitarbeiter im Wohnbereich durch die tägliche Notwendigkeit, Bewohner am Weglaufen zu hindern, sich bereits selbst die eine oder andere Strategie überlegt haben, indem zum Beispiel einzelne Bewohner zu bestimmten, »kritischen« Tageszeiten mit kleinen Aufgaben betraut und so abgelenkt werden. Diese Erfahrungen hätten in der Planung hilfreich sein können.

3.1.3.2 Ermittlung der Zielgruppen

Die Ist/Soll-Analyse verschafft Ihnen einen Überblick über die Zielgruppe Ihres Konzepts. Sie werden sich vielleicht fragen: *»Wozu dieser Schritt? Unsere Zielgruppe steht ja bereits fest: Das Konzept soll sich an demenzkranke Menschen richten!«*

Dabei ist allerdings folgendes zu bedenken:

1. **Mangelnde Diagnostik:** Sie haben in der Einrichtung eine größere oder kleinere Anzahl von Menschen mit kognitiven Problemen, aber sind diese alle demenzkrank? Wenn Sie nicht das Glück einer sehr guten und umfassenden fachärztlichen Betreuung haben, können Sie diese Frage wahrscheinlich nicht beantworten.
2. **Die Demenzerkrankung verläuft sehr unterschiedlich.** Um bedürfnisgerecht planen zu können, ist es noch wichtig zu ermitteln:
   - Welche Bewohner sind leicht, mittelgradig und schwer erkrankt?
   - Welche Bewohner leiden außer an kognitiven auch noch an nicht-kognitiven Symptomen (beispielsweise motorische Unruhe oder Wahrnehmungsstörungen wie Halluzinationen), die sich häufig noch mehr als die kognitiven Symptome auf die Betreuung im Alltag auswirken?
   - Was ist darüber hinaus an Bedürfnissen und Fähigkeiten der verwirrten Bewohner bekannt und dokumentiert?

Für unser Beispiel:
Es hätte eine Erhebung stattfinden müssen, welche Bewohner tatsächlich nachmittags unruhig werden, und ob diese Unruhe wirklich nur darin ihre Ursache hat, dass früher (bei Heimbewohnerinnen) um die Nachmittagszeit der Ehemann vom Dienst heimkam und das Abendbrot gerichtet sein musste, oder ob nicht auch eine permanente Überflutung mit Sinnesreizen im Wohnbereich dazu führt, dass die Bewohner gegen Nachmittag regelmäßig »mit ihren Nerven am Ende sind«.

Möglicherweise hätte sich auch gezeigt, dass nicht in allen Wohnbereichen in gleichem Maße eine solche Betreuung benötigt wird, sondern gezielt in einem oder **zwei** Wohnbereichen angeboten werden kann, was wesentlich weniger personalintensiv wäre.

3.1.3.3 Inhaltliche Auseinandersetzung mit den neuen Erkenntnissen und fachlichen Erfordernissen

Die Soll-Vorgaben, an denen sich die Einrichtung misst, sollen sich am aktuellen Erkenntnisstand einer professionellen und bewohnerorientierten Pflege und Betreuung demenzkranker Menschen orientieren. Im Rahmen der Ist/Soll-Analyse lernt die Projektgruppe also gleichzeitig diese Anforderungen kennen und setzt sich damit auseinander, inwieweit diese im eigenen Haus umgesetzt werden können.

Nicht jeder Betreuungsansatz ist für jede Einrichtung umsetzbar und passend: Soll-Vorgaben sollen daher nicht »blind« übernommen werden, sondern müssen zum **Leitbild** und zu den **Erfahrungen und individuellen Gegebenheiten** in der Einrichtung passen.

In unserem Beispiel würde die Projektgruppe im Rahmen der Projektdefinition möglicherweise auch die Frage diskutieren, ob anstelle einer wohnbereichsintegrierten Nachmittagsbetreuung nicht lieber eine zentral im Haus angesiedelte Tagesbetreuung eingerichtet werden sollte.

Damit wäre dann unter anderem die Frage zu diskutieren, inwiefern es sinnvoll wäre, die Bewohner aus dem gewachsenen Leben im Wohnbereich herauszunehmen, je nachdem, ob der Alltag im Wohnbereich »lebendig« oder »leer« verläuft.

Diese Auseinandersetzung findet übrigens nicht ausschließlich im Rahmen der Ist/Soll-Analyse statt, sondern wird ebenso durch Fortbildungen und Exkursionen in andere Einrichtungen angeregt (siehe Kapitel 3).

3.1.3.4 Erfassung von und Auseinandersetzung mit den eigenen Vorstellungen über den Soll-Zustand unter den Mitarbeitern und innerhalb der Projektgruppe

Mitarbeiter, die im Rahmen ihrer täglichen Arbeit einen Entwicklungsbedarf feststellen, machen sich in der Regel auch Gedanken, wie die Situation verbessert werden könnte und welcher Zustand wünschenswert wäre. Auch wenn solche Vorstellungen über den gewünschten Soll-Zustand nicht immer umsetzbar sind (»*Zwei Mitarbeiterstellen mehr, und es könnte immer jemand im Tagesraum präsent sein*«), so ist es doch wichtig, die Überlegungen der Mitarbeiter in der Einrichtung zu erfassen. Diese können in der Projektplanung sehr nützlich sein, außerdem wird durch die Einbeziehung der Mitarbeiter eine viel bessere Akzeptanz des Projekts geschaffen.

Im Beispielfall hätten so unbedingt auch die Vorstellungen, Gedanken und Zweifel der Mitarbeiter in den Wohnbereichen erfasst werden müssen. Vielleicht haben sich diese ebenfalls bereits Gedanken gemacht, wie die Nachmittage besser gestaltet werden müssen.

Auch die Mitarbeiter der Projektgruppe bringen ihre Wünsche und Zielvorstellungen in die Arbeit ein, und diese sind auch nicht immer reflektiert und den realen Spielräumen angepasst. Im Rahmen der Ist/Soll-Analyse werden diese »Wunschvorstellungen« dann mit der Realität konfrontiert. Dies kann zunächst sehr enttäuschend sein, so wenn in unserem Beispiel die Projektgruppe festgestellt hätte, dass die Umsetzung der Nachmittagsbetreuung in allen Wohnbereich eine Illusion war. Es ist aber immer noch besser, unrealistische Ziele gleich zu Beginn aufzugeben als im schlimmsten Fall erst in der Umsetzungsphase.

3.1.4 Varianten der Ist/Soll-Analyse in der Pflege und Betreuung demenzkranker Menschen

3.1.4.1 Problemlage

Um Informationen über den gegenwärtigen Stand Ihrer Pflege- und Betreuungspraxis zu erhalten, benötigen Sie zunächst **Soll-Vorgaben**, mit denen Sie die Ist-Situation vergleichen können. Wie werden nun diese Soll-Vorgaben bestimmt?

Für Dienstleistungsunternehmen ist die **Zufriedenheit der Kunden** ein zentrales Qualitätskriterium. Nun wäre es am einfachsten, man könnte den alten Menschen selbst bitten, die Qualität seiner Versorgung zu bewerten und das »Soll« damit selbst zu bestimmen. Dieser Weg ist im vorliegenden Fall jedoch kritisch zu betrachten: Abgesehen davon, dass Menschen mit fortgeschrittener Demenz eine solche abstrakte Bewertung (*»Wie fühlen Sie sich hier im Haus betreut?«)* kaum vornehmen können, ist eine Bestimmung von Soll-Vorgaben ausschließlich durch die Heimbewohner selbst noch aus weiteren Gründen schwierig:

- In Untersuchungen hat sich gezeigt, dass alte Menschen häufig mit Zuständen zufrieden sind, die den fachlichen Erfordernissen nicht gerecht werden, entweder weil sie diese Erfordernisse nicht kennen oder weil sie *»keine zu hohen Ansprüche«* stellen wollen (*»Man muss zufrieden sein …«*),
- Auf Hilfe angewiesen zu sein, ist häufig eine schlechte Voraussetzung für offene Kritik, und mancher pflegebedürftige alte Mensch wird solche Kritik nur ungern äußern. Nicht nur dann, wenn er befürchtet, sanktioniert zu werden (dies wäre schlimm!), sondern gerade auch dann, wenn er ein gutes Verhältnis zu den Mitarbeitern hat und erlebt, wie diese sich »abmühen« (*»Da will man doch die kleinen täglichen Unzulänglichkeiten nicht an die große Glocke hängen«*).

Die Zufriedenheit und Kritik der Angehörigen ist ebenfalls kein Maßstab zur Herleitung von Soll-Vorgaben, da Angehörige nur einen (mehr oder weniger) kleinen Ausschnitt des Alltags der Bewohner wahrnehmen und diesen auch aus anderer Perspektive beurteilen als die Bewohner.

Wenn die Menschen, deren Wohl und Wehe von der Qualität professioneller Pflege und Betreuung abhängt, ihre Vorstellungen nicht direkt einbringen können, wird eine **allgemein anerkannte Definition** benötigt, die festlegt, wann die Pflege und Betreuung als »gut« bezeichnet werden kann. Eine solche Definition wurde bereits zu Beginn des Buches benannt (siehe Kapitel 1):

> Die Versorgung ist dann von hoher Qualität, wenn es gelingt, die Fähigkeiten und Fertigkeiten des demenzkranken Menschen zur Aufrechterhaltung eines möglichst selbstständigen, selbstverantwortlichen und persönlich zufriedenstellenden Lebens in seiner Umwelt zu erhalten bzw. zu fördern und für den Betroffenen erlebbar zu machen.

Diese Definition von »guter Versorgung« ist zu abstrakt, um direkt überprüfbar zu sein. Es müssen vielmehr konkrete Anhaltspunkte vorhanden sein, wie sich beispielsweise **selbstverantwortliches Leben** äußert. Und die Entwicklung solcher Anhaltspunkte ist schwierig und konnte bislang weder von Forschern noch von Praktikern zufriedenstellend gemeistert werden. Am ehesten noch lässt sich das Kriterium der **Selbstständigkeit** überprüfen, also inwieweit alltagspraktische Fähigkeiten erhalten bleiben oder verloren gehen. Aber erstens lässt sich dann nicht ermitteln, worauf dies zurückzuführen ist (gute Pflege oder einen besonders moderaten Krankheitsverlauf), und zweitens ist Selbstständigkeit allein kein ausreichendes Kriterium für Lebensqualität, sondern es muss die Zufriedenheit hinzukommen.

Trotzdem gibt es verschiedene Wege, um zu Informationen über die Versorgungssituation demenzkranker Menschen zu kommen. Man sollte aber bedenken, dass es sich – noch – um **Wege** handelt, nicht um befestigte Straßen!

3.1.5 Wege der Ist/Soll-Analyse

In der Versorgung demenzkranker Menschen gibt es prinzipiell zwei Bezugspunkte, aus denen man Informationen über die Qualität der Versorgung gewinnen kann:

1. **Die aktuelle körperliche und seelische Befindlichkeit des demenzkranken Menschen** (erhaltene Fähigkeiten, Alltagsleben und Grad der subjektiven Lebensqualität), erfasst über eine Befragung oder eine Beobachtung und Bewertung seines Verhaltens.
2. **Die Qualität der sozialen, räumlichen und organisatorischen Umwelt,** erfasst über eine Analyse der hier vorliegenden Bedingungen eines auf die Bedürfnisse demenzkranker Menschen angepassten Milieus.

Im Folgenden soll nun ein Überblick über verschiedene Vorgehensweisen bei der Erhebung der Ist-Situation gegeben werden. Dabei kann von vornherein gesagt werden, dass eine **Kombination** von mehreren Vorgehensweisen sinnvoll ist, wenn man ein möglichst vollständiges Bild der Situation erhalten will.

Vorgehensweisen der Ist/Soll-Analyse in der Pflege und Betreuung demenzkanker Menschen:

- Ermittlung der subjektiven Lebensqualität des demenzkranken Menschen durch Befragung und Beobachtung
- Bewertung der Betreuungssituation durch Mitarbeiter der Einrichtung
- Bewertung der Betreuungssituation durch externe Experten
- Entwicklung und Überprüfung eigener Kriterien
- Verwendung von Standards und Messinstrumenten

Im Folgenden sollen diese Vorgehensweisen genauer dargestellt werden.

3.1.5.1 Ermittlung der subjektiven Lebensqualität des demenzkranken Menschen durch Befragung und Beobachtung

Bei diesem Ansatz ist die subjektive Lebensqualität des Bewohners das zentrale Kriterium für die Betreuungsqualität. Diese wird durch eine **Befragung** des Bewohners oder durch die **Beobachtung seines Verhaltens** zu ermitteln versucht.

Befragung
Dass demenzkranke Menschen aufgrund der kognitiven Einschränkungen nicht in der Lage sind, eine **Bewertung** ihrer Betreuungsqualität vorzunehmen, soll nicht heißen, dass sie – sofern die verbalen Fähigkeiten noch vorhanden sind – nicht darüber befragt werden können, **wie es ihnen geht**. Im Rahmen einer Ist/Soll-Analyse werden diese Angaben der Bewohner dokumentiert und ausgewertet. Dabei ist es notwendig, die Befragung nicht nur einmalig, sondern über einen bestimmten Zeitraum hinweg (z. B. eine Woche lang mehrmals am Tag zu bestimmten Zeiten) wiederholt durchzuführen, um so ein Bild über die Grundbefindlichkeit des Bewohners zu erhalten.

Bei der Interpretation der Aussagen muss allerdings vorsichtig vorgegangen werden: Menschen mit kognitiven Einschränkungen werden häufig nicht direkt und präzise, sondern auf Umwegen – beispielsweise bildhaft – zu beschreiben versuchen, wie sie sich fühlen. Auch kann die Beschreibung durch Wortfindungsstörungen beeinträchtigt werden.

In dem vom Bundesministerium für Familie, Senioren, Frauen und Jugend herausgegebenen Band »Qualitätsbeurteilung der institutionellen Versorgung und Betreuung demenziell Erkrankter (Literaturexpertise)« werden mehrere Befagungsinstrumente zur Erfassung der subjektiven Lebensqualität dargestellt, die auch bereits im deutschsprachigen Raum eingesetzt wurden (vgl. *Radzey* et al. 2001).

Allerdings ist klar, dass ein großer Teil der im Pflegeheim betreuten demenzkranken Menschen mit Befragungen nicht erreicht werden kann. Häufig sind dies gerade jene Bewohner, für die aufgrund der Schwere der Erkrankung eine spezielle Betreuung benötigt wird.

Verhaltensbeobachtung
Bei demenziell erkrankten Heimbewohnern, bei denen eine Befragung nicht mehr durchgeführt werden kann, müssen Auskünfte über ihr Wohlbefinden im Rahmen **systematischer Verhaltensbeobachtung** ermittelt werden. Bei dieser Vorgehensweise werden bestimmte Bewohner von Mitarbeitern in regelmäßigen Zeitabständen beobachtet und ihr Verhalten nach bestimmten Kriterien beurteilt und dokumentiert. Dabei soll anhand von **konkret beobachtbaren Verhaltenskategorien** gemessen werden, wie es dem Bewohner geht.

Diese Vorgehensweise schafft einen weit reichenden Einblick in die Lebenssituation des Bewohners. Es ist allerdings schwierig, Verhaltenskategorien zu finden, die für jeden Bewohner – unabhängig von den unterschiedlichen Persönlichkeiten – ein Ausdruck von Wohl- oder Missempfinden sind. Zwar gibt es einzelne Verhaltensweisen (z. B. herausforderndes Verhalten), bei denen davon ausgegangen werden kann, dass sie aus Missempfindungen resultieren, aber die alleinige Abwesenheit solchen Verhaltens bedeutet noch nicht, dass es dem Bewohner gut geht.

Tabelle 5: Ermittlung der subjektiven Lebensqualität des demenzkranken Menschen durch Befragung und Beobachtung.

Vorteile	Nachteile
• Befragung und Beobachtung sind der unmittelbarste Weg, um Informationen über die subjektive Lebensqualität des demenzkranken Menschen zu erhalten. • Die regelmäßige Beobachtung/Befragung ermöglicht einen differenzierten Einblick in die aktuelle Lebenssituation des demenzkranken Menschen, die für die Pflegeplanung genutzt werden kann. • Durch die Beobachtung wird die Kompetenz der Mitarbeiter erhöht, d. h. ihre Wahrnehmung wird geschult und geschärft, und sie lernen, die Situation aus der Perspektive des Bewohners zu betrachten.	• Befragung und Beobachtung müssen über einen bestimmten Zeitraum hinweg regelmäßig erfolgen und sind dadurch sehr zeitaufwändig. • Der Umgang mit Befragungsinstrumenten und Beobachtungsverfahren erfordert eine entsprechende Schulung der Mitarbeiter. • Der Fokus liegt ausschließlich auf dem demenzkranken Menschen und seinem Verhalten, die Umwelt als maßgebliche Quelle für Wohlbefinden und Missempfindungen wird nicht beurteilt.

Trotz der beschriebenen Probleme stellen Befragungen und systematische Verhaltensbeobachtung einen sehr wichtigen Weg zur Qualitätsbeurteilung dar, weil hier versucht wird, Qualität aus der Perspektive des Heimbewohners zu erfassen. Es ist zu hoffen, dass hier in naher Zukunft praktikable und wissenschaftlich überprüfte Verfahren vorliegen werden.

Verwendbarkeit für die Ist/Soll-Analyse

Aufgrund der oben genannten methodischen Probleme erlaubt der Einsatz der **Befragung** und **Verhaltensbeobachtung** gegenwärtig noch nicht den Rückschluss auf die **Versorgungsqualität**. Trotzdem: Als Vorgehensweise zur Einschätzung der Ist-Situation eignen sich diese Vorgehensweisen durchaus. Wenn auch die Versorgungsqualität direkt nicht gemessen werden kann, so erhält man doch eine Vielzahl wertvoller Hinweise darüber, wie es dem Bewohner geht und wie er den Tag verbringt. Darüber hinaus trägt eine intensive Auseinandersetzung mit der Situation der Bewohner auch zur Verbesserung der Pflege und der Pflegebeziehung bei.

Es sollte allerdings überlegt werden, ob diese beiden Vorgehensweisen sich nicht besser für Einrichtungen eignen, die bereits über ein Konzept zur Betreuung demenzkranker Menschen verfügen und dieses Konzept bzw. seine Umsetzung im Alltag überprüfen möchten. Einrichtungen ohne ein solches Betreuungskonzept müssen entsprechende Rahmenbedingungen (z. B. eine bewohner-orientierte Alltagsstruktur, siehe Einschätzungsbogen zur Ist/Soll-Analyse 4) erst noch entwickeln.

Ein Verfahren zur systematischen Verhaltensbeobachtung, das in Deutschland mittlerweile sehr bekannt geworden ist, ist das **Dementia Care Mapping**, ein strukturiertes Beobachtungsverfahren, bei dem durch Mitarbeiter auf der Grundlage von 24 unterschiedlichen Verhaltenskategorien relatives Wohlbefinden bzw. Unwohlsein eingeschätzt wird. Der Einsatz erfordert eine entsprechende Schulung. Ausführliche Beschreibungen dieses Verfahrens finden sich bei *Radzey* et al. sowie im KDA Handbuch »Leben mit Demenz« (2001).

3.1.5.2 Bewertung der Betreuungssituation durch Mitarbeiter der Einrichtung

Bei dieser Vorgehensweise werden die Mitarbeiter – einzeln oder im Team – gebeten, anhand von Leitfragen zu bewerten, wo nach ihrer Ansicht und Erfahrung Stärken und Schwächen der aktuellen Betreuungssituation liegen.

Solche Leitfragen können sein:
Zu Schwierigkeiten in der Betreuung:
- Welche Probleme und Konfliktsituationen im Umgang mit demenzkranken Bewohnern begegnen Ihnen in der täglichen Arbeit?
- Welche Lösungsmöglichkeiten für diese Probleme stehen Ihnen zzt. zur Verfügung?

Zu Veränderungsvorstellungen:
- Wenn Sie sich die derzeitige Gesamtsituation der demenzkranken Bewohner in Ihrem Wohnbereich vergegenwärtigen:
- Was würden Sie, wenn Sie könnten, **am liebsten sofort verändern**: …
- Was an der derzeitigen Pflege und Betreuung würden Sie **auf gar keinen Fall** ändern.

Tabelle 6: Bewertung der Betreuungssituation durch Mitarbeiter der Einrichtung

Vorteile	Nachteile
• Die Erfahrungen und Soll-Vorstellungen der Mitarbeiter werden für das Projekt nutzbar gemacht. • Die Mitarbeiter erfahren eine Wertschätzung ihrer Erfahrung, wodurch die Akzeptanz des Projekts und die Motivation zur Mitarbeit gesteigert werden kann. • Es bietet sich die Möglichkeit, die Veränderungsbereitschaft der Mitarbeiter zu erfassen und sich für die Projektumsetzung darauf einzustellen.	• Persönliche Werte und unterschiedliches Pflegeverständnis der einzelnen Mitarbeiter fließen in die Bewertung mit ein. • Eine fachlich fundierte Bewertung auf der Grundlage des aktuellen Erkenntnisstandes in der Versorgung Demenzkranker ist nicht gewährleistet, da in der Regel ein Großteil der Mitarbeiter in diesem Bereich nur Grundkenntnisse besitzt.

Verwendbarkeit für die Ist/Soll-Analyse
Es empfiehlt sich, die Sichtweise und Erfahrung der Mitarbeiter in den Projektprozess zu integrieren (dies zeigt auch unser Eingangsbeispiel). Zur Überprüfung der Ist-Situation ist eine Bewertung dieser Situation durch die Mitarbeiter aber nicht ausreichend.

3.1.5.3 Bewertung der Betreuungssituation durch externe Experten

Eine weitere Möglichkeit, Informationen über die Qualität der Betreuungspraxis zu erhalten, ist die, sich an einen anerkannten Experten der Betreuung demenzkranker Menschen zu wenden und diesen zu bitten, die Situation vor Ort als externer Gutachter zu betrachten.

Es gibt unterschiedliche Wege der Auswahl solcher Experten: Man kann die Autoren entsprechender Veröffentlichungen ansprechen, die sich teilweise auch auf eine direkte Beratung spezialisiert haben (hiermit dann auch im Internet vertreten sind). Möglicherweise kann auch die örtliche Stelle der Alzheimergesellschaft entsprechende Kontakte vermitteln.

Tabelle 7: Bewertung der Betreuungssituation durch externe Experten

Vorteile	Nachteile
• Wenn es sich wirklich um einen Experten handelt, wird dieser die neuesten Erkenntnisse in der Betreuung Demenzkranker nicht nur kennen, sondern auch vermitteln können. • Der »Blick von außen« kann Schwächen und Veränderungsmöglichkeiten in Bereichen aufdecken, die die Mitarbeiter in der Organisation selbst nicht mehr wahrnehmen (»Betriebsblindheit«).	• Sich einen wirklichen Einblick in die Ist-Situation zu verschaffen, erfordert viel Zeit und damit auch hohe Kosten. • Ein externer Gutachter kennt die Vorgeschichte der Einrichtung nicht und kann diese bei der Einschätzung zur IST-Situation nicht berücksichtigen. • Es könnte schwierig sein, Experten zu finden, die den oben genannten Anforderungen gerecht werden.

Ein solcher Experte sollte nicht nur über ein umfassendes Wissen hinsichtlich der Betreuung demenzkranker Menschen verfügen, sondern auch als Organisationsberater entsprechend erfahren sein und sich mit der Situation in der stationären Altenhilfe auskennen.

Verwendbarkeit für die Ist/Soll-Analyse

Es kann sinnvoll sein, einen Experten heranzuziehen, der bei der Bewertung hilft und der den Veränderungsprozess gegebenenfalls auch weiterhin begleiten kann, besonders dann, wenn in der Einrichtung bislang noch wenig Erfahrung mit Konzeptentwicklung, Projektmanagement und Betreuung Demenzkranker besteht (bei Projekten im Bereich Bau und Sanierung ist eine Zusammenarbeit mit Fachleuten sogar unverzichtbar, siehe Fachbeitrag zur Bau- und Raumgestaltung).

Wenig empfehlenswert ist es dagegen, die Ist/Soll-Analyse **komplett zu delegieren** und sich anschließend die Ergebnisse anzuhören. Hierdurch erhält man – im günstigsten Fall – zwar ein Gesamtbild der vorhandenen Stärken und Schwächen, alle anderen oben beschriebenen Effekte der Ist/Soll-Analyse jedoch (Auseinandersetzung mit den eigenen Soll-Vorstellung und den fachlichen Erfordernissen) gehen verloren.

Soll zur Erhebung der Ist-Situation ein externer Berater herangezogen werden, so ist es am besten, wenn dieser und die Projektgruppe bei der Erhebung der Ist-Situation zusammenarbeiten. So wäre es beispielsweise denkbar, dass die Projektgruppe die Ist/Soll-Analyse unter Anleitung des Experten durchführt und die Ergebnisse gemeinsam ausgewertet werden.

3.1.5.4 Entwicklung und Überprüfung eigener Kriterien

Wenn Sie die Übersicht über die verschiedenen Wege zur Erfassung der Ist-Situation zu Ende gelesen haben, werden Sie feststellen, dass es »den« Königsweg bislang nicht gibt und angesichts der Vielfalt in der Praxis möglicherweise in absehbarer Zeit nicht geben wird.

So könnte es sein, dass Sie es vorziehen, selbst Soll-Vorgaben zu entwickeln, anhand derer Sie die Situation überprüfen, indem Sie beispielsweise aus Literaturstudium und der Sammlung eigener Anliegen eine »Checkliste« entwickeln, die Sie in den Wohnbereichen einsetzen.

So hat eine Einrichtung im Projekt »Neue Betreuungsmodelle«, deren Anliegen darin bestand, die Zusammenarbeit mit den Angehörigen zu verbessern und zu intensivieren, einen Fragebogen für die Angehörigen entwickelt, mit dem Wünsche, Erwartungen und Kritik der Angehörigen erfasst wurden.

Tabelle 8: Entwicklung und Überprüfung eigener Kriterien

Vorteile	Nachteile
• Intensive Auseinandersetzung mit den Erfordernissen der Betreuung Demenzkranker. • Die Einschätzungsverfahren können den individuellen Gegebenheiten vor Ort angepasst werden.	• Gefahr einer unvollständigen und einseitigen Analyse, wenn der Überblick über die fachlichen Erfordernisse fehlt. • Viel Zeitaufwand für Einarbeitung in die fachlichen Grundlagen und für die Entwicklung der Soll-Vorgaben erforderlich.

Verwendbarkeit für die Ist/Soll-Analyse

Der Weg, anhand selbst entwickelter, aus der Literatur und den Gegebenheiten vor Ort abgeleiteten Soll-Vorgaben ein Verfahren zur Ist/Soll-Analyse zu entwickeln, kann dann sinnvoll sein, wenn ein begrenzter Bereich (wie der der Angehörigenarbeit) überprüft werden soll und sich kein Einschätzungsverfahren dafür findet. Es empfiehlt sich in diesem Fall jedoch, das Verfahren vor dem Einsatz einem Fachmann vorzustellen, um sicherzugehen, dass alle wesentlichen Punkte berücksichtigt wurden.

Für die umfassende Überprüfung der Versorgungssituation demenzkranker Menschen erscheint diese Vorgehensweise wenig empfehlenswert: Entweder wird dabei ein hohes Maß der kostbaren Ressource Zeit verbraucht, oder das Resultat der Bemühungen wird dem Vorhaben fachlich nicht gerecht werden.

Wenn Sie selbstständig Kriterien zur Erfassung einzelner Bereiche der Versorgungsqualität in Ihrem Haus entwickeln möchten und dabei Orientierung benötigen, um wesentliche Aspekte nicht aus den Augen zu verlieren, können Sie den vom Sozialministerium Baden-Württemberg herausgegebenen Band **»Weiterentwicklung der Versorgungskonzepte für Demenzerkrankte in (teil-)stationären Altenhilfeeinrichtungen«** zu Hilfe nehmen. Dieser enthält ein Kapitel *Planungsempfehlungen von Experten*, in dem die Autoren Empfehlungen namhafter Experten zur Planung von spezialisierten Demenzwohngruppen zusammengestellt und geordnet haben.

3.1.5.5 Bewertung der Umwelt demenzkranker Menschen durch den Einsatz von Leistungsstandards und Assessment-Instrumenten

Dieser Ansatz überprüft nicht die tatsächlich vorhandene Lebensqualität des demenzkranken Menschen, sondern klärt ab, ob in der Umwelt des demenzkranken Menschen diejenigen Bedingungen realisiert sind, die dazu beitragen, die Kompetenz und Lebensqualität zu erhalten bzw. zu fördern.

Dabei sind folgende Umweltdimensionen wichtig (vgl. *Radzey* et al. 2001):
- **Baulich/räumliche Umwelt**
- **Organisatorisch-strukturelle Umwelt**
- **Soziales Milieu** (insbesondere die Wahrnehmung, Einstellung und die Kompetenz der Mitarbeiter)
- **Umgang mit dem Demenzkranken**

Instrumente zur Beurteilung *mehrerer* Umweltdimensionen
Bislang gibt es noch kein Verfahren, das den Anspruch erheben kann, ein anerkanntes Messinstrument zur Bewertung der Qualität **aller** Umweltdimensionen in der stationären Betreuung demenzkranker Menschen zu sein.

Es gibt eine Reihe von Verfahren aus dem amerikanischen Raum zur Prüfung **mehrerer** Umweltdimensionen, die vor allem in Studien über die »SCUs« (»spezial care units«, spezielle Wohneinheiten für demenzkranke Menschen) eingesetzt wurden (eine Übersicht dieser Verfahren findet sich bei *Radzey* et al., S. 99 ff.). Allerdings gibt es keine Hinweise darauf, dass diese Instrumente übersetzt und auf deutsche Verhältnisse angepasst wurden, mit Ausnahme eines Instruments (MEAP Multiphasic Environmental Assessment Procedure).

Aus der überprüften deutschen Übersetzung dieses Instruments hat sich schließlich das Instrument zur Qualitätsdiagnose SIESTA entwickelt (vgl. *Gebert; Kneubühler* 2001: 108). Dieses Qualitätsmessungsinstrument enthält für die Betreuung demenzkranker Menschen wichtige Aspekte, richtet sich jedoch nicht speziell an diese Zielgruppe, sondern strebt ein umfassendes Bild der Versorgungsqualität einer Einrichtung an. Auch andere allgemeine Qualitätsverfahren berücksichtigen die Betreuung demenzkranker Menschen, so beispielsweise das **RAI** (*Resident Assessment Instrument*) und das **Qualitätshandbuch »Wohnen«** des Kuratoriums Deutsche Altershilfe. Letzteres enthält in jedem der Kapitel, die den AEDL nach *Krohwinkel* zugeordnet sind, einen Fragenkomplex, der sich auf die Unterstützung demenzkranker Menschen in den jeweiligen AEDL bezieht.

Das *Institut für Qualitätskennzeichnung von sozialen Dienstleistungen* (IQD) entwickelt gegenwärtig ein »Zusatzinstrument für den Bereich *Demenz* zum 1996 erstellten Verfahren zum Qualitätssiegel für Pflegeheime«. Der Aufbau entspricht den Bereichen des Qualitätssiegels (Bauwerk, Organisation, Pflege, Soziale Betreuung, Hauswirtschaft), die Veröffentlichung ist in Vorbereitung.

Im Anhang dieses Handbuchs finden Sie die »Einschätzungsbögen zur Ist/Soll-Analyse in der stationären Versorgung demenzkranker Menschen« einen speziell für dieses Handbuch entwickelten Kanon von Einschätzungsbögen, mit denen sich eine Ist/Soll-Analyse der organisatorischen und konzeptionellen Arbeitsgrundlagen in acht zentralen Aufgabenbereichen der Versorgung demenzkranker Menschen vornehmen lässt.

Instrumente und Einschätzungsbögen zur Bewertung einzelner Umweltdimensionen
Da die verschiedenen Umweltbedingungen in einer Wechselbeziehung auf den demenzkranken Menschen wirken, erscheint es wenig sinnvoll, im Rahmen einer umfassenden Ist/Soll-Analyse zur Versorgungssituation dieser Zielgruppe **einzelne** Umweltdimensionen isoliert zu erfassen. Eine Analyse einzelner Umweltdimensionen ist dann notwendig, wenn die Versorgung nur in diesem Teilbereich verbessert werden soll – entweder weil bereits ein Konzept vorliegt und teilweise umgesetzt ist, oder weil die Ressourcen der Einrichtung für die Entwicklung einer kompletten Einrichtungskonzeption aktuell nicht ausreichen.

Analyse der räumlichen Umwelt
Der Bereich der räumlichen Umwelt umfasst sowohl die baulichen und innenarchitektonischen Rahmenbedingungen als auch die Einrichtung und Gestaltung der Räumlichkeiten.

Im Handbuch »Stationäre Versorgung von Alzheimerpatienten« der Deutschen Alzheimergesellschaft findet sich eine von *Sibylle Heeg*, Expertin für Architektur für Demenzkranke, zusammengestellte **»Matrix Bauliche Anforderungen und Bereiche«**, die sich als Checkliste für eine Einschätzung der räumlichen Umwelt verwenden lässt (Deutsche Alzheimergesellschaft e.V. 2001).

Analyse des sozialen Milieus
Das soziale Milieu umfasst die gesamte mitmenschliche Umwelt des demenzkranken Menschen. Sie besteht nicht nur aus dem konkreten Verhalten der ihn umgebenden Menschen (Heimbewohner, Mitarbeiter, Angehörige), sondern auch in deren Einstellung, momentaner Stimmung (allgemeine Stimmung im Wohnbereich und Stimmung des einzelnen konkreten Interaktionspartners) und im längerfristigen sozialen Klima.

So betrachtet, ist das soziale Milieu ein sehr komplexer Bereich, der kaum wirklich umfassend analysiert werden kann. Es besteht aber die Möglichkeit, **wichtige Teilbereiche** des sozialen Milieus, bzw. Faktoren, die sich auf die Qualität des sozialen Milieus auswirken, zu überprüfen. Einige dieser Teilbereiche sollen im Folgenden genannt werden:

- **Fachkompetenz der Mitarbeiter:** Im Rahmen einer Bildungsbedarfsanalyse (siehe Fachbeitrag »Erfordernisse der Qualifizierung«) können Ressourcen und Entwicklungsbedarf der Mitarbeiter in der Versorgung demenzkranker Menschen erhoben werden.
- **Zusammenarbeit in der Einrichtung:** Dieser Aspekt gehört zum Teil auch in den Bereich der organisatorischen Umwelt, denn ohne entsprechende Organisation ist eine Zusammenarbeit nicht möglich. Zusammenarbeit spielt sich nicht nur innerhalb, sondern auch zwischen verschiedenen Arbeitsbereichen ab.
  Zwei Arbeitsbereiche, die in der Betreuung demenzkranker Menschen eng zusammenarbeiten sollten, sind die Bereiche Pflege und Hauswirtschaft.

Die Notwendigkeit einer gezielten Lenkung dieser Zusammenarbeit greift der folgende Leitfaden des Bayrischen Staatsministeriums für Arbeit und Sozialordnung in Zusammenarbeit mit der Arbeiterwohlfahrt Oberbayern auf. Es handelt sich um einen Leitfaden zur Schnittstellengestaltung: **»Kooperation von Hauswirtschaft und Pflege in stationären Einrichtungen der Altenhilfe«**. Hier werden Grundlagen und Einflussfaktoren der Schnittstellengestaltung beschrieben. Darüber hinaus werden konkrete Handlungsschritte bei der Erarbeitung einer Schnittstellenkonzeption aufgezeigt.

- **Arbeitssituation der Mitarbeiter**: Die Qualität der Arbeitssituation der Mitarbeiter, bzw. wie diese ihre Arbeitssituation erleben, ist ein nicht zu unterschätzender Beitrag zum sozialen Milieu. »Ausgebrannte« Mitarbeiter neigen nicht nur zum therapeutischen Nihilismus *(»Da kann man doch sowieso nichts mehr machen ...«)*, sondern auch zur Anwendung von Gewalt in der Pflege (vgl. 4. Altenbericht).

Ein Teilbereich des »SIESTA« untersucht wichtige Aspekte der Mitarbeitersituation (u. a. Betriebsklima, Arbeitszufriedenheit, Einstellung zu alten Menschen).

Analyse des Umgangs mit demenzkranken Menschen
Der Umgang mit demenzkranken Menschen kann anhand von hierzu entwickelten Pflegestandards analysiert werden. Pflegestandards werden verstanden als *»allgemeingültige Normen, die Aufgaben und Qualität der Pflege definieren. Sie legen themen- und tätigkeitsbezogen fest, was Pflegepersonen in einer konkreten Situation leisten sollen und wie diese Leistung auszusehen hat.«* (*Höft* 1999).

Insofern stellen Pflegestandards Soll-Vorgaben dar, anhand derer sich die eigene reale Pflege-/Betreuungspraxis im Rahmen einer Ist/Soll-Analyse kritisch beleuchten lässt. Diese Ist/Soll-Analyse sollte allerdings nicht einmalig erfolgen, sondern im Rahmen der Bemühungen um Qualitätssicherung in regelmäßigen Abständen wiederholt werden.

Ein Beispiel sind die von den Landesärzten für Gerontopsychiatrie (Landschaftsverbund Rheinland) entwickelten **»Empfehlungen für Leistungsstandards in der gerontopsychiatrischen Pflege«**. Entsprechend dem Titel geht es hier nicht nur um Demenzerkrankungen, sondern um **»die vier häufigsten Störungsbilder psychischer Erkrankung im Alter«** (*Höft* 1999). Dies sind neben der Demenz depressive Störungen, schizophrene Störungen und Abhängigkeitserkrankungen. Für die 20 häufigsten Probleme infolge dieser Erkrankungen werden Empfehlungen für ein fachliches Vorgehen vorgestellt. Der Aufbau dieser Empfehlungen orientiert sich an den einzelnen Schritten der Pflegeplanung, es werden genaue Arbeitsschritte angegeben, wie bei der Einführung dieser Empfehlungen vorzugehen ist. Die Anwendung setzt allerdings mindestens Grundkenntnisse der Gerontopsychiatrie voraus. Als Voraussetzungen zur Einführung der Empfehlungen wird das Vorhandensein eines Einrichtungsleitbildes, eines fachlich aktuellen Pflegekonzepts und eines Konzepts zur gerontopsychiatrischen Pflege genannt (vgl. ebd.).

Tabelle 9: Bewertung der Umwelt demenzkranker Menschen durch den Einsatz von Leistungsstandards und Assessment-Instrumenten.

Vorteile	Nachteile
• Standards und Assessment-Instrumente sind – sofern es sich um sorgfältig entwickelte Verfahren handelt – fachlich fundiert und in der Praxis erprobt. • Als Instrumente zur Selbstbewertung enthalten sie neben den Einschätzungsbögen auch eine genaue Anleitung zur Vorgehensweise, der notwendige Aufwand wird so überschaubar und steuerbar. • Übergreifende, anerkannte Standards und Assessment-Instrumente machen es möglich, Betreuungsqualität auch nach außen hin zu dokumentieren.	• Allgemeine Standards und Bewertungsverfahren sind mehr oder weniger »starr«, das heißt sie werden den individuell gewachsenen Strukturen vor Ort nie vollständig gerecht. • Überprüft wird die Qualität der Umwelt, meist ohne die Perspektive des demenzkranken Bewohners zu berücksichtigen.

Verwendbarkeit für die Ist/Soll-Analyse
Die Überprüfung der Umwelt anhand von praxis-erprobten Standards und Bewertungsverfahren ermöglicht eine geplante, zielorientierte und fachlich fundierte Ist/Soll-Analyse. Man sollte dabei jedoch die Perspektive des demenzkranken Bewohners nicht aus den Augen verlieren. Auch wenn die konzeptuellen Rahmenbedingungen geschaffen sind, kann man sich darauf nicht dauerhaft »ausruhen«. Vielmehr muss in regelmäßigen Abständen überprüft werden, ob das Ziel des Konzepts – die Lebensqualität des alten Menschen – auch erreicht wird.

Leider existieren zum gegenwärtigen Zeitpunkt im deutschsprachigen Raum noch keine Verfahren zur umfassenden Bewertung der Umwelt speziell im Hinblick auf die Bedürfnisse demenziell erkrankter Menschen (abgesehen von jenen Qualitätsverfahren, die Aspekte der Betreuung demenzkranker Menschen mit beurteilen). Daher wurden für dieses Handbuch die Bögen zur Ist/Soll-Analyse entwickelt, die hier eine Hilfestellung sein sollen.

Der Bereich der gerontopsychiatrischen Qualitätssicherung ist in ständiger Weiterentwicklung begriffen. Daher werden in naher Zukunft gewiss mehr Möglichkeiten in diesem Bereich zur Verfügung stehen.

3.1.6 Zusammenfassung: Möglichkeiten der Auswahl

Im letzten Kapitel haben Sie unterschiedliche Wege kennen gelernt, um Informationen über die Versorgungssituation demenzkranker Menschen zu erhalten. Diese verschiedenen Möglichkeiten waren auch jeweils mit einer Einschätzung versehen, inwiefern und unter welchen Bedingungen dieser Weg sinnvoll erscheint.

Welche Vorgehensweisen im Einzelfall auszuwählen sind, hängt von verschiedenen Bedingungen ab, so zum Beispiel:

- welches Projektvorhaben Sie planen,
- ob Sie bereits über ein Konzept zur Pflege und Betreuung demenzkranker Menschen verfügen,
- wie viel Erfahrung Sie bereits mit Projektmanagement und Konzeptentwicklung haben.

Sinnvoll erscheint häufig eine Kombination von zwei oder drei Wegen: Beispielsweise die Einschätzung der Situation anhand eines Bewertungsverfahrens, ergänzt durch eine gezielte Erhebung von Einschätzungen der Mitarbeiter anhand von zwei oder drei Leitfragen.

Bei der Befragung von Mitarbeitern sollten Sie allerdings eines beachten: Vermeiden Sie, dass auf Seiten der Mitarbeiter der Eindruck entsteht, Sie würden eine »Wunschliste« erstellen, die im Projekt nach und nach abgearbeitet würde. Sonst erreichen Sie mit ihren Bemühungen möglicherweise genau das Gegenteil, nämlich dass Mitarbeiter entrüstet die Zusammenarbeit verweigern, wenn aus den geäußerten »Wünschen« nur ein »bescheidenes Projekt« entstanden ist!

Wenn

- Sie ein Konzept für eine größere Einrichtung entwickeln,
- bisher noch wenig Erfahrung mit der Betreuung demenzkranker Menschen besteht,
- bauliche Veränderungen geplant sind,
- Sie sich generell absichern wollen oder sich unsicher fühlen,

sollten Sie nicht zögern, sich im Vorfeld der Ist/Soll-Analyse fachlich beraten zu lassen. Eine solche Beratung beansprucht nie so viele (finanzielle) Ressourcen wie die (finanziellen und ideellen) Folgen von Fehlplanungen und schweren Komplikationen im Projektprozess.

Wenn Sie allerdings bis jetzt gut voran kommen, keine baulichen Veränderungen planen, ein »gutes Gefühl« und im Übrigen ohnehin schon eine Strategie für die Ist/Soll-Analyse im Kopf haben, dann sollen Sie jetzt nicht durch weiteren Text aufgehalten werden:
Fangen Sie an!

3.2 Analyse der Projektressourcen und des Projektumfeldes

Nach Abschluss der Ist/Soll-Analyse liegen Ihnen wahrscheinlich eine ganze Reihe von Zielvorschlägen, Anregungen und »Brennpunkten« vor, die nach Veränderung rufen. Doch bevor Sie aus diesem von Ihnen zusammengetragenen Informationsmaterial Ihre endgültigen Projektziele auswählen, sollten Sie sich einen Überblick darüber verschaffen, welches Budget an Geld und Zeit Ihnen zur Umsetzung Ihres Projekts zur Verfügung steht und wie das Umfeld des Projekts beschaffen ist.

Es stehen Ihnen also noch zwei Schritte bevor:
1. **Sie müssen die für das Projekt zur Verfügung stehenden Ressourcen ermitteln.**
2. **Sie müssen sich einen Überblick über das Projektumfeld verschaffen.**

Wenn Sie über die hier gefragten Informationen ohnehin bereits verfügen, werden Sie die dazugehörigen Fragen ohne viel Zeitaufwand im Rahmen einer Projektsitzung beantworten können (teilweise kann die Projektleitung dies auch schon vorbereiten). Wenn Sie beim Lesen der Fragen allerdings feststellen, dass Ihnen zur Beantwortung Informationen fehlen, dann kostet Sie die Beschaffung dieser Informationen zwar noch etwas Zeit und Energie (wahrscheinlich aber nicht so viel wie für die Ist/Soll-Analyse), aber diese sind gut investiert, denn Sie reduzieren damit das Risiko, im späteren Projektstadium unliebsame Überraschungen zu erleben.

3.2.1 Analyse der Projektressourcen

Beim Hausbau werden Baumaterial und notwendige Handwerker nach der geplanten Größe des Hauses berechnet. In der stationären Altenhilfe geht es leider häufig umgekehrt: Die Größe des Projekts hat sich nach den verfügbaren Ressourcen zu richten.

Sie müssen also, um planen zu können, einen Überblick über Ihre Projektressourcen haben. Im Anhang finden Sie deshalb den *Bogen zur Analyse der Projektressourcen*. In diesem Bogen sind vier Bereiche enthalten:

1. **Finanzielle Ressourcen,**
   also das Ihnen zur Verfügung stehende Projektbudget. Nicht immer lässt sich dieses Budget vor Abschluss der Projektdefinition in Euro beziffern: Oft müssen erst die genauen Maßnahmen feststehen, bevor von verantwortlicher Seite über die Genehmigung der Gelder entschieden wird. Sie sollten aber trotzdem versuchen, zumindest die ungefähre Größenordnung des Budgets zu erfahren. Wenn Sie einen bereits fertiggestellten Maßnahmenplan für innenarchitektonische Veränderungen komplett beiseite legen oder die beschlossene Fortbildung eines Mitarbeiterteams ganz von Ihrer Aufgabenliste streichen müssen, weil die entsprechenden Gelder nicht zur Verfügung stehen, kann Ihr gesamtes Projekt gefährdet sein.
2. **Personelle Projektressourcen**
   Die personellen Ressourcen betreffen vor allem die Mitglieder der Projektgruppe und das ihnen zur Verfügung stehende Zeitbudget.
   Im vorigen Kapitel wurden bereits einige Kriterien genannt, die bei der Auswahl der Projektmitarbeiter berücksichtigt werden sollten. Trotzdem kann es sich im Verlauf der ersten Projektphase herausstellen, dass die Besetzung noch nicht optimal ist und dass Umbesetzungen erforderlich sind. Bevor Sie also in die nähere Planung gehen, sollten Sie sich noch einmal fragen, ob die Projektgruppe in der aktuellen Form bestehen bleiben sollte. Wenn Umbesetzungen allerdings nicht wirklich erforderlich scheinen, sollten Sie darauf verzichten, da diese Veränderungen wiederum die Projektarbeit verzögern.
   Wichtig ist auch, dass Sie sich noch einmal fragen, ob die Zeit, die die Projektarbeiter für das Projekt erübrigen können, ausreicht. Einen Einblick in das notwendige Zeitinvestment haben Sie wahrscheinlich bereits im Verlauf der Ist-Analye erhalten. Die

Bedeutung von Regelungen zur Entlastung der Projektmitarbeiter wurde bereits hervorgehoben (siehe Kapitel 2). Überprüfen Sie also, ob hier noch aktueller Handlungsbedarf besteht.

3. **Zeitliche Projektressourcen**
   Projekte sind zeitlich begrenzte Vorhaben und benötigen, um effektiv zu sein, einen klaren Zeitrahmen. Dieser steht manchmal schon zu Beginn fest, manchmal wird er erst nach Ende der Projektdefinition festgelegt. Falls die Laufzeit Ihres Projekts also bereits feststeht, dann nehmen Sie dieses zeitliche Projektbudget bei der Formulierung Ihrer Ziele sehr ernst, um sich nicht zu viel vorzunehmen.

Beispiel:
Angenommen, Ihr Projektvorhaben ist die Einrichtung einer Wohngruppe für demenzkranke Menschen und Ihr Projektzeitraum umfasst ein Jahr. Wenn Sie sich nun zum Ziel setzen, innerhalb dieser Zeit ein Konzept zu **entwickeln, einzuführen** und komplett **umzusetzen**, dann werden Sie am Ende dieses Jahres wahrscheinlich sehr überarbeitet und dazu noch unglücklich sein, weil Sie **dieses Ziel** nicht erreicht haben werden. Wenn Sie sich dagegen »nur« vornehmen, im vorgegebenen Zeitraum von einem Jahr das Konzept zu entwickeln, die Wohngruppe zu eröffnen und einen Teil der Pflegeorganisation nach dem neuen Konzept zu praktizieren, dann haben Sie eine gute Chance, Ihre Ziele in der zur Verfügung stehenden Zeit umzusetzen.

4. **Wissensbezogene Projektressourcen**
   Für Ihr Projekt benötigen Sie zweierlei Arten von Wissen:
   - **Fachwissen** über die Demenzerkrankungen und das weite Gebiet der Betreuung,
   - **Strategisches Wissen** über das Vorgehen im Projekt (dies betrifft ganz besonders die Projektleitung).

Mit beidem werden Sie sich bis zum Abschluss der Ist/Soll-Analyse wahrscheinlich intensiv auseinandergesetzt haben. Trotzdem: Fragen Sie sich an diesem Punkt noch einmal, ob – und wenn ja, wo – Sie bei der Ressource Wissen noch Lücken wahrnehmen, und wie Sie diese auffüllen können.

3.2.2 Analyse des Projektumfeldes

Die Analyse des Projektumfeldes ermöglicht Ihnen eine Orientierung, wo Sie mit Ihrem Projekt in der Einrichtung stehen.

Beispiel:
Wenn nicht klar ist, wer der Projektauftraggeber ist und wer das Projekt verbindlich mitträgt, dann stellen Sie vielleicht im Falle einer Krise fest, dass Ihr Vorgesetzter dem Projekt sowieso schon immer skeptisch gegenüberstand, aber »Sie mal machen lassen« wollte. Die Teamkollegen im Wohnbereich waren zwar ursprünglich von der Idee begeistert, aber halten nun auch nicht mehr viel davon. Kurz gesagt: Sie stehen ohne Rückhalt da und brauchen dann eine Menge Standfestigkeit, um Ihr Projekt zu verteidigen und weiter »durchzuziehen«.

Um eines klarzustellen: Vollständig lässt sich das Projektumfeld nicht kontrollieren, und wenn Sie im Verlauf des Projekts in diesem Umfeld einmal »anecken«, bedeutet dies nicht gleich das Ende Ihres Projekts! Aber es kann doch sehr nützlich sein, in der Projektgruppe die Fragen zu klären, die sich in der unten stehenden Checkliste finden. Sind einige Fragen nicht zu beantworten oder treten bei der Beantwortung Zweifel an der »Tragfähigkeit« des Projektumfelds auf, so sollten diese Unklarheiten ausgeräumt werden.

Checkliste: Analyse des Projektumfeldes

(modifiziert nach: *Boy; Dudek; Kuschel* 1999)

Sachliches Umfeld

- Wer ist der Auftraggeber?
- Wer sind die Träger der Projektidee?
- Wie hoch ist die Bedeutung des Projekts für die Einrichtung?

Zeitliches Umfeld

- Welcher konkrete Anlass hat zum Projekt geführt?
- Welche Erfahrungen wurden in der Vergangenheit mit ähnlichen Projekten gemacht?
- Welche Entscheidungen müssen berücksichtigt werden?

Soziales Umfeld

- Welche wichtigen Stellen *außerhalb der Projektgruppe* nehmen Einfluss auf das Projekt? (Träger, Einrichtungsleitung, externe Stellen o. a.)
- *Welche Mitarbeiter* (Berufsgruppen, Arbeitsbereiche) werden voraussichtlich *in welcher Form* (Veränderung von Arbeitsabläufen, Qualifizierung, Veränderung von Schnittstellen in der Zusammenarbeit) durch das Projekt betroffen sein?
- In welcher Weise werden voraussichtlich Heimbewohner und Angehörige vom Projekt betroffen sein?
- Sind alle Personen, die vom Projekt betroffen sind, über das Projekt informiert?
- Wie stehen diese Personen dem Projekt gegenüber? Wie bewerten Sie es?
- Was gewinnen oder verlieren diese Personen bei Erfolg des Projekts?
- Falls die Mitarbeiter der Leitungsebene nicht in der Projektgruppe mitarbeiten: In welcher Form unterstützen sie die Arbeit? Ist ihre völlige Unterstützung gesichert?
- Gibt es irgendwelche Regeln, ungeschriebene Gesetze oder sonstige Strukturen im Haus, die die Projektarbeit beeinflussen können?

3.3 Projektziele und Projektauftrag

Zum Abschluss der Projektdefinition bleibt Ihnen noch ein letzter Schritt:

> Sie müssen aus einer Vielzahl **möglicher** Projektziele Ihre **verbindlichen** Projektziele ermitteln und einen **Projektauftrag** erstellen.

Diese Zielermittlung kann mehr oder weniger strukturiert erfolgen.

Im Folgenden stellen wir Ihnen eine Vorgehensweise vor, die eine sorgfältige Auswahl des Ziels/der Ziele ermöglicht und gewährleistet, dass kein Zielvorschlag unreflektiert »unter den Tisch fällt«. Wenn Sie diese Vorgehensweise wählen, sollten Sie sie auch schriftlich dokumentieren, um anderen Stellen und Mitarbeitern Ihre Entscheidungen nachvollziehbar zu machen.

3.3.1 Vorgehensweise für die Zielauswahl

1. Tragen Sie alle gesammelten Zielvorschläge zusammen
Entnehmen Sie Ihren Unterlagen alle Zielvorschläge, die im Rahmen der Ist/Soll-Analyse erhoben worden sind und auch jene, die im Rahmen von Literaturstudium, Fortbildungen und Exkursionen entstanden sind. Treffen Sie dabei noch keine Vorauswahl, sondern ordnen Sie diese Vorschläge übersichtlich an (z. B. auf einer Pinnwand).

2. Legen Sie jene Zielvorschläge beiseite, die utopisch oder nicht wünschenswert sind
Sie treffen unter den Vorschlägen nun eine Vorauswahl. Möglicherweise finden sich unter Ihrer Sammlung von Zielvorschlägen solche, bei denen jetzt schon klar ist, dass sie nicht in Frage kommen, beispielsweise aus den in den folgenden Leitfragen genannten Gründen:

- Sind Zielvorschläge darunter, die sich mit Ihrem **Projektvorhaben** nicht vereinbaren lassen?

> **Beispiel:**
> Zielvorschläge wie: »*Das Betreuungsproblem kann dadurch gelöst werden, dass in Zukunft einfach keine schwer demenzkranken Menschen mehr in die Einrichtung aufgenommen werden.*«

- Sind völlig unrealistische »Maximalforderungen« darunter?

> **Beispiel:**
> Schaffung von zwei zusätzlichen Personalstellen für jeden Wohnbereich, um eine kontinuierliche Begleitung im Alltag zu sichern. Bevor Sie eine solche »Maximalforderung« von Ihrer Liste streichen, überlegen Sie erst, ob sie sich nicht auf ein realistisches Maß verkleinern lässt.

Sind irgendwelche Zielvorschläge noch aus anderen Gründen kritisch (z. B. weil der Auftraggeber diese nicht akzeptiert, weil sie mit dem Auftrag der Einrichtung nicht vereinbar sind, usw.)?

Nehmen Sie alle Zielvorschläge, auf die diese Gründe zutreffen, aus Ihrer Anordnung heraus.

3. Erstellen Sie eine Prioritätenliste
Sie haben jene Zielvorschläge in eine engere Auswahl genommen, die Ihnen wünschenswert und prinzipiell umsetzbar erscheinen. Ordnen Sie nun diese Zielvorschläge nach ihrer Wichtigkeit und Dringlichkeit in eine Rangfolge.

4. Vergleichen Sie ihre Zielvorschläge mit den vorliegenden Projektressourcen
Betrachten Sie Ihre Projektziele vor dem Hintergrund der verfügbaren **finanziellen personellen, zeitlichen und wissensbezogenen** Projektressourcen:
- Werden diese Ressourcen voraussichtlich ausreichen?
- Gibt es Zielvorschläge, die sich vor dem Hintergrund der vorhandenen finanziellen und personellen Ressourcen nicht umsetzen lassen und daher zurückgestellt werden müssen?
- Gibt es Zielvorschläge, die aufgrund begrenzter Projektzeit besser in einem späteren Projekt realisiert werden sollten?

Falls sich an diesem Punkt herausstellt, dass die Projektressourcen für Zielvorschläge, die auf Ihrer Prioritätenliste ganz oben stehen, nicht ausreichen, sollten Sie – falls möglich – noch einmal mit dem Auftraggeber in Verhandlung zu treten. Oft lassen sich die vorhandenen Spielräume doch noch ausweiten, wenn Sie konkrete Vorschläge präsentieren.

5. Legen Sie die endgültigen Ziele fest und formulieren Sie sie konkret
Wählen Sie nun endgültig diejenigen Ziele aus, die innerhalb dieses Projekts umgesetzt werden sollen.

Diese verbindlichen Projektziele müssen nun so formuliert werden, dass für alle Beteiligten – auch außerhalb der Projektgruppe – klar ist, um was es geht.

Um noch einmal das Beispiel vom Hausbau zu gebrauchen: Auch wenn von vornherein allen Beteiligten klar ist, dass ein Haus gebaut werden soll, so gibt es doch sehr unterschiedliche Vorstellungen über die Größe und Ausstattung eines Hauses. Während die Einrichtungsleitung vielleicht ein bescheidenes Gartenhäuschen im Blick hat, freuen sich die Mitarbeiter auf ein geräumiges Mehrfamilienhaus. Solche Missverständnisse können zu schweren Komplikationen für das Projekt führen. Durch eine klare Zielformulierung können sie vermieden werden.

Ihre Zielformulierung muss folgende Dimensionen beinhalten (vgl. *Boy; Dudek; Kuschel* 1999):
- **Ziel-INHALT: Was** soll erreicht werden?
- **Ziel-AUSMASS: Wie** genau und mit wie viel Kraft soll das Ziel erreicht werden?
- **Ziel-ZEIT: Bis wann** muss das Ziel erreicht sein?

Beispiel:
Nicht: *Entwicklung eines Konzepts für demenzkranke Menschen im Wohnbereich Erlenhöhe.*
Sondern: *Entwicklung und Einführung eines Konzepts zur bedürfnisorientierten Pflege und Betreuung mobiler demenzkranker Menschen mit besonderem Betreuungsbedarf im Wohnbereich Erlenhöhe bis Juni 2008. Bis zum Ende des Projekts soll eine Anpassung der Räumlichkeiten und der Pflegeorganisation umgesetzt sein.*

6. Erstellen Sie eine Grobplanung
Hierzu gehört, die mit den Zielen verbundenen Aufgaben zu definieren und den zeitlichen Ablauf des Projekts grob festzulegen.

Beispiel:
»Wohngruppe für demenzkranke Menschen«

Aufgabenstellung:
- Zusammenstellung des Pflege- und Betreuungsteams,
- Qualifizierung der Mitarbeiter,
- Entwicklung eines gemeinsamen Leitbildes,
- Einarbeitung in und Auswahl von methodischen Ansätzen zur Pflege und Betreuung,
- Neustrukturierung des Tagesablaufs,
- Neugestaltung der Innenausstattung des Wohnbereichs,
- Auswahl und Erarbeitung der Konzeptbestandteile,
- Umstellung des Pflegesystems, der Pflegeplanung und -dokumentation.

Zeitliche Planung:

Projektstart	12/2003
Beginn der Planung	02/2004
Eröffnung des neuen Wohnbereichs/Beginn der Umsetzung	10/2004
Fertigstellung/schriftliches Konzept	12/2004
Projektende	06/2005

3.3.2 Erstellen des Projektauftrags

Abschließend fassen Sie die Projektziele, die damit verbundene Aufgabenstellung und die finanziellen und zeitlichen Rahmenbedingungen im Rahmen des Projektauftrags zusammen. Dieser Projektauftrag ist ein verbindliches Dokument der Übereinkunft über Projektziele und -aufgaben und dient auch dazu, Ihr Projekt nach außen hin zu definieren.

Der Projektauftrag sollte folgende Informationen enthalten (vgl. *Boy; Dudek; Kuschel*)

Projekt: ______________________________
- **Zielsetzung**
- **Aufgabenstellung** (Was soll getan werden?)
- **Zu erarbeitende Ergebnisse** (Was soll bei Abschluss vorliegen?)
- **Projektbudget**
- **Randbedingungen** (Gegebenheiten, die sich auf das Projekt auswirken)
- **Termine, Meilensteine** (Geplante Projekt-Etappen)

Ein Beispiel für einen Projektauftrag finden Sie auf der folgenden Seite.

Der Projektauftrag wird vom Projektleiter und vom Auftraggeber unterschrieben und an alle Personen, die mit dem Projekt zu tun haben, zur Kenntnisnahme (und gegebenenfalls mit der Bitte um Rückmeldung) ausgegeben.

Wenn Sie den Projektauftrag fertiggestellt und ausgegeben haben, haben Sie die erste, schwierigste Projektetappe bewältigt. Gönnen Sie sich jetzt vielleicht eine kleine »Verschnaufpause« und lassen Sie Ihren Kollegen ein paar Tage Zeit, den Projektauftrag zu lesen, bevor Sie dann mit neuer Energie in die Projektplanung einsteigen.

Beispiel

Projekt
»Leben mit Demenz im Wohnbereich Erlenhöhe«

Ziel:

Entwicklung und Einführung eines Konzepts zur bedürfnisorientierten Betreuung mobiler demenzkranker Menschen mit besonderem Betreuungsbedarf im Wohnbereich Erlenhöhe bis Juni 2009. Bis zu diesem Zeitpunkt soll die räumliche Gestaltung des Wohnbereichs und die Umstellung der Pflegeorganisation abgeschlossen sein.

Aufgabenstellung:

- *Zusammenstellung des Pflege- und Betreuungsteams,*
- *Qualifizierung der Mitarbeiter,*
- *Entwicklung eines gemeinsamen Leitbildes,*
- *Einarbeitung in und Auswahl von methodischen Ansätzen zur Pflege und Betreuung,*
- *Neustrukturierung des Tagesablaufs,*
- *Neugestaltung der Innenausstattung des Wohnbereichs,*
- *Auswahl und Erarbeitung der Konzeptbestandteile,*
- *Umstellung des Pflegesystems, der Pflegeplanung und -dokumentation.*

Bis zum Projektende wollen wir Folgendes erreicht haben:

- *Alle Mitarbeiter des Pflege- und Betreuungsteams haben eine Fortbildung zur Betreuung demenzkranker Menschen besucht,*
- *Ausstattung des Wohnbereichs mit alltagsnahem Mobiliar ist abgeschlossen,*
- *Pflege wird nach dem System der Bezugspersonenpflege organisiert,*
- *Leitfadens für die Pflegeplanung, der sich an den Erfordernissen in der Versorgung demenzkranker Menschen orientiert, ist erstellt und wird angewendet,*
- *gerontopsychiatrische Pflegestandards sind eingeführt und werden in der Pflegeplanung verwendet,*
- *Biografiebogen für die Pflegedokumentation ist entwickelt und wird kontinuierlich geführt,*
- *Das schriftliche Pflege- und Betreuungskonzept ist fertiggestellt.*

Budget:	*Innenausstattung des Wohnbereichs:*	*10.000 Eur*
	Basisfortbildung der Mitarbeiter:	*5.000 Eur*
Randbedingungen:	*Bereits geplante Fortbildungen 2007/2008*	
Termine, Meilensteine:	*Projektstart*	*12/2007*
	Beginn der Planung	*02/2008*
	Eröffnung des neuen Wohnbereichs/ Beginn der Umsetzung	*10/2008*
	Fertigstellung/schriftliches Konzept	*12/2008*
	Projektende	*06/2009*

Auftraggeber:

H. Leiter B. Pfleger

Datum, Unterschrift

Projektleiter:

Datum, Unterschrift

4 Konzeptentwurf erarbeiten – Maßnahmen planen und umsetzen

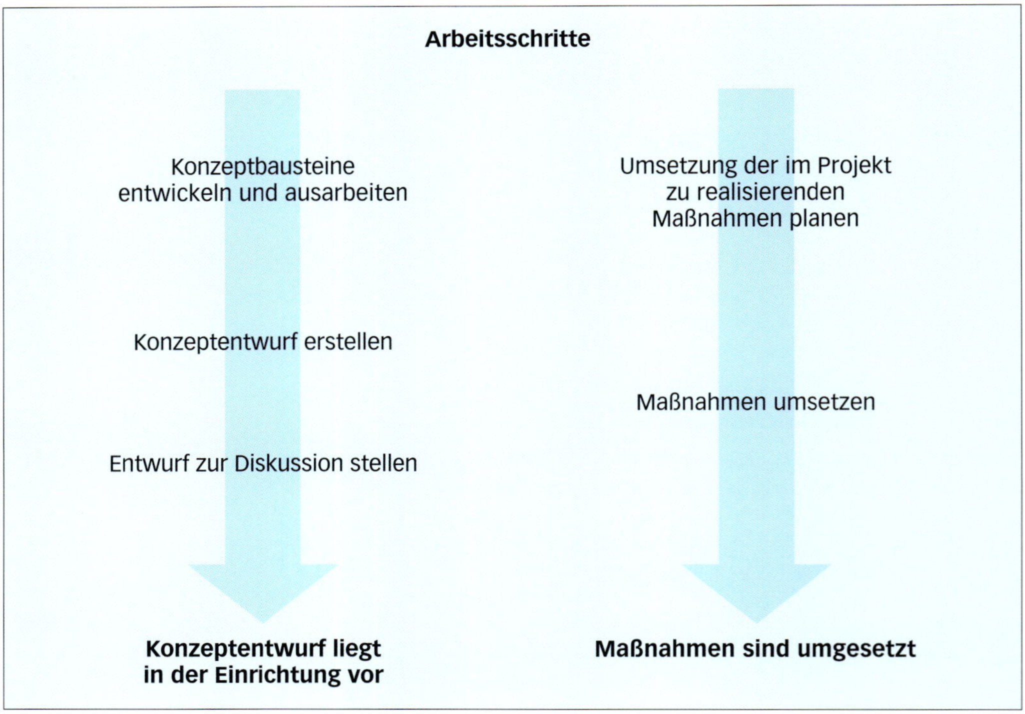

Abb. 10. Arbeitsschritte zum Konzeptentwurf.

Wenn im Projekt die Planungsphase beginnt, erscheint dies vielen Mitarbeitern als der »eigentliche« Einstieg ins Projekt: Endlich ist klar, was genau geschehen soll, es wird nicht mehr über **Möglichkeiten**, sondern über **festgelegte Aufgaben** gesprochen. Diese Klarheit der Situation führt häufig innerhalb der Projektgruppe zu einem neuen Motivationsschub: *»Nun können wir endlich **handeln**!«*

Gleichzeitig sind die einzelnen Bausteine des Konzepts zu erarbeiten; die gemeinsame Arbeit wird also bis zum Projektende von einem Wechsel zwischen theoretischen Überlegungen und praktischer Umsetzung geprägt sein.

Wie Sie feststellen, sind in Abbildung 10 für die Phase der Planung, Umsetzung und Konzeptentwicklung nur übergeordnete Arbeitsschritte aufgeführt, in den übrigen Kapiteln der Arbeitshilfe ist diese Übersicht jeweils wesentlich detaillierter. Dies liegt daran, dass in dieser Projektphase sehr unterschiedliche Schritte notwendig sind, je nachdem, ob Ihr Konzept die gesamte Einrichtung, eine einzelne Wohngruppe oder eine einzelne Maßnahme betrifft, und je nachdem, **welche** Maßnahmen Sie umsetzen wollen (so sind natürlich bei der Planung baulicher Veränderungen ganz andere Aspekte zu bedenken als bei einer Fortbildungsplanung). Hinweise für die Planung und Umsetzung können deshalb nur auf einer allgemeinen Ebene erfolgen.

Aufbau des Kapitels
1. **Erstellung eines Umsetzungsplans und Hinweise für die Umsetzung**
2. **Hinweise für die Erarbeitung des Konzepts**

4.1 Die Umsetzungsplanung

Mit der Planung entwerfen wir ein geistiges Bild der Umsetzung. Je realistischer und durchdachter dieses Bild gerät, desto weniger werden Veränderungen und nachträgliche Anpassungen während der Umsetzungsphase notwendig sein. Es sei denn, es treten unerwartete Ereignisse auf, die das Projekt beeinflussen, beispielsweise ein unerwarteter Mitarbeiterwechsel im Projekt oder ein Wechsel der Einrichtungsleitung.

Wenn es Ihnen im Rahmen der Definitionsphase gelungen ist, für Ihr Projekt klar umrissene Aufgaben zu ermitteln, Eckpunkte des Konzepts festzulegen und auf ausreichende Ressourcen zu achten, wird Ihnen die Erstellung eines Umsetzungsplans wahrscheinlich nicht viel Kopfschmerzen bereiten.

Die Umsetzungsplanung beinhaltet in der Regel die folgenden Schritte:
- Erstellung eines Projektstrukturplans
- Festlegung der Zuständigkeiten
- Ablauf und Zeitplan festlegen
- Kostenplan erstellen

Bislang haben Sie Projektziele und übergeordnete Aufgaben vorliegen. Der nächste Schritt besteht nun darin, diese Aufgaben so aufzuschlüsseln, dass Sie einzelne Arbeitspakete erhalten. Zur Verdeutlichung greifen wir das Fallbeispiel vom Beginn des letzten Kapitels auf:

Die Projektgruppe hatte sich zum Ziel gesetzt, die Betreuungssituation demenzkranker Bewohner zu verbessern, stellte aber im Rahmen der Ist/Soll-Analyse fest, dass die personellen Ressourcen für eine gesonderte Betreuung in jedem Wohnbereich und für eine Betreuung an fünf Wochentagen nicht ausreichen. Nach Abwägung aller Rahmenbedingungen wurden Ziele und Aufgaben des Projekts folgendermaßen festgelegt:

Projektziel:
Einführung eines Betreuungsangebotes, das an zwei Tagen in der Woche nachmittags von 15.00–17.00 Uhr im Therapieraum (*neben dem Wohnbereich 3 gelegen*) stattfindet. Dieses Betreuungsangebot richtet sich an demenzkranke Bewohner aller Wohnbereiche, die im Verlauf des Tages Unruhe entwickeln, zunehmend aggressiv reagieren und versuchen, das Haus zu verlassen. Die Angehörigen dieser Bewohner sind ebenfalls

zur Teilnahme eingeladen. Möglicherweise können langfristig ein oder zwei ehrenamtliche Helfer für die Mitarbeit gewonnen werden.
Das Angebot soll von den Mitarbeitern der Projektgruppe konzipiert und im Rahmen einer dreimonatigen Pilotphase eingeführt werden.

Aufgaben:
- Zusammenstellung der Betreuungsgruppe
- Zusammenstellung und Schulung eines Betreuungsteams
- Entwicklung des methodischen Konzepts
- Ausstattung zusammenstellen

Nun sind diese Aufgaben in einzelne Arbeitspakete aufzuteilen (siehe Tabelle 10).

Eine solche Übersicht mit Hauptaufgaben, Teilaufgaben und Arbeitspaketen wird als **Projektstrukturplan** bezeichnet.

Tabelle 10: Projektstrukturplan.

Hauptaufgabe	Teilaufgaben	Arbeitspakete
Betreuungsangebot	**Bewohner**	• Zielgruppe beschreiben • Bewohner für die Betreuungsgruppe ermitteln (in Absprache mit den Wohnbereichsleitungen) • Gespräche mit den Bewohnern und ihren Angehörigen
	Mitarbeiter	• Termine für Schulung zum Umgang mit demenzkranken Menschen und für Schulung »10-Minuten-Aktivierung« vereinbaren • Schulungen besuchen • Schulungen auswerten • Regelung des Informationstransfers in der Pilotphase • Integration von Mitarbeitern aus den Pflegeteams in die Betreuungsaktivitäten
	Methodisches Konzept	• Entwicklung eines Schemas für den Verlauf • Größe der Betreuungsgruppe und Anzahl betreuender Mitarbeiter festlegen • Zusammenstellung möglicher gemeinsamer Aktivitäten (Literaturstudium und Ergebnisse der Schulung) • Schnittstellenklärung und Absprachen mit den Mitarbeitern der Wohnbereiche, der Küche und des Reinigungsdienstes • Entwicklung eines Dokumentationsbogens
	Ausstattung	• Möblierung und Beleuchtung • Wandgestaltung und Dekoration • Materialien für gemeinsame Aktivitäten • Versorgung mit Kaffee und Kuchen für gemeinsames Kaffeetrinken

Es schließen sich die folgenden Planungsschritte an:

- **Verantwortlichkeiten:**
  Wer übernimmt jeweils die Erledigung welcher Aufgaben?
- **Ablaufplan:**
  In welcher logischen Reihenfolge sind die Arbeitspakete auszuführen? Welche Arbeitspakete müssen oder sollten gekoppelt werden? Welche Arbeitspakete können parallel bearbeitet werden?
- **Zeitplan:**
  Wie viel Zeit benötigen die einzelnen Arbeitspakete voraussichtlich? Was sollte bis wann fertig sein?
- **Finanzplan:**
  Welche finanziellen Mittel werden für die einzelnen Aufgaben benötigt?

Es wird empfohlen, gegen Ende der Planung eine »Risikoanalyse« durchzuführen: Welche Arbeitspakete sind in ihrer Umsetzung möglicherweise gefährdet? Was würde es für das Projekt bedeuten, wenn diese Arbeitspakete aufgegeben werden müssen? Gibt es Alternativen?

Für unser Fallbeispiel könnte so ein »riskanter« Bereich die Gewinnung von Mitarbeitern aus den Pflegeteams für die Betreuungsarbeit sein. Wenn sich keine Mitarbeiter finden, die das Angebot langfristig weiterführen, müssen frühzeitig Alternativen überlegt werden.

Hinweise für die Umsetzungsphase

In der Umsetzungsphase findet das statt, was sich alle am Projekt Beteiligten gewünscht haben und worauf hingearbeitet wurde: Es treten Veränderungen in Kraft, sei es in der räumlichen Umgebung, sei es bei Arbeitsabläufen, oder in der Gestaltung des Alltags für die Bewohner.

Im Idealfall besteht die Umsetzung darin, das gedanklich Geplante zu realisieren. Nun ist jedoch die Realität in der Regel komplexer, als man dies in der Planung voraussieht. Dass sich die Umsetzung mancher Aufgaben anders gestaltet als erwartet, kann auch die beste Planung nicht vollständig verhindern: Ein Arbeitspaket mag mehr Kosten beanspruchen als geplant, ein anderes mehr Zeit, bei einem dritten stellen sich unvorhergesehene Hindernisse ein, und das vierte läuft seltsamerweise völlig problemlos, obwohl Sie ihm in der Risikoanalyse nicht viel Chancen gegeben haben. Daher müssen Sie sich darauf einstellen, den ursprünglich festgelegten Kurs immer wieder anzupassen. Überprüfen Sie in regelmäßigen Sitzungen mit der Projektgruppe den Stand Ihrer Arbeit:

- Wie laufen die einzelnen Aktivitäten?
- Wie waren sie ursprünglich geplant?
- Was sind die Ursachen für Abweichungen zwischen Plan und Realität?
- Haben diese Abweichungen Konsequenzen für andere Projektbestandteile?
- Gibt es Handlungsbedarf? Wenn ja: In welcher Form?

Die Umsetzung kann sich so gestalten, das sie für alle Beteiligten zu einem sehr positiven und motivierenden Erlebnis wird: Das, was wir uns vorgestellt haben, entsteht nach und nach vor unseren Augen. Wir stellen fest: Die Situation kann wirklich verbessert werden!

Es kann aber auch sein, dass mit dem Beginn von Veränderungen erst einmal viel Unordnung und Mühsal entsteht, und dass erst nach und nach die Vorteile sichtbar werden. Besonders bei der Umstellung von Arbeitsabläufen kann es in der ersten Phase Komplikationen geben: Alles läuft zunächst umständlicher anstatt besser, anderes bleibt auf der Strecke, Mitarbeiter vor Ort stellen den Sinn der Veränderung in Frage. Auch die Reaktionen der Bewohner auf die Veränderungen können zu einer Verunsicherung führen, ob man sich wirklich auf dem Weg zu einer **Verbesserung** der Situation befindet – schließlich können gerade Veränderungen für demenzkranke Menschen nur schwer verarbeitet werden.

Beispiel:
In einer Einrichtung wurde die Mahlzeitensituation neu und bewohnerorientiert gestaltet, wobei unter anderem auch eine Veränderung der Tischgemeinschaften erforderlich war. Erschrocken stellte die Projektgruppe fest, dass in der Folge dieser Veränderung demenzkranke Bewohner mit aggressivem Verhalten reagierten und es während der Mahlzeiten regelmäßig zu verbalen Konfrontationen zwischen Bewohnern kam. Diese Komplikationen ließen jedoch nach der ersten Zeit nach.

Wenn solche Situationen auftreten, sind Sie als Projektleitung auch darin gefordert, die Projektmitarbeiter zu motivieren und zu unterstützen, damit diese nicht zu früh aufgeben. Hierzu gehört, deutlich zu machen, dass das momentane »Chaos« zu Veränderungsprojekten dazugehört. Manchmal ist es allerdings wirkungsvoller, wenn diese Aufgabe von einem externen Berater wahrgenommen wird, vorausgesetzt, dieser verfügt über langjährige praktische Erfahrung mit der Gestaltung von Veränderungsprozessen.

Lassen sich allerdings Komplikationen längerfristig nicht ausräumen, so dass das Projektziel sinnvoll nicht mehr erreicht werden kann, so sollten Sie den Mut finden, Umsetzungsprozesse abzubrechen.

4.2 Erarbeitung des Konzepts

Sie beginnen mit der Erarbeitung Ihres Konzepts, indem Sie auf der Grundlage der bisher gesammelten Informationen eine Gliederung aller Bausteine erstellen, die im Konzept enthalten sein sollen. Ein Schema für eine solche Gliederung finden Sie im Grundlagenteil (siehe Kapitel 2).

4.2.1 Entwicklung der Konzeptbausteine

Die **Inhalte** zu den einzelnen Bausteinen werden nun erarbeitet und formuliert. Dies erfolgt am besten im Wechsel von Einzel- und Gruppenarbeit.

1. Zusammentragen von Informationen
Im Rahmen der ersten Projektphase haben Sie wahrscheinlich eine Menge Wissen über wichtige Aufgaben und Leistungen in der Begleitung demenzkranker Menschen erworben. Jetzt müssen Sie aus der Fülle des Materials jene Punkte auswählen, die in Ihr Konzept integriert werden sollen.

Beginnen Sie am besten damit, die einzelnen Themen aus Ihrer Konzeptgliederung innerhalb der Projektgruppe aufzuteilen, sodass jeder Projektmitarbeiter für ein oder zwei Themen die Zuständigkeit für das Sammeln und Aufbereiten von Informationen übernimmt. Sie können nun so vorgehen, dass Sie die einzelnen Projektsitzungen unter jeweils ein Thema stellen, das gemeinsam diskutiert wird.

2. Auswahl und Beschluss
Der für das aktuelle Thema zuständige Mitarbeiter gibt zu Beginn einen Überblick der gesammelten Informationen. Greifen Sie auch die Ergebnisse aus der Ist/Soll-Analyse zu diesem Thema auf. In der Projektgruppe erfolgt anschließend die Diskussion und Auswahl der Punkte, die in das zukünftige Konzept aufzunehmen sind. Dabei werden Sie vermutlich immer wieder an Diskussionen anknüpfen, die bereits im Rahmen der Ist/Soll-Analyse geführt wurden. Häufig hat man sich bereits damals mit dem Thema auseinander gesetzt und bestimmte gemeinsame Positionen entwickelt.

Damit dieser Auswahlprozess mit konkreten Ergebnissen und nicht in Ungewissheit endet, ist eine kompetente Moderation wichtig. Behalten Sie das Ziel im Auge, zu gemeinsamen Positionen zu kommen, und halten Sie den erreichten Konsens jeweils fest, um zu vermeiden, dass sich die Diskussion im Kreis dreht.

Eventuell stellt sich heraus, dass Informationen über Umsetzungsmöglichkeiten einzelner Maßnahmen fehlen *(»Das klingt ja gut, aber ist das wirklich realisierbar …?«)*. In diesen Fällen ist ein Ansprechpartner aus einer anderen Einrichtung hilfreich, in der bereits nach einem entsprechenden Konzept gearbeitet wird. Im Rahmen des Projekts »Neue Betreuungsmodelle« wurde der Austausch zwischen Mitarbeitern unterschiedlicher Einrichtungen als sehr Gewinn bringend erlebt. Möglicherweise gibt es sogar unter dem Dach Ihres Trägers eine solche Einrichtung, an die Sie sich wenden können.

3. Ausformulierung
Kommt die Projektgruppe zu einem Beschluss über die wesentlichen Inhalte eines Themas, erhalten die zuständigen Mitarbeiter den Auftrag, den Konzeptbaustein schriftlich auszuarbeiten. Alternativ kann dies auch die Projektleitung übernehmen, falls Mitarbeiter sich hier überfordert fühlen oder neben dem Alltagsgeschäft die nötige Zeit nicht aufbringen können.

4. Integration in einen Gesamtentwurf
Haben Sie alle Konzeptbausteine auf diese Weise ausgearbeitet, so erfolgt abschließend deren Integration zu einem Gesamtdokument. Die verschiedenen Bausteine müssen dabei aufeinander bezogen und wechselseitig abgestimmt werden.

4.2.2 Diskussion des Konzeptentwurfs

Bevor am Ende des Projekts das Konzept offiziell verabschiedet wird, muss es die Zustimmung des Trägers und der Mitarbeiter in der Einrichtung erhalten. Darüber hinaus müssen die Mitarbeiter, die das Konzept umsetzen werden, einen eigenen Bezug dazu entwickeln, damit aus dem »Konzept der Projektgruppe« langfristig »unser gemeinsames Konzept« wird.

Um diesen Prozess zu fördern, sollten Sie die Mitarbeiter am Prozess der Konzeptentstehung beteiligen. Legen Sie daher den Mitarbeitern den von Ihnen erarbeiteten Konzeptentwurf vor und bitten Sie um eine Stellungnahme. Überlegen Sie, **wem** Sie das Konzept geben (welche Mitarbeiter bearbeiten das Konzept einzeln? Welche im Team?) und **wie** Sie jeweils den Diskussionsprozess gestalten (Bitte um schriftliche Rückmeldung? Persönliche Befragung?).

Bedenken Sie dabei, dass die Mitarbeiter außerhalb der Projektgruppe sich teilweise völlig neu in die Thematik einarbeiten müssen, während Sie eine intensive Phase der Auseinandersetzung damit hinter sich haben. Unter Umständen erleichtern Sie den Mitarbeitern den Einstieg, wenn Sie nicht über die allgemeine Bitte um eine Rückmeldung hinaus einige konkrete Anfragen formulieren, beispielsweise:
- *»Was ist für Sie unverständlich?«*
- *»An welchen Punkten haben Sie weitere Vorschläge?«*
- *»Was gefällt Ihnen besonders gut?«*
- *»Was finden Sie nicht gut? Warum?«*
- *»Wo halten Sie Ergänzungen für wichtig?«*

Falls Sie um eine schriftliche Rückmeldung gebeten haben, vereinbaren Sie einen Termin, bis zu dem Sie diese erhalten.

In vielen Fällen, besonders bei den Pflege- und Betreuungsteams vor Ort, ist jedoch die persönliche Diskussion vorzuziehen. So können Sie das Echo, das der Konzeptentwurf jeweils hervorruft, direkt ermitteln und können durch gezieltes Nachfragen zu präzisen Rückmeldungen kommen.

5 Die letzte Projektphase – Erreichtes abschließen und Grundlagen für die Weiterentwicklung legen

»Was ist übrigens aus dem Projekt X. geworden?« – »Keine Ahnung. Das müsste doch schon vor einer Weile abgeschlossen sein, oder?«

Ein Projekt, so erfolgreich es verlaufen sein mag, erscheint mangelhaft und ist in seiner langfristigen Wirksamkeit gefährdet, wenn es nicht professionell abgeschlossen wird. Dies gilt insbesondere dann, wenn im Rahmen des Projekts ein Konzept entwickelt wurde, das weiterhin umgesetzt werden soll: Ohne eine formelle Verabschiedung des fertigen Konzepts ist für die einzelnen Arbeitsbereiche im Haus nicht ersichtlich, dass dieses nun als eine verbindliche Arbeitsgrundlage dient. Weiterhin gehört zu den abschließenden Projektschritten noch einmal eine Standortbestimmung: Wo stehen wir jetzt in Bezug auf die Umsetzung des Konzepts? Was liegt hinter uns, was noch vor uns? Was können wir aus unseren bisherigen Erfahrungen für die weitere Umsetzung lernen?

Arbeitsschritte

Projektbilanz	*(Was ist gelungen? Was war schwierig? Was können wir für die Zukunft besonders ins Auge fassen?)*
Konzept überarbeiten	*(Integration von Praxiserfahrungen und Rückmeldungen)*
Weitere Umsetzungsschritte ermitteln	*(Wie geht es nun weiter?)*
Maßnahmen zur Qualitätssicherung festlegen	*(Wie sichern wir die Aktualität und Wirksamkeit unseres Konzepts?)*
Abschlussbericht	*(Zusammenfassung der Projekterfahrungen)*
Abschlussveranstaltung	*(Erreichtes öffentlich machen)*
Abschlusstreffen der Projektgruppe	*(Ausklang der gemeinsamen Arbeit)*

Projekt abgeschlossen

Abb. 11: Arbeitsschritte der letzten Projektphase.

Dieses Kapitel erklärt wichtige Arbeitsschritte in der letzten Projektphase. In der Übersicht mag es Sie verwundern, wie viele Schritte zum Abschluss noch anstehen, doch Sie werden feststellen, dass es sich größtenteils um relativ kompakte und nicht sehr komplexe Schritte handelt.

5.1 Projektbilanz

Am Schluss des Projekts ist es wichtig, gemeinsam mit allen an der Projektarbeit Beteiligten eine Rückschau auf die geleistete Arbeit zu halten und Bilanz zu ziehen.

Diese Bilanz ist aus folgenden Gründen sinnvoll:
- Sie erkennen im Rückblick, welche Ihrer Strategien erfolgreich waren und welche sich als nachteilig herausgestellt haben und lernen dadurch für weitere Projekte.
- Indem Sie der Projektgruppe ein Feedback ihrer Leistungen geben, können Sie deren Motivation für die Weiterarbeit stärken, und auch Sie können sich von den Mitgliedern Ihrer Projektgruppe ein Feedback darüber erbitten, wie diese Sie als Projektleiter erlebt haben.
- Dabei können sich Ideen für Nachfolgeprojekte ergeben.

Zu den Hauptfragen der Projektbilanz gehören:
- Was wurde erreicht?
- Was wurde nicht erreicht (aus welchen Gründen)?
- Konnten der Zeit- und Kostenplan eingehalten werden?
- Was sollte bei einem zukünftigen Projekt
  - wiederholt werden?
  - auf keinen Fall wiederholt werden?
  - in jedem Fall berücksichtigt werden?

Als Einstieg bietet sich ein kurzer Rückblick über die wichtigen Ereignisse und Entwicklungen in den verschiedenen Projektphasen an, den Sie anhand der Projektprotokolle vorbereiten können.Das wichtigste Dokument für die Projektbilanz ist der **Projektauftrag**, der Ihre ursprünglichen Ziele und Pläne enthält.

Wenn Sie zu Projektbeginn die *Hoffnungen* und *Befürchtungen* der Projektmitarbeiter erfragt und dokumentiert haben (siehe Kapitel 2 Projektaufbau), sollten diese für die Bilanz ebenfalls einbezogen werden: Welche Hoffnungen haben sich erfüllt, welche nicht? Sind Befürchtungen eingetreten? Im Anhang finden Sie einen Bogen mit Leitfragen für die Projektbilanz.

Als Moderator haben Sie die Möglichkeit, die Projektbilanz eher **unpersönlich**, das heißt auf die thematischen Inhalte des Projekts konzentriert, oder eher **persönlich** zu gestalten. Eine eher persönliche Gestaltung berührt Fragen wie beispielsweise: »*Was nehme ich als Mitarbeiter persönlich aus dem Projekt mit?*« »*Wie war unsere Zusammenarbeit?*« »*Wie kam es zu Schwierigkeiten untereinander oder zu Konflikten?*« Wie Sie hier vorgehen, hängt vom Klima in der Projektgruppe ab bzw. davon, ob sich unter den Projektmitarbeitern im Laufe der Zeit auch eine persönliche Verbundenheit entwickelt hat oder ob das Verhältnis innerhalb der Gruppe bis zum Schluss eher distanziert und rein sachbezogen geblieben ist.

Die Projektbilanz dient einerseits der persönlichen Bilanz der am Projekt Beteiligten, sie soll aber auch der Einrichtung, d. h. zukünftigen Projekten dienen. Daher sollten die wichtigsten Ergebnisse der »Gruppenkritik« in den Abschlussbericht (s. u.) einfließen. Klären Sie aber zuvor mit den Projektmitarbeitern, was Sie als Bilanz und Empfehlung im Rahmen des Abschlussberichts öffentlich machen wollen, und was innerhalb der Projektgruppe verbleiben soll.

5.2 Überarbeitung des Konzepts

Nun muss Ihr im Rahmen des Projekts entwickeltes Konzept in eine endgültige Form gebracht und gemeinsam verabschiedet werden. Zuvor müssen Sie allerdings noch jene Änderungen integrieren, die sich aus den ausgewerteten Stellungnahmen der verschiedenen Personen und Bereiche im Haus und beim Träger ergeben, denen der Konzeptentwurf vorgelegt wurde. Auch werden möglicherweise aufgrund der bereits in der Umsetzung gesammelten Erfahrungen weitere Änderungen notwendig.

Konsequenzen der bisherigen Umsetzungsschritte:
Manches stellt sich in der theoretischen Vorplanung anders dar als nachher in der praktischen Umsetzung. Betrachten Sie daher Ihren Konzeptentwurf noch einmal vor dem Hintergrund der Erfahrungen, die Sie bisher mit praktischen Umsetzungsschritten ge-

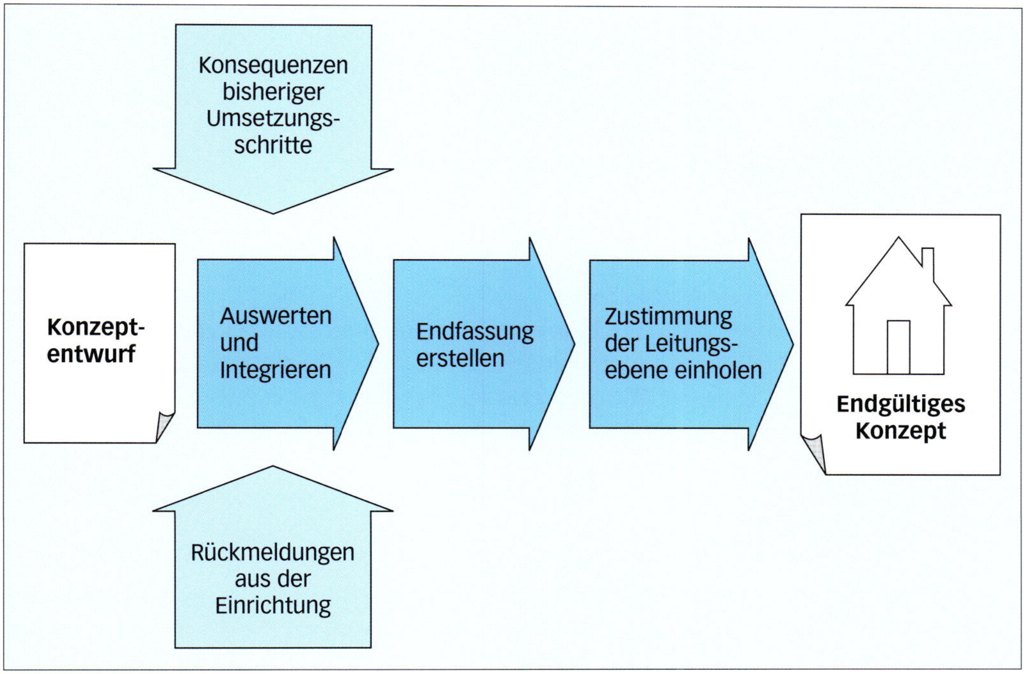

Abb. 12: Letzte Schritte auf dem Weg zum endgültigen Konzept.

macht haben: Gibt es Widersprüche zwischen theoretischer Vorgabe und praktischer Erfahrung? Muss das Konzept an bestimmten Stellen ergänzt oder verändert werden? Sammeln Sie Ihre Beobachtungen für die einzelnen Kapitel des Konzepts.

Auswertung der Rückmeldungen zum Konzept:
Haben Sie den Konzeptentwurf in der Einrichtung vorgestellt und zur Diskussion ausgegeben, dann haben Sie vermutlich nun eine Reihe von Stellungnahmen dazu vorliegen, die Sie darauf hin überprüfen müssen, inwieweit sie im endgültigen Konzept berücksichtigt werden können.

Überarbeitung:
Die gesammelten Punkte fügen Sie nun in die einzelnen Kapitel des Konzepts ein. Wie schon bei der Erarbeitung der Konzeptbausteine ist es auch hier sinnvoller, dass ein einzelner Mitarbeiter oder der Projektleiter diese Arbeit übernimmt.

Das überarbeitete Konzept wird von der Projektgruppe redigiert und muss nun von den zuständigen Entscheidungsträgern in der Einrichtung und beim Träger abgesegnet werden. Schließlich fehlt zum In-Kraft-Treten des Konzepts noch seine offizielle Verabschiedung. Dies geschieht am besten im Rahmen einer offiziellen Abschlussveranstaltung (s. am Schluss dieses Kapitels).

5.3 Festlegung der nächsten Umsetzungsschritte

Auch wenn Sie bereits eine Reihe praktischer Umsetzungsschritte unternommen haben, stehen Sie vermutlich noch am Anfang der Realisierung Ihres Konzepts. Damit der Umsetzungsprozess angesichts des Alltagsgeschäfts nicht ins Stocken gerät, erscheint es sinnvoll, bereits zum Ende **dieses** Projekts konkrete weitere Vereinbarungen hinsichtlich der nächsten Umsetzungsschritte in einem neuen Projekt zu treffen.

Welches Anschlussprojekt bietet sich hier an?

Sinnvoll sind beispielsweise Maßnahmen:
- durch die bereits umgesetzte Maßnahmen weiter stabilisiert werden,
- die einen bereits begonnenen Prozess weiterführen (zum Beispiel den der Qualifikation aller Mitarbeiter im Umgang mit demenzkranken Menschen),
- bei denen eine breite Unterstützung zu erwarten ist, weil ähnliches im bestehenden Projekt erfolgreich umgesetzt wurde,
- die von Seiten der Mitarbeiter vor Ort als dringend verbesserungsbedürftig benannt wurden.

Sie als Projektleiter und die Projektmitarbeiter haben als Konstrukteure des umgesetzten Projekts den besten Einblick in die unmittelbar anschließenden Erfordernisse und können den für die weitere Planung verantwortlichen Personen hierzu konkrete Empfehlungen geben.

5.4 Maßnahmen zur Qualitätssicherung

Durch das Pflege- und Betreuungskonzept haben Sie die Grundlage zur Qualitätsentwicklung Ihrer Arbeit geleistet. Nun muss aber auch sichergestellt werden, dass der eingeschlagene Weg immer weiter gegangen wird, damit langfristig weder Rückschritte noch Stagnation eintreten. Dies erreichen Sie durch die regelmäßige Prüfung der Aktualität und Wirksamkeit Ihres Konzepts.

Die im Folgenden beschriebenen Strategien der Qualitätssicherung ergänzen sich und sind daher **gemeinsam** einzuführen.

Umsetzungskontrolle
Wie ist der Stand der Umsetzung des Konzepts? Welche Leistungen liegen bislang nur in der Theorie vor? Wo sind bereits umgesetzte Maßnahmen wieder »eingeschlafen«? Wie ist die Situation hinsichtlich der Qualifikation der Mitarbeiter?

Solche Fragen sollten im Rahmen einer etwa einmal jährlich stattfindenden **Standortbestimmung** geklärt werden. Dabei wird anhand des Konzepts eine Ist/Soll-Analyse vorgenommen. Die Ausführung kann das ehemalige Projektteam, ein bestehender Qualitätszirkel oder das Leitungsteam übernehmen.

Evaluation
Der Begriff »Evaluation« besagt zunächst ganz allgemein, dass eine Bewertung vorgenommen werden soll. Konkret geht es hier um die **Bewertung der *Wirksamkeit* Ihres Konzepts**: Erreichen Sie durch die Realisierung Ihres Konzepts das Ziel, Ihre demenziell erkrankten Bewohner so zu begleiten, dass diese ein möglichst selbstständiges, selbstbestimmtes und persönlich zufriedenstellendes Leben führen können? Wie schwer es ist, diese Frage objektiv zu beantworten, haben wir bereits im Kapitel 3 diskutiert. In diesem Kapitel finden Sie auch eine Darstellung der Möglichkeiten, die zur Konzeptevaluation bislang verfügbar sind.

Der Prozess der Evaluation ist aufwändiger als jener der Umsetzungskontrolle und kann daher in der Regel bestenfalls alle zwei bis drei Jahre stattfinden. Die Ergebnisse der Evaluation können dann nicht nur weitere Anstrengungen in der Umsetzung des Konzepts, sondern auch seine Fortschreibung notwendig machen.

Fortschreibung
Es liegt in der Natur eines Konzepts, dass es nie ein endgültiges Dokument sein kann, sondern **regelmäßig aktualisiert** und an veränderte fachliche Anforderungen angepasst werden muss. Dies bedeutet, dass Sie sich im Hinblick auf neue Entwicklungen in der Begleitung demenzkranker Menschen auf dem Laufenden halten und entsprechende Informationsquellen, die Sie im Laufe dieses Projekts kennen gelernt haben, regelmäßig konsultieren. Die auf diese Weise gesammelten Aktualisierungen sollten, am besten zusammen mit den durch die Evaluation notwendig gewordenen Änderungen, ins Konzept integriert werden.

Es ist empfehlenswert, die ausgewählten Maßnahmen zur Qualitätssicherung im Konzept selbst zu verankern (siehe Kapitel 2). Auf diese Weise ist auch die Einhaltung dieser Maßnahmen überprüfbar und daher für die Planungsverantwortlichen mehr verbindlich.

5.5 Abschlussbericht

Eine Einrichtung, die sich und ihre Arbeit beständig weiterentwickeln will, sollte ihre Erfahrungen bei diesem Prozess dokumentieren. Daher empfiehlt es sich, Verlauf und Ergebnisse des Projekts im Rahmen eines Projektberichts zusammenzufassen. Die auf diese Weise festgehaltenen positiven Erfahrungen können bei zukünftigen Projekten als Argumentationshilfen dienen, wenn es wieder einmal darum geht, Mitarbeiter von der Durchführbarkeit von Veränderungen zu überzeugen. Die dokumentierten negativen Erfahrungen werden in Zukunft helfen, bestimmte Fehler bei der Projektplanung nicht zu wiederholen.

Dieser Bericht könnte folgendes enthalten:
- Die Ergebnisse der Projektbilanz (zu den einzelnen Gliederungspunkten: siehe Bogen zur Projektbilanz)
- Wichtige Etappen auf dem Entstehungsprozess des Konzepts
- Empfehlungen für weitere Projekte

Legen Sie den Bericht den Projektmitarbeitern vor und bitten Sie um deren Einverständnis bzw. um Änderungsvorschläge.

Diese Arbeit sollten Sie aber nicht nur für das Archiv machen. Verwenden Sie den Bericht auch im Rahmen der Abschlussveranstaltung als Vorlage für eine Präsentation, in der Sie Mitarbeiter, Bewohner und Angehörige am Entstehungsprozess des Konzepts bzw. am Prozess der Umsetzung erster Maßnahmen teilhaben lassen.

5.6 Abschlussveranstaltung

Wie das Projekt eines offiziellen »Startschusses« bedarf (siehe Kapitel 1), so sollte es auch einen offiziellen Abschluss bekommen.

Die Abschlussveranstaltung dient dazu, allen mit der Einrichtung verbundenen Personen das Konzept und die ersten erfolgten Umsetzungsschritte zu präsentieren, das Konzept zu verabschieden, die geleistete Arbeit zu würdigen und das gelungene Werk zu feiern. Gleichzeitig hat diese Veranstaltung den Charakter einer **Projektübergabe**: Zusammen mit dem Projektabschluss geht die Verantwortung für die weitere Umsetzung des Konzepts an die Leitungsebene zurück.

Außer Mitarbeitern, Bewohnern und Angehörigen sollten auch Vertreter von im Umfeld der Einrichtung befindlichen Institutionen für ältere Menschen mit psychischen Erkrankungen eingeladen werden, ebenso wie Verantwortliche auf der politischen Ebene. Wenn es sich machen lässt, sollten Sie darüber hinaus diese Veranstaltung auch in der Öffentlichkeit bekannt machen und diese einladen.

Mögliche Inhalte einer Abschlussveranstaltung:

- Zu Beginn sollte, auch mit Rücksicht auf Personen, die der Thematik eher fern stehen, noch einmal auf den **Projekthintergrund** Bezug genommen werden, also auf die Notwendigkeit, sich auf die Begleitung demenzkranker Menschen konzeptionell einzustellen.
- Die **Entwicklung des Projekts** von der Ausgangsidee bis zum gegenwärtigen Zeitpunkt wird zusammenfassend dargestellt.
- Die **Projektergebnisse** werden vorgestellt. Gestalten Sie diese Präsentation so anschaulich wie möglich, beispielsweise mit Hilfe einer Fotowand oder einem Poster.
- Das **Konzept** wird durch die verantwortlichen Mitarbeiter der Leitungsebene offiziell verabschiedet.
- Die **nächsten Umsetzungsschritte** – soweit diese bereits feststehen – werden erläutert.
- Die Gäste erhalten die Möglichkeit zu **Fragen, Stellungnahmen und Anregungen**.
- Die Veranstaltung schließt mit einem zwanglosen **Umtrunk**.

Wenn Sie wichtige Personen aus der Öffentlichkeit einladen wollen, dann denken Sie daran, den Termin für die Abschlussveranstaltung rechtzeitig festzulegen und Einladungen ca. zwei bis drei Monate vor Termin zu versenden, damit diese Personen nicht bereits anderweitig engagiert sind.

5.7 Abschlusstreffen der Projektgruppe

»Wir hatten uns ja fest vorgenommen, uns nach dem Projektabschluss noch mal in gemütlicher Runde zu treffen. Leider ist dieses Vorhaben dann in den Alltagsaufgaben untergegangen und nie zustande gekommen …«

Wie das Projekt selbst, so hat auch die Projektgruppe einen längeren Entwicklungsprozess hinter sich, beginnend mit Zukunftsideen der einzelnen Mitarbeiter, aus denen gemeinsame Pläne und schließlich konkrete Ergebnisse wurden. Im Verlauf des Projekts hat die Gruppe sicher auch manche Hürde gemeinsam gemeistert. Selbst wenn die Zusammenarbeit nicht immer leicht gewesen sein sollte, so hat sich doch vielfach eine tiefergehende Verbundenheit unter den Mitarbeitern entwickelt, die das Projekt überdauern wird. Auch diese Ebene der Projektarbeit verdient Berücksichtigung. Darüber hinaus besteht eine besondere Verbundenheit der Mitarbeiter mit dem gemeinsamen Projekt. Daher sollte die Gelegenheit genutzt werden, noch einmal im engeren Kreis derer, die dieses Projekt realisiert haben, die Ergebnisse zu feiern.

Verabreden Sie daher mit den Mitarbeitern der Projektgruppe ein Abschlusstreffen. Dieses sollte in zwanglosem Rahmen am besten außerhalb der Einrichtung stattfinden, beispielsweise könnte die Gruppe in einem guten Restaurant gemeinsam essen gehen, wobei – als Zeichen der Anerkennung ihrer Leistungen – die Kosten von der Einrichtung übernommen werden sollten.

Dieses Abschlusstreffen findet am besten als allerletzter Projektpunkt nach der Abschlussveranstaltung statt, wenn alle Arbeitsaufgaben, die im Zusammenhang mit dem Projekt noch anfallen, erledigt sind. Planen Sie ein solches Abschlusstreffen rechtzeitig ein, am besten legen Sie den Zeitpunkt dafür fest, sobald der Termin für die offizielle Abschlussveranstaltung festliegt, um Entwicklungen wie die oben im Zitat beschriebene zu vermeiden.

Das Projekt ist abgeschlossen, die Projektgruppe hat sich aufgelöst oder wird sich demnächst mit einer neuen Aufgabe beschäftigen.

Wo stehen Sie jetzt, der Sie als Projektleitung und »Kapitän« des Arbeitsdampfers »Konzeptentwicklung« den Kurs maßgeblich bestimmt haben? Der Prozess, der im Rahmen dieser Arbeitshilfe komprimiert skizziert wurde, war für Sie in den letzten Monaten eine zentrale Aufgabe.

Welche Erfahrungen haben Sie gemacht?
Sind Sie mit den Anforderungen Ihrer Rolle gut zurechtgekommen oder haben Sie sich überfordert gefühlt?
Hatten Sie die notwendige Unterstützung oder wurden Sie allein gelassen?
Würden Sie noch einmal die Leitung eines solchen Projekts übernehmen?

Wir hoffen, mit dieser Arbeitshilfe dazu beizutragen, dass Ihre Erfahrungen im Rahmen dieses Projekts Ihnen Mut machen, auch weiterhin zusammen mit den Mitarbeitern Ihrer Einrichtung an der kontinuierlichen Qualitätsentwicklung in der Begleitung Ihrer demenziell erkrankten Bewohner zu arbeiten.

Literatur

Bundesministerium für Familie, Senioren, Frauen und Jugend (2002). Risiken, Lebensqualität und Versorgung Hochaltriger unter besonderer Berücksichtigung demenzieller Erkrankungen (Vierter Altenbericht zur Lage der älteren Generation in der Bundesrepublik Deutschland).

Bartholomeyczik, S. et al. (2006). Rahmenempfehlungen zum Umgang mit herausforderndem Verhalten bei Menschen mit Demenz in der stationären Altenhilfe. Bundesministerium für Gesundheit, Berlin

Basler, H.D., Hüger, D. Kunz, R., Luckmann, J., Lukas, A., Nikolaus, T., Schuler, M.S. (2006). Beurteilung von Schmerz bei Demenz (BESD) – Untersuchung zur Validität eines Verfahrens zur Beobachtung des Schmerzverhaltens. Schmerz,20, 519–26.

Bayrisches Staatsministerium für Arbeit und Sozialordnung, Familie, Frauen und Gesundheit & Arbeiterwohlfahrt Bezirksverband Oberbayern e.V. (Hrsg.) (2001), Kooperation von Hauswirtschaft und Pflege in stationären Einrichtungen der Altenhilfe. Ein Leitfaden zur Schnittstellengestaltung. München.

Böggemann, M., Kaspar, R., Bär, M., Berendonk, C., Kruse, A., & Re, S. (2008). Positive Erlebnisräume für Menschen mit Demenz – Förderung der Lebensqualität im Rahmen individuenzentrierter Pflege. In D. Schaeffer, J. Behrens & S. Görres (Hrsg.),

Optimierung und Evidenzbasierung pflegerischen Handelns (S. 80–104). Weinheim: Juventa.

Boy, J., Dudek, C., Kuschel, S. (1999). Projektmanagement. Grundlagen, Methoden und Techniken, Zusammenhänge. 6. Auflage. GABAL-Verlag, Offenbach.

Deutsches Netzwerk für Qualitätsentwicklung in der Pflege (Hrsg.) (2005). Expertenstandard Schmerzmanagement in der Pflege. DNQP-Geschäftsstelle, Fachhochschule Osnabrück

Gebert, A., und Kneubühler, H.-U. (2001). Qualitätsbeurteilung und Evaluation der Qualitätssicherung in Pflegeheimen. Plädoyer für ein gemeinsames Lernen. Verlag Hans Huber, Bern, Göttingen, Toronto, Seattle.

Gillies, B. A. (2000). A memory like clockwork: Accounts of living through dementia. Aging & Mental Health, 4(4), 366–374.

Graf, P. & Spengler, M. (2000). Leitbild- und Konzeptentwicklung. Ziel-Verlag, Augsburg.

Grond, E. (1998). Pflege Demenzkranker. Brigitte-Kunz-Verlag, Hagen.

Jaworska, A. (1999). Respecting the margins of agency: Alzheimer's patients and the capacity to value. Philosophy and Public Affairs, 28(2), 105–138.

Hansel, J. & Lomnitz, G. (2002). Projektleiter-Praxis. Erfolgreiche Projektabwicklung durch verbesserte Kommunikation und Kooperation. 4. überarbeitete und erweiterte Auflage. Springer-Verlag, Berlin, Heidelberg, New York.

Hobbes, P. 2000). Professionelles Projektmanagement. Verlag moderne Industrie AG, Landsberg/Lech.

Höft, B./Landesärzte für Gerontopsychiatrie (1999), Empfehlungen für Leistungsstandards in der gerontopsychiatrischen Pflege. Psychosoziale Arbeitshilfe, Band 13. Psychiatrie-Verlag, Bonn.

Kitwood, T. (2000). Demenz. Der person-zentrierte Ansatz im Umgang mit verwirrten Menschen. Deutsch-sprachige Ausgabe Hrsg. von Christian Müller-Hergl. Verlag Hans Huber, Bern, Göttingen, Toronto, Seattle.

Klein, U. (1997). »Das haben wir schon immer so gemacht«: Wie Sie hartnäckig Veränderungen verhindern, neue Projekte auf Eis legen und stur alles so weitermachen wie bisher. Verlag moderne Industrie AG, Landsberg/Lech.

Klessmann, E.: Wenn die Eltern Kinder werden und doch die Eltern bleiben: Die Doppelbotschaft der Altersdemenz. 6. Auflage. Huber-Verlag, Bern 2006.

Klie, T. & Schmidt, R. (2002). Demenz und Lebenswelten. In: Zeitschrift für Gerontologie und Geriatrie 2002, S. 177–180. Steinkopff-Verlag, Darmstadt.

van der Kooij, Cora (2006). Ein Lächeln im Vorübergehen. Erlebnisorientierte Altenpflege mit Hilfe der Mäeutik. Verlag Hans Huber, Bern, Göttingen, Toronto, Seattle

Krohwinkel, M. (1997). Fördernde Prozesspflege – Konzepte, Verfahren und Erkenntnisse. In: Osterbrink, J. (Hrsg.), Erster internationaler Pflegetheorienkongress Nürnberg. Verlag Hans Huber, Bern, Göttingen, Toronto, Seattle.

Kruse, A. (1996). Alltagspraktische und sozioemotionale Kompetenz. In Baltes und Montada (Hrsg.), Produktives Leben im Alter. Campus Verlag, Frankfurt, New York.

Kuratorium Deutsche Altershilfe (2001). Qualitätshandbuch Leben mit Demenz. Kuratorium Deutsche Altershilfe, 50677 Köln.

Kuratorium Deutsche Altershilfe (Hrsg.) (1996). Resident Assessment Instrument (RAI). System zur Klientenbeurteilung und Dokumentation. Kuratorium Deutsche Altershilfe, 50677 Köln.

Landeswohlfahrtsverband Württemberg-Hohenzollern (2000). Die Versorgung Demenzkranker. Bedarf und Planungshinweise für ein kommunales Versorgungskonzept.

Lind, Sven (2000). Umgang mit Demenz. Wissenschaftliche Grundlagen und praktische Methoden. Paul-Lempp-Stiftung Stuttgart.

MacQuarrie, C. R. (2005). Experiences in early stage Alzheimer's disease: Understanding the paradox of acceptance and denial. Aging & Mental Health, 9(5), 430–441.

Meleis, A. (1997), Die Theorieentwicklung der Pflege in den USA. In: Schaeffer, D., Moers, M., Steppe, H., Meleis, A. (Hrsg.), Pflegetheorien. Verlag Hans Huber, Bern, Göttingen, Toronto, Seattle.

Radzey, B., Kuhn, C., Rauh, J., Heeg, S., (2001). Qualitätsbeurteilung der institutionellen Versorgung und Betreuung dementiell Erkrankter (Literatur-Expertise). Schriftenreihe des Bundesministeriums für Familie, Senioren, Frauen und Jugend Band 207.1. Verlag W. Kohlhammer. Stuttgart.

Sozialministerium Baden-Württemberg (Hrsg.) (2000). Weiterentwicklung der Versorgungskonzepte für Demenzerkrankte in (teil-)stationären Altenhilfeeinrichtungen. Sozialministerium Baden-Württemberg, Stuttgart.

Stechl, E., Lämmler, G., & Steinhagen-Thiessen, E. (2007). Subjektive Wahrnehmung und Bewältigung der Demenz im Frühstadium – SUWADEM : Eine qualitative Interviewstudie mit Betroffenen und Angehörigen. Zeitschrift für Gerontologie und Geriatrie, 40(2), 71–80.

Steeman, E., Godderis, J., Grypdonck, M., De Bal, N., & De Casterlé, B. D. (2007). Living with dementia form the perspective of older people: Is it a positive story? Aging & Mental Health, 11(2), 119–130.

Wetzstein, Verena (2005). Diagnose Alzheimer. Grundlagen einer Ethik der Demenz. Campus Verlag, Frankfurt a. M.

Teil III
Fachbeiträge

1 Die Qualifizierung von Mitarbeitern im Hinblick auf die Betreuung demenziell erkrankter Heimbewohner

Dipl. Gerontol. Volker Fenchel

Einführung

Wie in den vorangegangenen Kapiteln deutlich wurde, gibt es keine Patentrezepte für die Betreuung demenzkranker Heimbewohner; viel weniger noch gibt es einen »Königsweg«. Jede einzelne Einrichtung steht demnach vor der Herausforderung, eigene passende Wege zu finden und diesen in maßgeschneiderten Konzepten eine Form zu geben.

Bei dieser anspruchsvollen Aufgabe sind die Einrichtungen auf qualifizierte Mitarbeiter angewiesen. Deren fachliches Wissen und praktische Erfahrung gehören zu den wichtigsten Voraussetzungen, um einerseits ein »gutes« Konzept entwickeln zu können und andererseits dieses Konzept auch in die Betreuungspraxis, also in den gelebten Alltag übertragen zu können.

Es ist davon auszugehen, dass die meisten Mitarbeiter ohne den Besuch entsprechender Fort- und Weiterbildungsmaßnahmen nicht über die erforderliche Fachkompetenz verfügen, um eine angemessene Betreuung demenziell erkrankter Heimbewohner sicherstellen zu können. Diese Feststellung darf wohl für alle Berufsgruppen Gültigkeit beanspruchen: Altenpflegekräfte, Heilerziehungspfleger, Sozialpädagogen usw.

Dieses Kapitel widmet sich den wichtigsten Aspekten der Qualifizierung von Mitarbeitern. Angesprochen werden damit alle diejenigen, die für diesen Bereich zuständig sind; hauptsächlich werden dies die Leitungen der einzelnen Bereiche sein, also Pflegedienst- und Hauswirtschaftsleitungen, eventuell auch Qualitätsbeauftragte.

Aufbau des Kapitels:

- Am Anfang stehen Überlegungen zu möglichen Qualifizierungsstrategien. Dabei geht es um die Frage, für welche Mitarbeiter welche Qualifizierungsmaßnahmen sinnvoll sind und wie diese auf praktikable Weise miteinander verzahnt und kombiniert werden können.
- Dann wird versucht, die Kompetenzen zu definieren, über die Mitarbeiter bei der Betreuung und Pflege demenziell erkrankter Bewohner verfügen sollten. Diese Kompetenzen werden in Form von Schlüsselqualifikationen formuliert.
- Nachdem geklärt wurde, welche Kompetenzen für die verschiedenen Gruppen von Mitarbeitern erforderlich sind, werden Methoden vorgestellt, mit denen der genaue Bildungsbedarf der Mitarbeiter erhoben werden kann.

- Wenn dieser Bedarf ermittelt ist, können entsprechende Maßnahmen geplant werden. Welche Planungsschritte sinnvoll sind, wird genauso erörtert, wie die Frage, welche Kriterien für die Durchführung von Fortbildungen hilfreich sein können.
- Es muss damit gerechnet werden, dass zumindest ein Teil der Mitarbeiter zur Wahrnehmung dieser Angebote motiviert werden muss. Dazu werden Anregungen gegeben.
- Der Erwerb von Wissen ist die eine Seite von Qualifizierungen, die Umsetzung in der täglichen Praxis die andere. Deshalb sind Überlegungen erforderlich, wie man die Mitarbeiter nach dem Besuch von Fort- und Weiterbildungen bei der Weitergabe und Umsetzung ihres Wissens unterstützen und fördern kann. Hier geht es also darum, wie die Früchte, die gesät wurden, nun auch geerntet werden können.
- Beendet wird das Kapitel mit Überlegungen zu Strategien, wie möglichst langfristig wirkende Effekte erzielt werden können.

1.1 Qualifizierungsstrategien

Wer in der Altenhilfe unter den derzeitigen Rahmenbedingungen mit der Organisation und Durchführung von Fort- und Weiterbildungsmaßnahmen beauftragt ist, muss eine schwierige Aufgabe lösen. Die Budgets für Fortbildungen sind in der Regel eng begrenzt und erlauben es nicht, für alle erforderlichen und gewünschten Themen Fortbildungen anbieten zu können. Besonders problematisch sind die Ausfall- und Ersatzkosten für die Mitarbeiter, die eine Fortbildung besuchen, da sie zusätzlich zu den Seminarkosten anfallen.

Die Betreuung demenziell erkrankter Menschen erfordert von den Mitarbeitern eine große Bandbreite an Kompetenzen, die sie, wie bereits erwähnt, in der Regel in den unterschiedlichen Berufsausbildungen (sei es in der Altenpflege, Ergotherapie, Sozialpädagogik oder auch Krankenpflege) nicht erwerben können. Es muss auch bedacht werden, dass Hilfskräfte in den meisten Einrichtungen etwa die Hälfte des Personals stellen; gerade sie benötigen Wissen und Kompetenzen, um die Fachkräfte bei der Gestaltung einer professionellen Betreuung unterstützen zu können. Auch Mitarbeiter aus Hauswirtschaft und Verwaltung kommen immer wieder in Situationen, in denen sie mit demenziell erkrankten Bewohnern kommunizieren müssen und sind dabei oft überfordert und hilflos. Auch sie sollten daher bei der Planung von Fortbildungsmaßnahmen berücksichtigt werden.

Wir haben es also mit einem umfassenden Qualifizierungsbedarf zu tun. Um realistische Planungen zu ermöglichen, wird im Folgenden ein Vorschlag gemacht, wie durch ein differenziertes Fort- und Weiterbildungskonzept möglichst viele Mitarbeiter die jeweils erforderlichen Kompetenzen erwerben können. Wer in welchem Umfang qualifiziert werden soll, hängt natürlich von den besonderen Bedingungen jeder Einrichtung ab.

Hier wird ein allgemeines Modell vorgestellt, das eine Qualifizierung auf vier verschiedenen Ebenen favorisiert. Jede Ebene richtet sich an eine andere Zielgruppe. Diese Ebenen sind nicht hierarchisch zu verstehen, sondern bringen die unterschiedlichen Zuständigkeiten und Verantwortlichkeiten zum Ausdruck, sowie die sich daraus ergebenden unterschiedlichen Grade der Involviertheit in den Betreuungsalltag. Aus diesen lassen sich dementsprechend unterschiedliche Anforderungen an Kompetenzbreite und -tiefe ableiten.

Diese Aufgliederung in vier Ebenen der Qualifizierung (siehe Tabelle 11) kann der erste Schritt bei der Entwicklung eines Fort- und Weiterbildungskonzepts sein. Wie schnell und wie umfangreich die Qualifizierung auf den verschiedenen Ebenen durchgeführt werden soll, ist damit nicht festgelegt. Diese Planungsschritte sind zu sehr von den besonderen Ge-

Tabelle 11: Vier Ebenen der Qualifizierung.

Ebene 1:
Alle Mitarbeiter der Einrichtung, die nicht direkt an der Betreuung von Bewohnern mit Demenzen mitwirken, sondern unterstützende Dienstleistungen erbringen. Hier handelt es sich um die Mitarbeiter in Hauswirtschaft, Technik und Verwaltung. Im Verlauf eines Tages ergeben sich vielfältige Situationen, in denen ihre Fähigkeit gefragt ist, mit demenziell erkrankten Bewohnern zu kommunizieren. Beispiele: • Eine Reinigungskraft, die das Zimmer eines Bewohners mit Demenz betritt, und von diesem beschuldigt wird, sie habe sein Geld entwendet; • der Koch, der zum vierten Mal in Folge von einer Bewohnerin mit Demenz entrüstet darauf hingewiesen wird, dass sie immer noch kein Frühstück erhalten habe oder • der Mitarbeiter an der Pforte, der eine demenziell erkrankte Bewohnerin dabei beobachtet, wie sie gerade eilig das Heim in Richtung Bushaltestelle verlässt. Auf dieser Ebene ist auch der Fortbildungsbedarf der Leitungen der jeweiligen Bereiche, inklusive der Heimleitung, besonders zu erwähnen!
Ebene 2:
Alle Pflegehilfskräfte, unter Umständen auch Hauswirtschaftskräfte, die in den Wohnbereichen und Wohngruppen aktiv die Betreuung mitgestalten. Der hohe Anteil dieser Mitarbeitergruppe an den Betreuungskräften macht sie zu einer besonders wichtigen Zielgruppe. Im Betreuungsalltag müssen sie selbstständig handeln, gerade in den alltäglichen sensiblen kommunikativen Situationen mit Bewohnern mit Demenz. Es liegt auf der Hand, dass sie über Kompetenzen verfügen sollten, die ihnen eine angemessene Beziehungsgestaltung zu den Bewohnern mit Demenz ermöglichen. Schließlich haben sie die wichtige Aufgabe, die Fachkräfte bei der Umsetzung der professionellen Pflegeplanung zu unterstützen.
Ebene 3:
Alle Fachkräfte, die für die professionelle Pflege und Betreuung zuständig sind; dazu gehören die Pflegefachkräfte, Heilerziehungspfleger, Sozialpädagogen und Ergotherapeuten. Diese Gruppe hat die professionelle Pflege und Betreuung zur Aufgabe und muss daher über den aktuellen fachlichen Kenntnisstand informiert sein und ihn auch anwenden können. Um eine koordinierte, einheitliche Betreuung realisieren zu können, ist es erforderlich, dass möglichst alle Fachkräfte über ein spezielles Fachwissen verfügen.
Ebene 4:
Alle Fachkräfte, die verantwortlich an der Steuerung und Organisation der Betreuung mitwirken (»Experten«). Eine Fachweiterbildung richtet sich an diejenigen Fachkräfte, die sich im Bereich der Gerontopsychiatrie zur verantwortlichen Übernahme von Aufgaben qualifizieren wollen. Ihre besondere Bedeutung liegt in dem speziellen breiten Kenntnisstand bezüglich der Organisation einer professionellen Betreuung psychisch erkrankter Menschen, der sie befähigt, in der Einrichtung eine wichtige Multiplikatorfunktion zu übernehmen, indem sie z. B. interne Fortbildungen durchführen.

gebenheiten vor Ort bestimmt. Was den jeweiligen Qualifizierungsumfang betrifft, so steigt der zeitliche Umfang von Ebene zu Ebene.

Auf den Ebenen 1 und 2 ist die Planung von mehrtägigen einrichtungsinternen Fortbildungen möglich und empfehlenswert. Kleinere Einrichtungen sind selten in der Lage, ausreichend Mitarbeiter für einen Fortbildungstag freizustellen; für sie bleibt dann die Möglichkeit, die Mitarbeiter zu externen Fortbildungen bei den in Frage kommenden Bildungsinstituten zu schicken.

Bereits auf Stufe 3 jedoch bekommt der Qualifizierungsbedarf hingegen eher den Charakter von umfangreicheren Weiterbildungsmaßnahmen, wie sie auf Ebene 4 in Form von »Fachweiterbildungen« obligatorisch sind. Dabei handelt es sich formal um die höchste Qualifizierungsform. Bei Fachweiterbildungen stellt sich immer die Frage nach der Anerkennung, weshalb es geboten ist, bei der Auswahl der Angebote Vorsicht walten zu lassen. Eine »staatliche Anerkennung« setzt ein Weiterbildungsgesetz voraus, das es bisher aber nicht in allen Bundesländern gibt. Es empfiehlt sich, hier auf die bundesweit geltenden Standards und Empfehlungen für Fach-Weiterbildungen zu achten, die als Mindestkriterium 720 Theoriestunden empfehlen.

1.2 Qualifizierungserfordernisse

In diesem Abschnitt werden nun für die vier Qualifizierungsebenen die Kompetenzen beschrieben, die jeweils für die Betreuung von demenziell erkrankten Bewohnern erforderlich sind. Unterschieden wird dabei nach vier Kompetenzbereichen: der Fach-, Methoden-, Sozial- und Persönlichkeitskompetenz.

Tabelle 12: Vier Kompetenzbereiche.

Fachkompetenz	umfasst das aktuelle Spektrum an fachlichem Wissen und entsprechenden Kenntnissen. Die Fachkompetenz ist, wie Richter zutreffend herausgearbeitet hat, keine Schlüsselqualifikation im eigentlichen Sinn, sondern vielmehr die grundlegende kognitive Voraussetzung für berufliche Handlungsfähigkeit. In der gerontopsychiatrischen Betreuung gehört zur Fachkompetenz beispielsweise das Wissen über die Demenz, aber auch über das Erleben der Demenz; zu nennen ist auch die Kenntnis methodischer Ansätze und der Besonderheiten der Kommunikation mit demenziell erkrankten Menschen.
Methodenkompetenz	bezieht sich auf die Fähigkeit, das fachliche Wissen in der Praxis angemessen anwenden und umsetzen zu können. Die Methodenkompetenz ermöglicht die systematische Erfassung von Problemen in ihrem Kontext und hilft bei der Suche nach kreativen und tragfähigen Lösungen. Hierzu gehört beispielsweise die Fähigkeit zur genauen Beobachtung des Verhaltens und die Suche nach Umwelteinflüssen bei herausfordernden Verhaltensweisen.

▸▸

Sozial-kompetenz	ist die Fähigkeit, mit anderen Personen angemessenen umgehen und zusammenarbeiten zu können. Sie ist bei personenbezogenen Dienstleistungen natürlich generell von großer Bedeutung, für die Betreuung von Bewohnern mit Demenz aber ganz herausragend. Empathisches Einfühlungsvermögen in die Betroffenen gehört hier genauso dazu, wie die Fähigkeit, mit den Kollegen gemeinsam ein günstiges therapeutisches Milieu herzustellen. __________ __________
Selbst-kompetenz	bezeichnet ein komplexes Repertoire von Fähigkeiten, die hier nur ansatzweise genannt werden können. Bereitschaft und Fähigkeit zur Reflexion eigener Werthaltungen und Verhaltensweisen gehört in diesen Kompetenzbereich ebenso wie Kritikfähigkeit und das Erkennen der Belastbarkeit und eigener Grenzen. __________ __________

Diese Kompetenzen sind in Form von Schlüsselqualifikationen formuliert, womit zum Ausdruck gebracht werden soll, dass Qualifizierungsmaßnahmen kein starres Fachwissen vermitteln dürfen, sondern vielmehr die Mitarbeiter befähigen sollen, das Wissen in der beruflichen Praxis situationsadäquat anzuwenden. Schlüsselqualifizierung hat zum Ziel, den Mitarbeitern ein breites Spektrum an Wissen und Methoden zu vermitteln, sodass sie von Situation zu Situation angemessene Lösungen finden. Da der Begriff der Schlüsselqualifikation sehr unterschiedlich gebraucht wird, erfolgt hier der Einfachheit halber die Beschränkung auf die Konzeptualisierung eines Autors (*Richter*, 1995).

Die aufgeführten Kompetenzen erheben keinen Anspruch auf Vollständigkeit; daher wurden in jeder Tabelle Leerzeilen gelassen, um eigene Ergänzungen eintragen zu können.

Die Formulierungen für die Ebene 3 und 4 wurden in erster Linie für Pflegefachkräfte getroffen; da sich die Einrichtungen hinsichtlich der Einsatzfelder der anderen sozialen Berufe stark unterscheiden, kann hier keine detaillierte Aufzählung gemacht werden. Hier sind also eigene Ergänzungen und Modifizierungen notwendig; die Formulierungen für die Pflegefachkräfte können dabei eine Orientierung geben.

1.2.1 Qualifizierungserfordernisse auf Ebene 1: Hauswirtschaft und Verwaltung

Kenntnis der grundlegenden Symptome der Alzheimer-Demenz und deren Auswirkungen auf das Erleben und Verhalten der Bewohner.
Kenntnis der Auswirkungen eines therapeutischen Milieus auf das Wohlbefinden der Bewohner.
Fähigkeit, sich empathisch in die Lebenssituation von Menschen mit demenziellen Erkrankungen hineinversetzen zu können.
Fähigkeit, Menschen mit demenziellen Erkrankungen auf der Grundlage ihrer verbliebenen Kompetenzen und Ressourcen zu sehen.
Fähigkeit, mit den Bewohnern auf der Grundlage ihrer Kompetenzen zu kommunizieren und zu interagieren
Eigene Ergänzungen:

1.2.2 Qualifizierungserfordernisse auf Ebene 2: Pflegehilfskräfte

Kenntnis der grundlegenden Symptome der Alzheimer-Demenz und deren Auswirkungen auf das Erleben und Verhalten der Bewohner.
Kenntnis der Auswirkungen eines therapeutischen Milieus auf das Wohlbefinden der Bewohner.
Fähigkeit, sich empathisch in die Lebenssituation von Menschen mit demenziellen Erkrankungen hineinversetzen zu können.
Fähigkeit, Menschen mit demenziellen Erkrankungen auf der Grundlage ihrer verbliebenen Kompetenzen und Ressourcen zu sehen.
Fähigkeit, mit den Bewohnern auf der Grundlage ihrer Kompetenzen zu kommunizieren und zu interagieren.
Fähigkeit, den demenziell erkrankten Bewohner entsprechend seiner krankheitsbedingten Einschränkungen bei den Alltagsaktivitäten so zu unterstützen, dass er diese so weit möglich und von ihm gewünscht ausüben kann.
Fähigkeit, auffällige Verhaltensweisen des Bewohners zu beobachten und in der Pflegedokumentation wertfrei zu protokollieren.
Fähigkeit und Bereitschaft, die Fachkräfte bei den erforderlichen Pflegemaßnahmen zu unterstützen.
Kenntnis der Bedeutung der Biografie für die Betreuung von Menschen mit demenziellen Erkrankungen.
Fähigkeit und Bereitschaft, auf der Grundlage eines humanistischen Menschenbildes das eigene Handeln und dessen Folgen zu reflektieren.
Fähigkeit, zu Bewohnern und deren Angehörigen eine empathische und tragfähige Beziehung aufzubauen
Eigene Ergänzungen:

1.2.3 Qualifizierungserfordernisse auf Ebene 3: Pflegefachkräfte, Sozialpädagogen, Ergotherapeuten, Heilerziehungspfleger etc.

Kenntnis der gerontopsychiatrischen Krankheitsbilder, deren Verursachung und therapeutischen Behandlungsmöglichkeiten.
Kenntnis der verordneten Medikamente und deren Nebenwirkungen.
Fähigkeit, den Verlauf der demenziellen Erkrankung systematisch beobachten und beschreiben zu können.
Fähigkeit, eine spezielle psychiatrische Pflegeplanung auf der Basis von Ressourcen und Kompetenzen zu erstellen.
Kenntnis der Auswirkungen eines therapeutischen Milieus auf das Wohlbefinden der Bewohner.
Fähigkeit, sich empathisch in die Lebenssituation von Menschen mit demenziellen Erkrankungen hineinversetzen zu können.
Fähigkeit, Menschen mit demenziellen Erkrankungen auf der Grundlage ihrer verbliebenen Kompetenzen und Ressourcen zu sehen.
Fähigkeit, mit den Bewohnern auf der Grundlage ihrer Kompetenzen zu kommunizieren und zu interagieren.
Kenntnis der Auswirkungen eines therapeutischen Milieus auf das Wohlbefinden der Bewohner.
Fähigkeit, sich empathisch in die Lebenssituation von Menschen mit demenziellen Erkrankungen hineinversetzen zu können.
Fähigkeit, Menschen mit demenziellen Erkrankungen auf der Grundlage ihrer verbliebenen Kompetenzen und Ressourcen zu sehen.
Fähigkeit, mit den Bewohnern auf der Grundlage ihrer Kompetenzen zu kommunizieren und zu interagieren.
Fähigkeit, für den Bewohner unter Berücksichtigung seiner Biografie und seiner krankheitsbedingten Einschränkungen eine Pflege- und Betreuungsplanung zu erstellen und durchzuführen, die seine erhaltenen Kompetenzen fördert und infolge der Erkrankung verlorengegangene Fähigkeiten kompensiert.
Fähigkeit, in der sozialen und räumlichen Umwelt des demenziell erkrankten Bewohners förderliche und behindernde Faktoren zu erkennen und auf sie adäquat im Sinne des Wohlbefindens und der Selbstbestimmung des Bewohners einzuwirken.
Fähigkeit, an der Umsetzung der Ziele eines Betreuungs- und Pflegekonzepts für demenziell erkrankte Bewohner verantwortlich mitzuwirken.
Fähigkeit, die Angehörigen eines demenziell erkrankten Bewohners über krankheitsbedingte Veränderungen in dessen Verhalten zu informieren und zu beraten.
Fähigkeit, mit Vertretern der anderen Berufsgruppen des therapeutischen Teams eine gemeinsame, einheitliche Pflege und Betreuung sicherzustellen.
Fähigkeit und Bereitschaft zur persönlichen und beruflichen Weiterentwicklung.
Fähigkeit, Pflegehelfer auf der Grundlage ihrer Fertigkeiten und Fähigkeiten so anzuleiten, dass sie demenziell erkrankte Bewohner in ihrer Selbstbestimmung und Selbstständigkeit nicht unter- und nicht überfordern.

Fähigkeit, zu Bewohnern und deren Angehörigen eine empathische und tragfähige Beziehung aufzubauen.
Fähigkeit, mit den Kollegen des therapeutischen Teams offen und konstruktiv zusammenzuarbeiten.
Fähigkeit, Konflikte mit Angehörigen, Kollegen und Vorgesetzten thematisieren und bearbeiten zu können.
Fähigkeit und Bereitschaft, sich mit Neuerungen auseinanderzusetzen und an ihrer Umsetzung mitzuwirken.
Fähigkeit, eigene Grenzen im Umgang mit demenzkranken Bewohnern zu erkennen und Unterstützung von anderen in Anspruch zu nehmen
Eigene Ergänzungen:

1.2.4 Qualifizierungserfordernisse auf Ebene 4: Fachkräfte mit Fachweiterbildung

In dieser Aufzählung werden nur die Kompetenzen genannt, die eine (Pflege-)Fachkraft zusätzlich zu denen unter 1.2.3 genannten Kompetenzen erwerben sollte.

Fähigkeit, geeignete gerontopsychiatrische Assessments anwenden zu können.
Fähigkeit, die Qualität der Betreuung demenziell erkrankter Bewohner fachlich zu bewerten und auf sie steuernd/korrigierend einwirken zu können.
Fähigkeit, in der eigenen Einrichtung eigenständig Fortbildungen im Bereich der gerontopsychiatrischen Pflege planen, durchführen und auswerten zu können.
Fähigkeit, die Mitarbeiter für notwendige Veränderungsmaßnahmen sensibilisieren und motivieren zu können.
Fähigkeit, die Mitarbeiter der Einrichtung zur Mitwirkung am Qualitätsmanagement im Bereich der Betreuung demenziell erkrankter Bewohner motivieren zu können.
Fähigkeit, konstruktiv und selbstverantwortlich mit den Leitungskräften zusammenarbeiten zu können.
Fähigkeit und Bereitschaft, die neuesten Erkenntnisse aus Pflegewissenschaft, Gerontologie und Gerontopsychiatrie auf ihre Relevanz für die Praxis vor Ort zu prüfen und gegebenenfalls vor Ort umzusetzen.
Fähigkeit, an der Entwicklung und Umsetzung von Pflege- und Betreuungskonzepten verantwortlich und steuernd mitwirken zu können und aktuelle fachliche Erkenntnisse in die Konzeptentwicklung mit einbringen zu können
Eigene Ergänzungen:

1.3 Ermittlung des Weiterbildungsbedarfs

Bei der Ermittlung des Weiterbildungsbedarfs geht es um die Erstellung einer Ist/Soll-Analyse im Bildungsbereich. Für die Ermittlung des Fort- und Weiterbildungsbedarfs steht eine Reihe von Methoden zur Verfügung, von denen jede Vor- und Nachteile hat. Ein besonderes Problem bei der Ermittlung des Bildungsbedarfs ist es, dass objektive Informationen nicht zu erlangen sind. Vielmehr können nur subjektive Aussagen der Mitarbeiter erhoben werden, und man erfährt lediglich, welche Bildungsthemen sie subjektiv für wichtig erachten bzw. wie sie ihre Kompetenzen einschätzen. Trotzdem können Erhebungsinstrumente entwickelt werden, die brauchbare Informationen liefern. Da die Ausgangsbedingungen in den einzelnen Einrichtungen zu unterschiedlich sind, können hier keine fertigen Instrumente angeboten werden, jedoch Wege zur Entwicklung von Instrumenten gezeigt werden. Im Einzelfall muss dann entschieden werden, welche Methode die geeignete ist (eine umfassende Darstellung der Bedarfsanalyse im Kontext der Personalentwicklung findet sich bei *Becker* 2005, S. 31 ff.).

Hier werden vor allem verschiedene Formen der Mitarbeiterbefragung betrachtet, da diese Methode praktikabel angewendet werden kann. Ergänzend wird die Methode der Moderation vorgestellt, die zwar vom Personaleinsatz aufwendiger ist, aber effektivere Ergebnisse verspricht. Eine Übersicht über die vorgestellten Methoden gibt Tabelle 13, die auch Auskunft darüber gibt, wo die Methode ansetzt: am Bedarf, den eine Person oder Gruppe formuliert, oder am Bedarf, der sich durch die Anforderungen an eine bestimmte Funktion erfordert.

Tabelle 13: Methoden der Bildungsbedarfsanalyse.

Methoden der Bildungsbedarfsanalyse	Ausgangspunkt
Freie Abfrage	Person
Themenvorgaben	Person
Problemvorgabeliste	Person
Kompetenzprofil	Funktion
Moderation	Person, Gruppe und Funktion

1.3.1 Freie Abfrage

Die freie Abfrage ist die einfachste Form der Bedarfsanalyse. Hierbei werden die Mitarbeiter gebeten, die Fort- und Weiterbildungswünsche für einen bestimmten Zeitraum anzugeben. Häufig werden diese Wünsche über die Stations- oder Wohngruppenleitungen gesammelt und an die Pflegedienstleitungen oder Qualitätsbeauftragten weitergeleitet. Problematisch bei dieser Methode ist die Zufälligkeit der Nennungen, da man sich weitgehend darauf verlässt, dass die Mitarbeiter die Aufgabenfelder, in denen sie einen Bildungsbedarf haben, eigenständig identifizieren und benennen können.

1.3.2 Themenvorgaben

Der Bedarf wird systematischer erhoben, wenn den Mitarbeitern eine Liste (siehe Tabelle 14) zur Verfügung gestellt wird, auf denen verschiedene Themenfelder vorgegeben werden, von denen sie die interessanten bzw. für wichtig erachteten ankreuzen sollen. Genauer werden die Angaben noch, in dem die erachtete Wichtigkeit der verschiedenen Themen gestuft werden kann.

Tabelle 14: Beispiel für eine Liste mit Themenfeldern.

Welche der folgenden Themenfelder finden Sie in Bezug auf die Betreuung Demenzkranker für wichtig? 1 = sehr wichtig; 2 = wichtig, 3 = weniger wichtig	1	2	3
Informationen über das Krankheitsbild Demenz			
Pflegeplanung bei Bewohnern mit Demenzen			
Kommunikation mit Bewohnern mit Demenzen			
...			

1.3.3 Einfache Problemvorgabeliste

Das Verfahren der Themenvorgabe gibt im eigentlichen Sinne nur Informationen darüber, welche Fortbildungsinhalte die einzelnen Mitarbeiter für wichtig erachten. Fraglich ist, inwieweit ein Zusammenhang zu den tatsächlichen Problemen in der Alltagspraxis gegeben ist. So könnte es vorkommen, dass Mitarbeiter Themen nennen, die sie zwar persönlich interessant finden, die aber in der Praxis nur von geringer Relevanz sind.

Dieses Problem kann dadurch gelöst werden, dass man in einer Liste Probleme aus der Praxis anstelle von Themen benennt und diese nach Dringlichkeit bewerten lässt. Um möglichst alle praxisrelevanten Probleme in Erfahrung zu bringen, bietet es sich an, am Ende der Liste eine offene Frage zu formulieren (siehe Tabelle 15).

Die Problemvorgaben können allgemein gehalten sein, wie Tabelle 15, sie können aber auch konkreter und differenzierter formuliert werden. So kann die Frage nach den Schwierigkeiten mit der Pflegeplanung in einzelne Aspekte untergliedert werden (siehe Tabelle 16).

Tabelle 15: Beispiel für eine Liste mit Problemvorgaben.

Welche der nachfolgenden Aufgaben bei der Betreuung und Pflege demenziell erkrankter Bewohner stellt Sie vor Probleme? 1 – häufig; 2 – gelegentlich; 3 – selten	1	2	3
Mangelndes Wissen über das Krankheitsbild			
Schwierigkeiten bei der Pflegeplanung			
Kommunikation mit demenziell erkrankten Bewohnern			
...			
Stoßen Sie in der Praxis auf weitere Probleme, die hier nicht erwähnt wurden?			

Tabelle 16: Beispiel »Pflegeplanung«.

Welche der nachfolgenden Aufgaben bei der Betreuung und Pflege demenziell erkrankter Bewohner stellt Sie vor Probleme? 1 – häufig; 2 – gelegentlich; 3 – selten	**1**	**2**	**3**
…			
Schwierigkeiten bei der Pflegeplanung Erkennen von Ressourcen Festlegen von Zielen Ableiten von Maßnahmen Formulieren von Zielen und Maßnahmen			
…			

1.3.4 Kompetenzprofil

Kompetenzprofile in Form von Schlüsselqualifikationen geben lediglich Soll-Anforderungen vor. Sie können aber zu einem Messinstrument zur Ermittlung des tatsächlichen Fort- und Weiterbildungsbedarfs erweitert werden. Dies wird möglich, wenn zu den einzelnen Kategorien der Kompetenzbereiche Fragen formuliert werden, die den Mitarbeitern eine Selbsteinschätzung ermöglichen. Mit Hilfe der Kompetenzprofile können nun die einzelnen Fertigkeiten und Fähigkeiten in eine Fragebogenform gebracht werden. Am Beispiel der Ebene 3 sollen die dazu notwendigen Schritte beschrieben werden. Der erste Aspekt der Fachkompetenz bezieht sich auf die Kenntnis der gerontopsychiatrischen Krankheitsbilder. In einem Befragungsinstrument kann dieser Aspekt folgendermaßen in eine Frage umgeformt werden:

Wie schätzen Sie Ihre Kenntnis der gerontopsychiatrischen Krankheitsbilder und deren therapeutischen Behandlungsmöglichkeiten ein?

Um die Antworten leichter auswerten zu können, können Antwort-Kategorien ähnlich der von Schulnoten vorgegeben werden:

Sehr gut	**gut**	**befriedigend**	**ausreichend**	**mangelhaft**

Die Formulierungen können variieren, andere Möglichkeiten sind beispielsweise *»Ich tue mich schwer mit …«*, *»Ich habe Probleme mit der gerontopsychiatrischen Pflegeplanung.«* usw. Dann müssen aber auch die Antwortkategorien angepasst werden, z. B. in *»Trifft voll und ganz zu«* bis *»Trifft überhaupt nicht zu«*. Im Fragebogen empfiehlt es sich, diese Antworten in Form von Zahlen einzutragen, deren Bedeutung zu Beginn des Fragebogens erklärt werden.

Beispiel:

Kompetenzaspekt	**1**	**2**	**3**	**4**	**5**
Wie schätzen Sie Ihre Kenntnis der gerontopsychiatrischen Krankheitsbilder und deren therapeutischen Behandlungsmöglichkeiten ein?					

Bei Antworten ab der »3« könnte ein Weiterbildungsbedarf konstatiert werden. Es ist aber auch möglich, die Antwortvorgaben konkreter in Bezug zu den beruflichen Anforderungen zu formulieren:

Tabelle 17: Beispiel »Antwortvorgaben und konkrete berufliche Anforderungen.

1	2	3	4	5
Ich fühle mich in der Praxis sehr sicher.	Es kommt selten vor, dass ich mich unsicher fühle.	Ich wünsche mir manchmal, über mehr Wissen zu verfügen.	Es kommt häufig vor, dass ich mich unsicher fühle.	Ich fühle mich in der Praxis sehr unsicher.

Es ist aufwendig, solche Antwortvorgaben zu formulieren. Eine besondere Schwierigkeit liegt auch darin, dass sich nicht immer alle Fragen so formulieren lassen, dass die gleichen Antwortformulierungen passen.

1.3.5 Die Moderation

Bei der Moderation wird der Bildungsbedarf in einer Gruppe – z. B. dem Team einer Station oder eines Wohnbereichs – ermittelt, indem in einer Diskussion, die durch einen oder zwei Moderatoren geleitet wird, gemeinsam Praxisprobleme in der Betreuung von Bewohnern mit demenziellen Erkrankungen gesammelt und erörtert werden.

Diese Form der Bedarfsermittlung ist eine im Vergleich zu den schriftlichen Individualbefragungen »teure« Methode, da wird nun eine Gruppe von Mitarbeitern für mehrere Arbeitsstunden freigestellt. Die Analyse kann sich dann auf mehrere Sitzungen und über einen längeren Zeitraum erstrecken. Sie ist besonders dann sinnvoll, wenn sich die Situation der Bedarfsanalyse als besonders kritisch und konfliktträchtig herausstellen sollte. Ein typischer Fall ist der, dass in einer betroffenen Gruppe ein Teil der Mitarbeiter die Notwendigkeit eines gerontopsychiatrischen Betreuungskonzepts nicht akzeptiert und eine ablehnende Haltung signalisiert. Diese Konfliktkonstellation kann durch die Moderationsmethode aufgegriffen werden, da die Moderatoren in der Diskussion nicht nur auf die Sachebene eingehen, sondern auch die problematischen emotionalen Faktoren thematisieren.

Eine einzelne Moderationsrunde gliedert sich in der Regel in drei Phasen (s. Tabelle 18): den Einstieg, die Problembearbeitung und die Auswertung.

Wird der Bildungsbedarf auf diese Weise erhoben, so hat dies zwei besondere Vorteile:

1. Die betroffenen Mitarbeiter werden aktiv an der Problemdiagnose beteiligt, sie fühlen sich in Entscheidungsprozesse einbezogen, ihre individuellen Bedürfnisse werden ernst genommen und sie entwickeln eine positive Einstellung zu den Bildungsmaßnahmen.
2. Die betroffenen Mitarbeiter werden stärker als bei anderen Methoden motiviert, an den Fort- und Weiterbildungsmaßnahmen, die sich anhand ihrer Diagnose ergeben, teilzunehmen und die dort erworbenen Kompetenzen auch in die Praxis umzusetzen (dies setzt aber wiederum voraus, dass die Verantwortlichen und Vorgesetzten dies auch ausdrücklich wünschen und unterstützen! Mehr dazu in Abschnitt 1.6).

Tabelle 18: Die drei Phasen einer Moderationsrunde.

Einstieg
In der Einstiegsphase soll nach einer kleinen Anwärmrunde zunächst ein Problembewusstsein hergestellt werden. Die Teilnehmer sollen ihre unterschiedlichen Interessen, Einstellungen, Meinungen, Erfahrungen etc. zur Sprache bringen. Aufgabe der Moderatoren ist es, die unterschiedlichen Interessenlagen als gleichberechtigt herauszuarbeiten und allgemeine Probleme zu benennen.
Bearbeitung des Problems
In dieser Phase sollen die erarbeiteten Probleme bearbeitet werden. Hierzu bietet sich – vor allem, wenn die gesamte Moderationsgruppe größer als 12 Teilnehmer beträgt – die Aufteilung in Kleingruppen an, die einzelne Problemfelder bearbeiten. Die Moderatoren haben hier u. a. die Aufgabe, die Themen auf die Gruppen aufzuteilen und den Gruppen konkrete Aufträge zu erteilen. Zum Abschluss dieser Phase müssen die Ergebnisse vorgestellt und zusammengefasst werden.
Auswertung
In der letzten Phase haben die Moderatoren die Aufgabe, die Ergebnisse bewerten zu lassen und die Zufriedenheit der Mitglieder mit den Ergebnissen festzustellen. In Abhängigkeit davon muss entschieden werden, ob weitere Runden erforderlich sind.

Auf die Einzelheiten der Moderationsmethode wird hier nicht näher eingegangen. Es kann nur auf die einschlägige Literatur verwiesen werden (*Leiter* 1982). Abschließend sollen nur kurz einige wichtige Voraussetzungen für den Einsatz der Moderation genannt werden:

- Die Moderatoren sollten in der Methode geschult sein und Erfahrungen gesammelt haben.
- Die Verantwortlichen und Vorgesetzten müssen wünschen und unterstützen, dass die Ergebnisse der Moderation auch angenommen und umgesetzt werden.
- Bei der Moderation darf es nicht um Ja/Nein-Entscheidungen gehen.
- Die Teilnehmer müssen gleichberechtigt sein.
- Die Teilnehmer müssen zu einer offenen Kommunikation fähig und willig sein.

1.4 Die Planung und Durchführung von Fort- und Weiterbildungsmaßnahmen

Wenn die Ergebnisse der Bedarfsanalyse vorliegen, wird ein nächster Schritt notwendig: die Ableitung und Planung entsprechender Fort- und Weiterbildungsmaßnahmen. Hier kann die Beachtung folgender Schritte hilfreich sein:

1. **Festlegung der Fortbildungsthemen**
   Hierbei ist zu bedenken, dass eine einzelne Maßnahme nicht überfrachtet wird. Je nach Umfang einer einzelnen Fortbildungseinheit sollte überlegt werden, wie viel Zeit die Vermittlung eines bestimmten Themas benötigt. Dies zu bestimmen erfordert Erfahrung, über die am ehesten die spezialisierten Referenten bzw. Bildungsinstitute verfügen. Deshalb ist es sinnvoll, mit diesen ein Beratungsgespräch zu vereinbaren, um eine inhaltliche Reihenfolge von Themen zu besprechen. Prinzipiell kann man sich bei der inhaltlichen Planung am Prinzip »Von innen nach außen« orientieren: von der Krankheit über die Person zur sozialen, räumlichen und institutionelle Umwelt. Die einzelnen Schritte bauen logisch dann folgendermaßen aufeinander auf:

- Informationen über die Krankheit Demenz
- Auswirkungen der Erkrankung auf den betroffenen Menschen (Erleben und Verhalten)
- Anforderungen an die Betreuung und Pflege

2. **Festlegung der Zielgruppen**
In Kapitel 1.1 wurden vier Ebenen der Qualifizierung unterschieden: Auf jeder Ebene finden sich Gruppen von Mitarbeitern, die einen besonderen Qualifizierungsbedarf haben. Die ermittelten Themen haben nicht für alle Zielgruppen die gleiche Relevanz, ebenso haben die unterschiedlichen Gruppen ein unterschiedliches Vorwissen. Wenn z. B. eine Fortbildung zum Thema »Demenzielle Erkrankungen« geplant wird, kann davon ausgegangen werden, dass examinierte Pflegekräfte bereits in ihrer Ausbildung Grundlagen dazu vermittelt bekommen haben und sich langweilen könnten, wenn in einer Fortbildung nur diese Grundlagen wiederholt werden. Zu achten ist also darauf, dass Fortbildungen thematisch so zu planen sind, dass sie die gewünschte Zielgruppe nicht über-, aber auch nicht unterfordern. Dazu ist es sinnvoll, manche Fortbildungen speziell für Fachkräfte anzubieten, andere wiederum speziell für die Mitarbeiter, die keine Ausbildung in einem Pflege- oder anderen therapeutischen Beruf gelernt haben. Diese Trennung dürfte vor allem bei Themen zur Krankheitslehre und zum Themenbereich Kommunikation sinnvoll sein, weil hier in der Ausbildung bereits ein umfangreiches Vorwissen erworben wird.
3. **Festlegung der zeitlichen Abfolge der Maßnahmen**
Die einzelnen Maßnahmen sollten mittel- bis langfristig aufeinander abgestimmt werden. Auf der Basis der inhaltlichen Abfolge kann nun zusammen mit einer zeitlichen Festlegung der Termine ein Fortbildungsplan entwickelt werden. Mit diesem Plan können den Mitarbeitern die Qualifizierungsziele transparent gemacht werden. Dadurch erhalten die einzelnen Fortbildungen aus der Sicht der Mitarbeiter eine andere Wertigkeit: Es handelt sich dann nicht mehr um einzelne Veranstaltungen, sondern um eine zusammenhängende Reihe, die einen höheren Anspruch an die Qualifizierung beinhaltet. Um diesen Motivationsvorteil optimal nutzen zu können, bietet es sich an, die einzelnen Maßnahmen für die Zielgruppen zeitlich nicht zu weit auseinanderklaffen zu lassen. Eine (erfolgreiche) Fortbildung erzeugt Interesse und Neugier, die schnell wieder verpuffen kann. Ein Abstand von nicht mehr als drei bis vier Wochen erscheint angemessen zu sein.
Bei der Planung der Fort- und Weiterbildungen stellen sich in der Regel noch weitere Fragen:
   - **Was ist besser: interne oder externe Fortbildungen?**
   Die Durchführung von Fortbildungsmaßnahmen in der eigenen Einrichtung bietet eine Reihe von Vorteilen: Sie können den jeweiligen Gegebenheiten besser angepasst und auf die ausgesuchten Zielgruppen hin ausgerichtet werden. Da gleichzeitig mehrere Mitarbeiter teilnehmen können, sind sie auch von der Kostenseite her interessanter als externe Fortbildungen. Positiv ist auch, dass die Akzeptanz des vermittelten Wissens und dessen Umsetzung in die Praxis bei internen Fortbildungen günstigere Voraussetzungen findet. Bei externen Fortbildungen kommt es häufig zu der Situation, dass sie nur von einem einzelnen Mitarbeiter besucht werden, und dieser dann bei seinen Kollegen auf wenig Akzeptanz seines erworbenen Wissens stößt. Da bei internen Fortbildungen im Gegensatz dazu mehrere Mitarbeiter teilgenommen haben, stellt sich dieses Akzeptanzproblem weniger. Problematisch ist die Organisation interner Fortbildungen aber für kleinere Einrichtungen, da sie schnell an perso-

nelle Grenzen stoßen: genügend Mitarbeiter für eine Fortbildung zusammen zu bekommen und für diese dann auch noch Ersatz zu organisieren, ist hier oftmals nicht möglich. Je spezieller die Themen sind, um so kleiner ist automatisch der Kreis der in Frage kommenden Mitarbeiter. In diesem Fall kommen nur externe Fortbildungen infrage. Diese bieten den Vorteil, dass die Mitarbeiter dort auf Kollegen aus anderen Einrichtungen treffen und Ideen aus anderen Einrichtungen mitnehmen können.

Fazit: Können ausreichend Mitarbeiter für einen Termin freigestellt werden, empfiehlt sich dieser Weg einer hausinternen Fortbildung. Damit in der Fortbildung auf die Besonderheiten der Betreuung vor Ort eingegangen werden kann, ist es sinnvoll, in einem Vorgespräch mit dem Referenten auf diese Besonderheiten einzugehen, damit sich dieser entsprechend vorbereiten und das Seminar entsprechend gestalten kann.

- **Wann und für welche Mitarbeiter sind Weiterbildungen sinnvoll?**
  Weiterbildungen sind sehr kostenintensive Maßnahmen, bei denen sich für jeden Arbeitgeber die Frage nach ihrer Notwendigkeit stellt. Bei Fachweiterbildungen kommen zu den theoretischen Seminarstunden in der Regel auch noch Praktika dazu, die die Mitarbeiter für die Dauer der Weiterbildung (berufsbegleitend in der Regel bis zu zwei Jahren) von der Arbeit in der Einrichtung abziehen. Trotzdem rechnet es sich für jede Einrichtung, mindestens einen Mitarbeiter eine Weiterbildung im Bereich der Gerontopsychiatrie besuchen zu lassen. Dafür spricht zum einen, dass in jeder Einrichtung Bewohner leben, die auch an anderen psychiatrischen Störungen leiden. Diese müssen erkannt und auch angemessen betreut werden. Die Kenntnis der gesamten psychiatrischen Störungen im Alter wird in Weiterbildungen ausreichend vermittelt. Schließlich kann nur in Weiterbildungen ein zusammenhängendes, übergreifendes Wissen vermittelt und auch überprüft werden! In Fortbildungen kann nie sicher gestellt werden, dass sich die Mitarbeiter die entsprechenden (zumindest Fach-) Kompetenzen auch angeeignet haben. Ein Mitarbeiter mit einer Fachweiterbildung wird zu einem Experten qualifiziert, der in den Einrichtungen die verantwortliche Organisation und Gestaltung der Betreuung psychisch kranker Bewohner übernehmen kann. Dies gilt besonders für die Weiterbildung in der Pflege. Mit der Weiterbildung wird ein Mitarbeiter auch befähigt, hausinterne Schulungen durchzuführen, sowie Anleitungsfunktionen für Schüler und Mitarbeiter zu übernehmen.
- **Nach welchen Kriterien können geeignete Anbieter von Fort- und Weiterbildungsmaßnahmen ausgewählt werden?**
  Die Suche nach geeigneten Bildungsträgern ist aufgrund ihrer Vielzahl kein einfaches Unterfangen. Folgende Kriterien können bei der Suche behilflich sein:
  - **Schriftliche Ausschreibungen**
    - Werden die Inhalte der Fort- und Weiterbildungen transparent gemacht?
    - Werden Maßnahmen für bestimmte Zielgruppen angeboten?
    - Stehen die angegeben Inhalte in einem realistischen Verhältnis zur Stundenzahl?
    - Werden Ansprechpartner genannt, die für telefonische Auskünfte zur Verfügung stehen? (Können diese dann auch fundierte Auskunft geben?)

  - **Qualifikation der Dozenten**
    Über welche fachliche Qualifikation verfügen die Dozenten? Verfügen die Dozenten auch über ausreichende Praxiserfahrung?
- **Verankerung des Bildungsträgers**
  Ist der Bildungsträger auch hinreichende in der Altenhilfe verankert? Gerontopsychiatrische Fortbildungen werden auch von Bildungsträgern angeboten, die im Krankenhausbereich angesiedelt sind. Hier ist zu prüfen, ob ausreichend Erfahrung in der Altenhilfe vorhanden ist und ob in den Fort- und Weiterbildungen auch ein Bezug zur dortigen Betreuungssituation hergestellt wird.

Bei der Auswahl von Weiterbildungen sind darüber hinaus folgende Kriterien von Bedeutung:

- Orientiert sich die Weiterbildung an bestimmten Richtlinien, Empfehlungen etc.? Wie bereits erwähnt sind diese von Bundesland zu Bundesland verschieden. Nur dort, wo es Weiterbildungsgesetze gibt, kann es auch staatliche Anerkennungen geben.
- Welcher Theoriestundenumfang ist erkennbar? Bei Fachweiterbildungen sollten es mindestens 720 Stunden zuzüglich Praktikumstunden sein.
- Verfügt das Bildungsinstitut über die notwendige Ausstattung (Fachliteratur, Medien, Räumlichkeiten etc.)? Es sollte eine Bibliothek vorhanden sein, die neben den relevanten aktuellen Fachbüchern auch Fachzeitschriften enthält.
- Wie viele Teilnehmer werden in einen Weiterbildungskurs aufgenommen? Ideale Voraussetzungen sind bei Gruppen bis 16 Teilnehmern gegeben, die Kurse sollten maximal 20 Teilnehmer aufnehmen.
- In welcher Form werden Leistungsnachweise und Prüfungen durchgeführt? Wer Wert auf Schlüsselqualifikationen legt, sollte darauf achten, dass die Leistungsnachweise auch einen Praxisbezug haben, wie er bei berufsbegleitenden Maßnahmen z. B. durch Projekte am Arbeitsplatz hergestellt werden kann.

Das Bundesinstitut für Berufsbildung in Berlin hat eine Checkliste zur Qualität beruflicher Weiterbildung herausgegeben, die die einzelnen Punkte noch vertieft behandelt. Die Checkliste kann dort bestellt werden (Internet: www.bibb.de; siehe auch Literatur).

1.5 Die Motivation von Mitarbeitern zur Teilnahme an Fort- und Weiterbildungsmaßnahmen

Nachdem der Bildungsbedarf erhoben und die entsprechenden Maßnahmen geplant worden sind, müssen die Mitarbeiter zum Besuch der entsprechenden Maßnahmen motiviert werden. Die Nachfrage nach den Fort- und Weiterbildungen hängt von mehreren Faktoren ab:

Faktoren der Motivation zur Fort- und Weiterbildung:

1. Die individuelle Motivation zur persönlichen Fort- und Weiterbildung
2. Die Einstellung der Kollegen und Vorgesetzten in Bezug auf die Bildungsmaßnahme
3. Die »Fort- und Weiterbildungskultur« in der Einrichtung

Diese drei Faktoren hängen auf eine komplexe Art und Weise miteinander zusammen und lassen sich nur schwerlich einzeln und getrennt voneinander beeinflussen. Im Folgenden werden Überlegungen angestellt, wie Mitarbeiter motiviert werden können, wenn sie eine eher ablehnende Haltung gegenüber den geplanten Fort- und Weiterbildungsmaßnahmen haben.

1.5.1 Die individuelle Motivation zur persönlichen Fort- und Weiterbildung

Zur individuellen Motivation gehört als erstes die persönliche Einschätzung der Bedeutsamkeit der Bildungsmaßnahme für die eigene Arbeitssituation. Dieser Faktor ist verhältnismäßig einfach und überschaubar. Mit dem einzelnen Mitarbeiter ist zu klären, warum es sich für ihn lohnt, die Bildungsmaßnahme zu besuchen, welche konkreten Vorteile auf seine Arbeit zu erwarten sind, z. B. indem Belastungen reduziert, alte unbeliebte Tätigkeiten verändert werden usw. Mancher Mitarbeiter versteht den Besuch einer Fort- und Weiterbildungsmaßnahme auch als Leistung, die er für den Arbeitgeber erbringt und weniger als Chance zur eigenen beruflichen Weiterentwicklung.

Besonders bei Weiterbildungen, die sich über einen längeren Zeitraum erstrecken und die in der Regel mit einer Prüfung abschließen, kommen auch Versagensängste zu Tage, besonders bei älteren Mitarbeitern, die schon längere Zeit nicht mehr »gelernt« haben. Hier ist es wichtig, ihre Ängste ernst zu nehmen und zu klären, worin genau diese Ängste liegen und ob sie realistisch sind.

Darüber hinaus darf die private Lebenssituation nicht außer Acht gelassen werden. Viele Mitarbeiter sind neben dem Beruf durch ihre Familie stark gefordert und befürchten, durch die Weiterbildung noch stärker belastet und eventuell überfordert zu werden. Auch hier sollten die Bedenken angesprochen und ernst genommen werden. Hilfreich ist es gerade bei Weiterbildungen, sich zu informieren, welche Anforderungen an die Teilnehmer gestellt werden, um zusammen mit dem Mitarbeiter die Bedenken zu klären und eine realistische Einschätzung zu fördern.

1.5.2 Die Einstellung der Kollegen und Vorgesetzten zu Fort- und Weiterbildungen

Eine harte Nuss muss geknackt werden, wenn in einer (informellen) Gruppe von Mitarbeitern eine ablehnende Haltung gegenüber Fort- und Weiterbildungen vorherrscht. Hier können ein paar Bemerkungen zum Widerstand gegen Bildungsmaßnahmen hilfreich sein. Man sollte sich zunächst fragen, worin die Ursache(n) für diese verbreitete Ablehnung zu finden sind. Aus der betrieblichen Bildungsforschung ist bereits seit längerem bekannt (*Leiter* 1982: 259 ff.), dass die Ablehnung gegen Fort- und Weiterbildungen zu einem großen Teil in einer Angst vor Veränderungen begründet liegt. Dies lässt sich mit den zu erwartenden Veränderungen oder steigenden Anforderungen erklären, mit denen Fort- und Weiterbildungen in Betrieben manchmal verbunden sind. Gerade im Bereich der Betreuung von Menschen mit Demenzen werden spürbare Veränderungen in den Arbeitsabläufen und der Pflegeorganisation beabsichtigt. Die alltägliche Arbeitsroutine ändert sich. Dies kann Unsicherheit erzeugen, ob die Veränderungen Verbesserungen oder Verschlechterungen mit sich bringen. Hinzu gesellt sich der Aspekt, dass Veränderungen der bestehenden Arbeitsabläufe auch als Kritik an der bisherigen Tätigkeit aufgefasst werden können.

Bei diesen Widerständen sollten die Bedenken ernst genommen werden. Die Zeit und Mühe, die Zuhören und Argumentieren kostet, ist längerfristig gut investiert.

1.5.3 Die Fort- und Weiterbildungskultur in der Einrichtung

In jeder Einrichtung hat sich im Laufe der Zeit eine Kultur etabliert, die sich aus den herrschenden formellen und informellen Werten und Normen ergibt. Die formellen Normen und Werte sind die offiziellen Werte, wie sie z. B. in den Leitbildern festgehalten sind. Daneben existieren die informellen – also: nicht offiziellen – Werte und Normen, die oftmals stärker wirken als die formellen. Solche formellen und informellen Werte und Normen existieren auch in Bezug zu Fort- und Weiterbildungen.

Einen wesentlichen Einfluss auf die Kultur hat die Leitungsebene, die durch die Art und Weise, wie Bildung betrachtet wird, auch die Einstellungen der Mitarbeiter beeinflusst. Dazu gehören solche Regeln wie diejenige, ob die Mitarbeiter in die Planung mit einbezogen und ob ihre Erfahrungen und Wünsche berücksichtigt werden. Genauso ist zu nennen, ob die Mitarbeiter zu den Fortbildungen verpflichtet werden, oder ob sie freiwillig teilnehmen können.

Von den Mitarbeitern wird die Kultur natürlich auch mitgestaltet, z. B. durch die Art und Weise, wie der Besuch von Fortbildungen bewertet wird. Es scheint nicht selten zu sein, dass die Teilnahme als »Drücken vor der Arbeit« und Zeitverschwendung bewertet wird. Mitarbeiter laufen also im einen oder anderen Fall Gefahr, Sticheleien von den Kollegen ertragen zu müssen.

Die Fort- und Weiterbildungskultur wirkt unsichtbar und kann nur langsam verändert werden. Wer also zu der Auffassung gelangt, dass es mit dieser in der eigenen Einrichtung nicht zum Besten bestellt ist, sollte sich auf einen langen Prozess der Veränderung einstellen, der vor allem durch eine ernstgemeinte Wertschätzung der Teilnehmer an Bildungsmaßnahmen getragen sein sollte.

1.6 Die Unterstützung der Mitarbeiter bei der Umsetzung der erworbenen Kompetenzen

Die Teilnahme an Fort- und Weiterbildungen garantiert noch nicht, dass die Mitarbeiter ihre neu erworbenen Kompetenzen in der Praxis auch anwenden können. An dieser Stelle lauern Schwierigkeiten und Gefahren, denen man mit vorausschauender Planung entgegentreten kann. Eines dürfte auf jeden Fall klar sein: Die Umsetzung des neuen Wissens in die Praxis darf nicht allein dem einzelnen Mitarbeiter und auf gar keinen Fall dem reinen Zufall überlassen bleiben. In diesem Fall ist die Gefahr groß, dass das erworbene Wissen schnell im Alltagstrott untergeht, die Mitarbeiter dadurch frustriert werden und zunehmend ihre Motivation verlieren, die Dinge verändern zu wollen. Mit der Zeit kann sich dies auch negativ auf die Einstellung der Mitarbeiter zu Fort- und Weiterbildungen auswirken: »*Wozu soll ich auf eine Fortbildung gehen, wenn ich hinterher doch nichts davon umsetzen kann?*«

Um einen solchen Teufelskreis erst gar nicht in Gang zu setzen, darf von den verantwortlichen Leitungskräften der Prozess der Mitarbeiterqualifizierung nicht mit der reinen Durchführung der Bildungsmaßnahmen als beendet betrachten. Vielmehr gilt es jetzt, die Umsetzung zu planen, steuern und supervidieren (vgl. *Becker* 2005: 233 ff.). Wie kann dies geschehen? Im vorangegangenen Kapitel wurde bereits deutlich, dass die Motivation der Mitarbeiter, an Fort- und Weiterbildungen teilzunehmen, gefördert werden kann, indem ihnen die Vorteile für das eigene berufliche Handeln verdeutlicht werden. Dies ist zugleich auch der erste Schritt auf dem Weg zur Umsetzung und Anwendung des Wissens.

Weitere Schritte sind:

1. **Vereinbarung eines Gesprächs zur Reflexion der Bildungsmaßnahme**
   Nachdem die Fortbildung durchgeführt wurde, sollte der nächste Schritt ein Auswertungsgespräch mit den Mitarbeitern sein, die die Fortbildung besucht haben. Dieses Gespräch kann als hoher Aufwand an Arbeitskosten betrachtet werden; den Mitarbeitern wird aber signalisiert, dass die Teilnahme an Bildungsmaßnahmen von der Einrichtung und den Leitungen ernst genommen wird. In dem Gespräch kann eine differenzierte Auswertung vorgenommen und in Erfahrung gebracht werden, ob das ursprüngliche Ziel der Maßnahme erreicht wurde. Gerade bei Fortbildungen mit kurzer Dauer kann es vorkommen, dass nicht alle geplanten Inhalte behandelt werden konnten. Genauso kann es sein, dass sich die Mitarbeiter eine Vertiefung der Inhalte wünschen usw. Eventuell ergibt es sich dann, dass noch eine Zusatzveranstaltung erforderlich ist.
2. **Gemeinsame Planung einzelner Umsetzungsschritte oder -phasen**
   An die Auswertung kann sich die Planungsphase anschließen. Auch für diese Phase empfiehlt es sich, die Mitarbeiter mit einzubeziehen, nicht nur, weil sie die Situation vor Ort, d. h. auf den einzelnen Wohnbereichen, besser kennen, sondern auch, weil sie bei der Umsetzung die erforderlichen Schritte besser verinnerlicht haben.
   Falls nicht alle von den Umsetzungsmaßnahmen betroffenen Mitarbeiter an der Bildungsmaßnahme teilgenommen haben, müssen diese über die anstehenden Pläne und Veränderungen informiert werden. Wenn dies nicht ausreichend geschieht, ist damit zu rechnen, dass sie gegen die Umsetzung eine ablehnende Haltung entwickeln.
3. **Durchführung einer Testphase**
   Um die typische euphorische Stimmung vor Umsetzungsphasen nicht durch unerwartete Rückschläge in Gefahr zu bringen, empfiehlt sich eine kleine Testphase, die vor allem dazu dient, Probleme, die man bei der Planung nicht erkannt hat, zu identifizieren. Dies hat den psychologischen Effekt, dass Probleme und Rückschläge von den beteiligten Mitarbeitern erwartet und konstruktiv aufgenommen werden.
   Die Testphase muss zeitlich genau befristet werden. Nach Ablauf der Testphase können dann in einem Gespräch mit den Beteiligten die Erfahrungen ausgetauscht werden.
4. **Neuplanung und Durchführung**
   Nachdem die Problemfelder aus der Testphase identifiziert worden sind, ist bei einer Neuplanung der Umsetzung darauf zu achten, dass alle Faktoren berücksichtigt wurden, um die Schwierigkeiten nicht mehr auftreten zu lassen.

5. Kontinuierliche Überprüfung der Umsetzung

Bei allen Veränderungen in Betrieben sollte der alten Lebensweisheit »Gut Ding will Weile haben« Rechnung getragen werden. Es muss immer wieder mit Rückschlägen und Motivationstiefs gerechnet werden. Die Ursachen dafür sind vielfältig: Personalengpässe auf Grund von Kündigungen oder Erkrankungen, Konflikte zwischen Mitarbeitern usw. Ein wichtiger Grund ist die Ungeduld der Vorgesetzten. Viele Leitungskräfte wollen unmittelbar nach den einzelnen Fortbildungsmaßnahmen Erfolge sehen und die Früchte ernten. Sie bedenken dabei aber viel zu selten, dass alle Früchte eine bestimmte Reifungsdauer haben. Der amerikanische Organisationspsychologe *Peter Senge* (1990: 75 ff.) hat dieses Verhalten mit auf den ersten Blick paradox anmutenden Regeln beschrieben:

- *»Schneller ist langsamer.«*
- *»Je mehr man sich anstrengt, desto schlimmer wird es.«*

Senge will damit zum Ausdruck bringen, dass Veränderungen von den Mitarbeitern schneller umgesetzt werden, wenn man ihnen Zeit dafür lässt. Oftmals hat die Ungeduld auf Seiten der Leitungen, aber auch auf Seiten der Mitarbeiter zur Folge, dass sie sich zu hohe Erwartungen setzen, und diese dann nicht erfüllen können. Daher sollten alle diejenigen, die an der Umsetzung mitwirken mit Bedacht und Geduld ans Werk gehen.

Eine weitere Regel von *Senge* lautet:

- *»Niemand ist schuld.«*

Damit spricht er einen weiteren häufigen Fehler bei Umsetzungsschwierigkeiten an: Wenn es nicht so klappt, wie gewünscht und geplant, wird nach einem Schuldigen gesucht. Ein solches Denken führt aber nur zu gegenseitigen Vorwürfen und bringt das Umsetzungsvorhaben nicht weiter. Im Gegenteil: dadurch wird es eher noch mehr gefährdet. Wichtiger als Schuldzuweisungen ist die Analyse der Probleme. Diese können auch im komplizierten zwischenmenschlichen Bereich liegen, erfordern aber dann, dass sie konstruktiv aufgearbeitet werden.

Fazit: Die Umsetzung des erworbenen Wissens ist als Prozess zu betrachten, der nie zum Stillstand kommt, sondern immer wieder überprüft und korrigiert werden muss.

Eine besondere Situation ist die der Mitarbeiter, die an den zeitlich sehr umfangreichen Weiterbildungen teilnehmen. In der Regel sind es nur wenige Mitarbeiter, die zu solchen aufwendigen Maßnahmen freigestellt werden können. Gerade sie brauchen aber Unterstützung! Hier bietet es sich an, während der gesamten Dauer der Weiterbildung regelmäßige Auswertungsgespräche anzubieten. Ein Mitarbeiter mit einer Fachweiterbildung soll ja im Haus auch eine Multiplikatorfunktion übernehmen können und sein Fachwissen in geeigneter Form an Kollegen weitergeben – was keine leichte Aufgabe ist. Nicht nur, weil es pädagogische Kompetenzen erfordert, sondern auch Selbstbewusstsein, anderen Kollegen, evtl. auch Vorgesetzten, in einer Dozentenrolle gegenüberzutreten. Eine Herausforderung ist es vor allem dann, wenn man bedenkt, dass nicht alle Kollegen bereitwillig diese Rolle akzeptieren werden, sondern sich eventuell nur unter Vorbehalt darauf einlassen werden. Dies gilt vor allem dann, wenn die Kollegen verpflichtet werden, an den Fortbildungen teilzunehmen! Daher ist es empfehlenswert, gemeinsam mit dem Mitarbeiter, der eine Weiterbildung besucht, zu überlegen, in welcher Form und wann er sich diese Multiplikatorenrolle zu übernehmen traut. Dazu ist Unterstützung und Rat der Vorgesetzten, zumindest aber der Fortbildungsbeauftragten, unabdingbar.

1.7 Zusammenfassung

Abschließend sollen auf der Grundlage der vorangegangenen Ausführungen die wichtigsten Punkte für eine erfolgreiche Qualifizierungsstrategie der Mitarbeiter zusammengefasst werden werden. Um eine langfristig tragfähige Qualifizierung der Mitarbeiter zu erreichen, sind folgende Maßnahmen förderlich:

- **Qualifizierung möglichst aller Mitarbeitergruppen**
  Demenziell erkrankte Menschen benötigen Stetigkeit und Flexibilität (*Sven Lind*) in ihrer Betreuung. Dazu gehört ein einheitlicher, durchgängiger Kommunikationsstil aller Mitarbeiter, der sich an der Förderung erhaltener Kompetenzen orientiert. Dies setzt voraus, dass die Mitarbeiter der Einrichtung die Gelegenheit bekommen müssen, sich das notwendige Wissen über den Umgang mit demenziell erkrankten Menschen anzueignen. Wenn sich die Fortbildungen nur an Fachkräfte richten, die direkt an der Betreuung mitwirken, werden viele wichtige Mitarbeiter übergangen: Pflegehilfskräfte beispielsweise stellen in der direkten Betreuung häufig mehr als die Hälfte des Personals.
- **Entwicklung eines differenzierten Fortbildungsplans**
  Das zur Betreuung demenziell erkrankter Bewohner erforderliche Wissen ist vielfältig und umfasst ein breites Spektrum. Daher ist es unabdingbar, dass die Themen der einzelnen Fortbildungen aufeinander aufbauen und die Maßnahmen entsprechend zeitlich aufeinander abgestimmt werden.
  Um die zur Verfügung stehenden Ressourcen optimal einzusetzen empfiehlt sich die Durchführung einer Bildungsbedarfsanalyse bei allen Mitarbeitern. Erst dann können Fortbildungsmaßnahmen effektiv geplant und durchgeführt werden. Genauso wichtig ist eine Evaluation der Fortbildungen und eine systematische Begleitung der Mitarbeiter bei der Umsetzung des erworbenen Wissens. Auftretende Probleme bei der Umsetzung gehören dabei zum Alltag und müssen in Kauf genommen werden. Wichtig ist daher, dass auf die Probleme eingegangen und nach Lösungen gesucht wird.
- **Etablierung einer modernen »Fortbildungskultur« als Bestandteil einer lernenden Organisation**
  Der gesamte Bereich der Fortbildung sollte zum Bestandteil eines Personalentwicklungskonzepts werden, in dem die Pflege der bestehenden Mitarbeiterschaft sowie die Auswahl neuer Mitarbeiter zielgerichtet gesteuert werden kann.
  »Aufgabe der Personalentwicklung ist es, die Fähigkeiten der Mitarbeiter so zu fördern, dass sie ihre gegenwärtigen und zukünftigen Aufgaben bewältigen können, den Anforderungen entsprechen, sich entfalten und wohlfühlen können« (*Decker* 2000:50).
  Ziel des Personalentwicklungskonzepts ist es, das Altenheim als »lernende Organisation« zu etablieren, d. h. als einen Betrieb, der sich aus eigenen Kräften mit neuen Herausforderungen auseinandersetzt. Besondere Bedeutung erlangt die aktive Beteiligung der Mitarbeiter an den Veränderungsmaßnahmen. Die Bereitschaft zur Mitwirkung steigt, wenn das notwendige Wissen vorhanden ist und wenn diese Mitarbeit von den Leitungen unterstützt und gefördert wird.

Der letzte Punkt muss als langfristiger Prozess betrachtet werden. Dieser Prozess hat größere Erfolgschancen, wenn er mit kleinen Schritten bewältigt wird, die die Mitarbeiter nicht überfordern. An diesen Veränderungen kommt in Zukunft keine Einrichtung mehr vorbei, die das Ziel einer hohen Pflegequalität für eine immer größer werdende Gruppe ihrer Bewohner verfolgt: den demenziell erkrankten Menschen.

Literatur

Becker, M.: Systematische Personalentwicklung. Planung, Steuerung und Kontrolle im Funktionszyklus. Schäffer-Poeschel Verlag, Stuttgart 2005. Bundesinstitut für Berufsbildung: Checkliste Qualität beruflicher Weiterbildung. BiBB. www.bibb.de/de/checkliste.htm, Bonn 2001.

Decker, F.: Personalmanagement und Mitarbeiterführung im Sozialbetrieb. R. S. Schulz Verlag, München 2000.

Epp, G.: Zur Notwendigkeit gerontopsychiatrischer Zusatzqualifikationen für Mitarbeiter und Mitarbeiterinnen in der stationären und ambulanten Altenarbeit. In: Kühnert, S. (Hrsg.): Qualifizierung und Professionalisierung in der Altenarbeit. Vincentz Verlag, Hannover 1995, S. 132–147

Kanowski, S.: Aufgaben und Verantwortung professioneller Pflegekräfte im Rahmen ambulanter, teilstationärer und stationärer Betreuung. In: Dt. Alzheimer Gesellschaft: Brücken in die Zukunft. Vorträge auf der 10. Jahrestagung von Alzheimer Europe. München, 2000, S. 37–42

Kühnert, S.: Qualifizierungsstrategien als Instrumente der Personalentwicklung in der Altenarbeit. In: Dies. (Hrsg.): Qualifizierung und Professionalisierung in der Altenarbeit. Vincentz Verlag, Hannover 1995, S. 14–32.

Lang, R. W.: Schlüsselqualifikationen. Handlungs- und Methodenkompetenz, Personale und Soziale Kompetenz. dtv, München 2000.

Leiter, R. u. a.: Der Weiterbildungsbedarf in Unternehmen. Methoden der Ermittlung. Hanser Verlag, München, Wien 1982.

Lind, S.: Demenzkranke Menschen pflegen. Grundlagen, Strategien und Konzepte. Huber Verlag, Bern 2003.

Probst, G. J. B.: Wissen managen. Wie Unternehmen ihre wertvollste Ressource optimal nutzen. 5. Auflage, Gabler Verlag, Wiesbaden 2006.

Richter, C.: Schlüsselqualifikationen. Sandmann Verlag, Alling 1995.

Senge, P. M.: Die Fünfte Disziplin. Kunst und Praxis der lernenden Organisation. Verlag Klett-Cotta, Stuttgart 1990.

2 Planungs- und Raumkonzepte und deren praktische Umsetzung

Lothar Marx

Der Anteil an Demenz erkrankter Bewohner in stationären Pflegeeinrichtungen wird von Fachleuten mit bis zu 70 % angegeben. Da diese Erkrankungsform in den nächsten Jahren rapide ansteigen wird, ist ein schnelles Umdenken in der organisatorischen Konzeption der Pflegeeinrichtungen erforderlich. Dies ist aber nur dann möglich, wenn die baulich-räumlichen Strukturen, insbesondere in bestehenden Altenpflegeeinrichtungen, grundlegend verändert werden. Nach Einschätzung des Kuratoriums Deutsche Altershilfe müssen heute 17 Milliarden Euro in die ca. 8.300 Heime der Altenpflege investiert werden, um einen einheitlichen baulichen Standard zu erreichen. Aufgrund der begrenzten Aufnahmemöglichkeiten der Pflegeeinrichtungen wird es notwendig, den häuslichen Lebensraum zu verändern, wie auch kleine, dezentrale Pflegeeinrichtungen zu schaffen.

Die Gestaltung der Umwelt hat großen Einfluss auf das Verhalten demenziell erkrankter Menschen, denn sie beeinflusst Symptome und Verhaltensauffälligkeiten. In der planerischen bzw. baulichen Umsetzung geht es darum, architektonisch die Umwelt die individuellen Bedürfnissen und dem biografischen Lebensraum Demenzkranker anzupassen. Hierfür ist es notwendig, dass das Wissen um diese Menschen von den Pflegekräften an die Planer weitergegeben wird. Wichtige Anhaltspunkte der Demenzerkrankung sind: Adaptionsstörungen gegenüber der Umwelt, Veränderungen in der Bewegungsfähigkeit und Verlust der räumlichen Beziehung. Die Lebensqualität eines Demenzkranken geht einher mit einem erhöhten Bewegungsdrang, der nicht eingeschränkt werden darf. Diese Forderung kann in vielen Pflegeeinrichtungen nicht erfüllt werden, da die entsprechenden Räumlichkeiten nicht vorhanden sind. Es müssen z. T. erhebliche bauliche Eingriffe vorgenommen werden, um ausreichende Bewegungsflächen zu schaffen. Ebenso ist es wichtig, mit baulichen Maßnahmen die Wahrnehmung anzuregen, Stimulation auszulösen und einen spannungs- und stressfreien Lebensraum zu schaffen.

2.1 Planungskonzept für bestehende stationäre Pflegeeinrichtungen

Grundlage des Planungskonzeptes im Alt- und Neubau sollte die DIN 18025, Teil 2 sein. Nur einzelne Räume, wie z. B. Flure, Pflegebad, Behinderten WC, erfordern die Qualität des Teil 1 der DIN 18025 bzw. Teil 2 der DIN 18024.

Während die Umsetzung der Bedürfnisse des Demenzkranken bei Neuplanungen von kleinstrukturierten Gebäuden, also für zwei oder drei Wohngruppen à 12 Personen, relativ ideal realisiert werden kann, ist dieser Wunsch in bestehenden Pflegeeinrichtungen meist nur mit Kompromissen möglich. Dies gilt insbesondere dann, wenn die Modernisierung der Häuser durch ihre Standortsituation (z. B. erreichte Bebauungsdichte) oder durch Auflagen im Ausbau (z. B. durch Denkmalschutz) eingeschränkt wird. Am Beispiel des Altenpflegeheimes Dr. Dahl in Würzburg, das vom Verfasser von 1999 bis 2001 umgebaut wurde, wird die Sanierungsproblematik dargestellt.

2.1.1 Bestandbeschreibung vor der Sanierung

Die 1972 erbaute Pflegereinrichtung war ursprünglich für 87 Personen konzipiert und mit einem Speisesaal im Erdgeschoss traditionell strukturiert. Das Essen wurde in der darunter liegenden Großküche, die auch andere Häuser versorgte, zubereitet. Die beiden Gebäudeteile mit Nord/Süd- und Ost/West-Orientierung waren über einen Verbindungsbau zugänglich, in dem sich die interne Erschließung über eine großzügig angelegte offene Treppenanlage befand.

Es gab überwiegend Einzelzimmer, die über einen Mittelflur erschlossen wurden. Die Bäder der Zimmer waren mit WC und Waschtisch ausgestattet. Alle Zimmer, mit Ausnahme der Nord- und Westzimmer, hatten einen Balkon.

Der Hauptzugang in das Gebäude führte über eine Treppenanlage bzw. Rampe vom Straßenniveau ca. drei Meter hinauf. Der Garten war nur über mehrere Stufen erreichbar. Die Veränderung der Altersstruktur sowie die Zunahme demenziell erkrankter Bewohner machten ein neues Konzept und folglich eine veränderte Gebäudestruktur notwendig.

2.1.2 Das Sanierungskonzept

In Abstimmung mit dem Bauherrn wurde beschlossen, das neue Pflegekonzept mit Wohngruppenbetreuung umzusetzen. Die Voraussetzung für diese einschneidende Baumaßnahme war der vorübergehende Umzug aller Bewohner in andere Häuser.

Aufgrund der baulichen Struktur im Nord/Süd-Gebäudeteil ergaben sich Gruppengrößen von elf Personen, im kleineren West/Ost-Gebäudeteil von sieben bis acht Personen. Beide Gruppen erhielten eigenständige Wohngruppenräume mit einer Aktivitätsküche. Aus Brandschutzgründen war eine räumliche Öffnung der Wohngruppenräume zum Flur hin, um den Demenzkranken das »Ankommen« zu erleichtern, nicht möglich.

Damit jeder Gruppe ein Wohnraum zugeordnet werden konnte, wurde gegenüber dem Bestand auf drei Bewohnerzimmer je Etage verzichtet. Die Qualität der 40 Einzel- und 16 Doppelzimmer wurde verbessert, indem die Balkone als Wintergärten in das Bewohnerzimmer integriert wurden. Fast alle Nordzimmer erhielten einen Erker, über den eine zusätzliche Ost/West-Belichtung möglich wurde.

Durch das Verlegen der Treppenanlage in einen neuen Treppenhausbau entstand ein ca. 70 m² großer zentraler Raum zwischen beiden Gebäuden, ähnlich einem »Marktplatz«. Der Pflegestützpunkt sowie alle notwendigen Nebenräume (Pflegebad, Fäkalienspüle, Putzraum, Hilfsmittelraum, Behinderten-WC etc.) gruppieren sich nun weitgehend um diesen zentralen Bereich. Der Haupteingang wurde Richtung Straßenniveau, in das frühere Untergeschoss, verlegt. Im früheren Speisesaal entstand die Tagespflege. Der Garten ist nun sowohl von der Tagespflege als auch vom Verbindungsbau des jetzigen 1. OG barrierefrei zu erreichen. Auf dem Flachdach des Nord/Süd-Gebäudes wurde ein Laternengeschoss errichtet, mit großzügigem Gemeinschaftsraum mit Nebenzone. Die umliegenden Dachflächen sind begrünt.

LOTHAR MARX
DIPLOMINGENIEUR
LEHRBEAUFTRAGTER FÜR ALTEN- UND
BEHINDERTENGERECHTES BAUEN
AN DER TECH. UNIVERSITÄT MÜNCHEN

TENGSTR. 26 , 80798 MÜNCHEN
TELEFON (089) 27 82 72 - 0
FAX (089) 272 58 86
buero@architekt-marx.de

Objekt	Neubau, Um- und Ausbau Altenheim Dr. Dahl in Würzburg als beschützende Einrichtung mit Tagespflege		
Bauherr	Bayerisches Rotes Kreuz Kreisverband Würzburg		
Architekt/ Gesamtplanung	Lothar Marx, München		
Daten	Planungsbeginn		März 1997
	Baubeginn		März 1999
	Fertigstellung		Febr. 2001
Leistung/ Gesamtplanung	Objektplanung	Lph	1 - 9
	Tragwerksplanung	Lph	1 - 9
	Technischer Ausbau	Lph	1 - 9
	Freiflächengestaltung	Lph	1 - 9
	Küchenplanung	Lph	1 - 9
Kennwerte	BGF		5.400 m²
	Kosten KGR 300/400		11.2 Mio DM
	Gesamtkosten		14.2 Mio DM

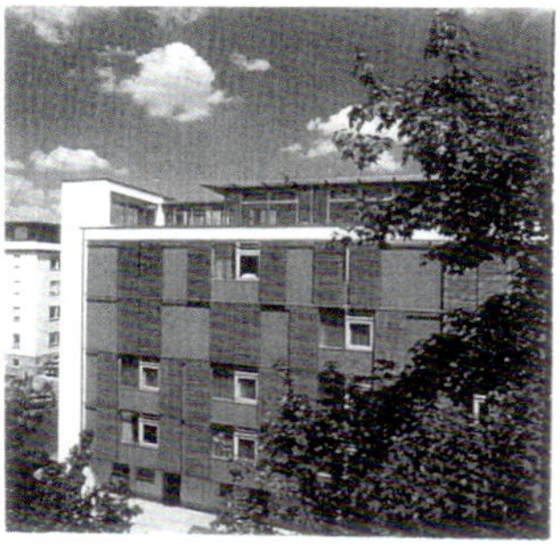

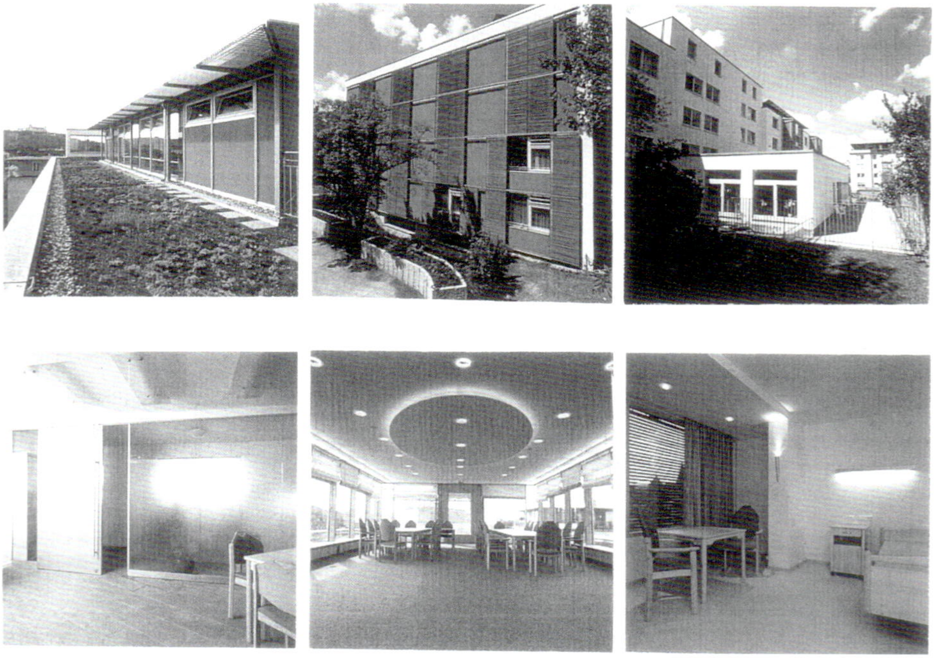

Abb. 13: Neubau, Um- und Ausbau Altenheim Dr. Dahl in Würzburg.

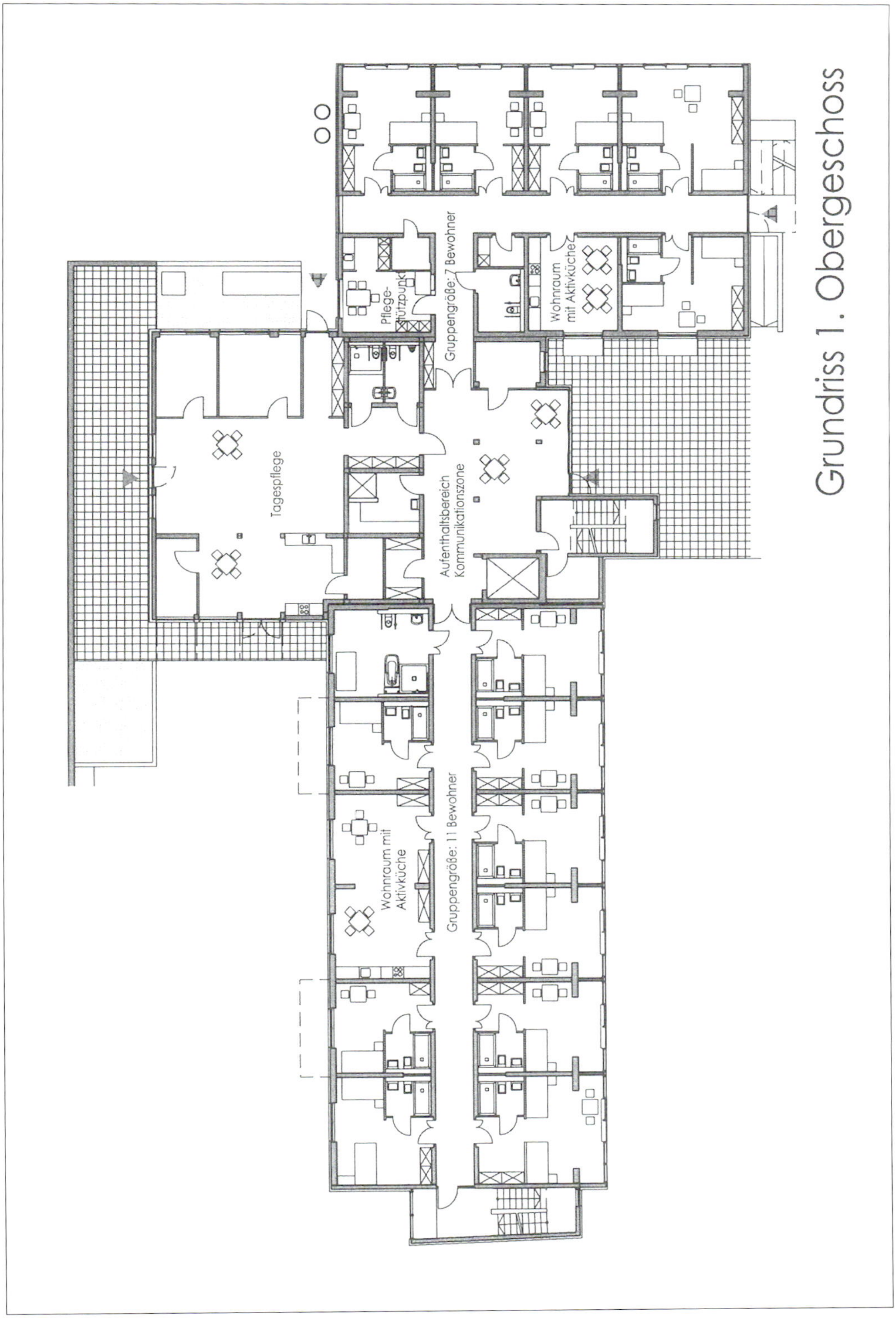

Abb. 14: Grundriss des 1. Obergeschosses.

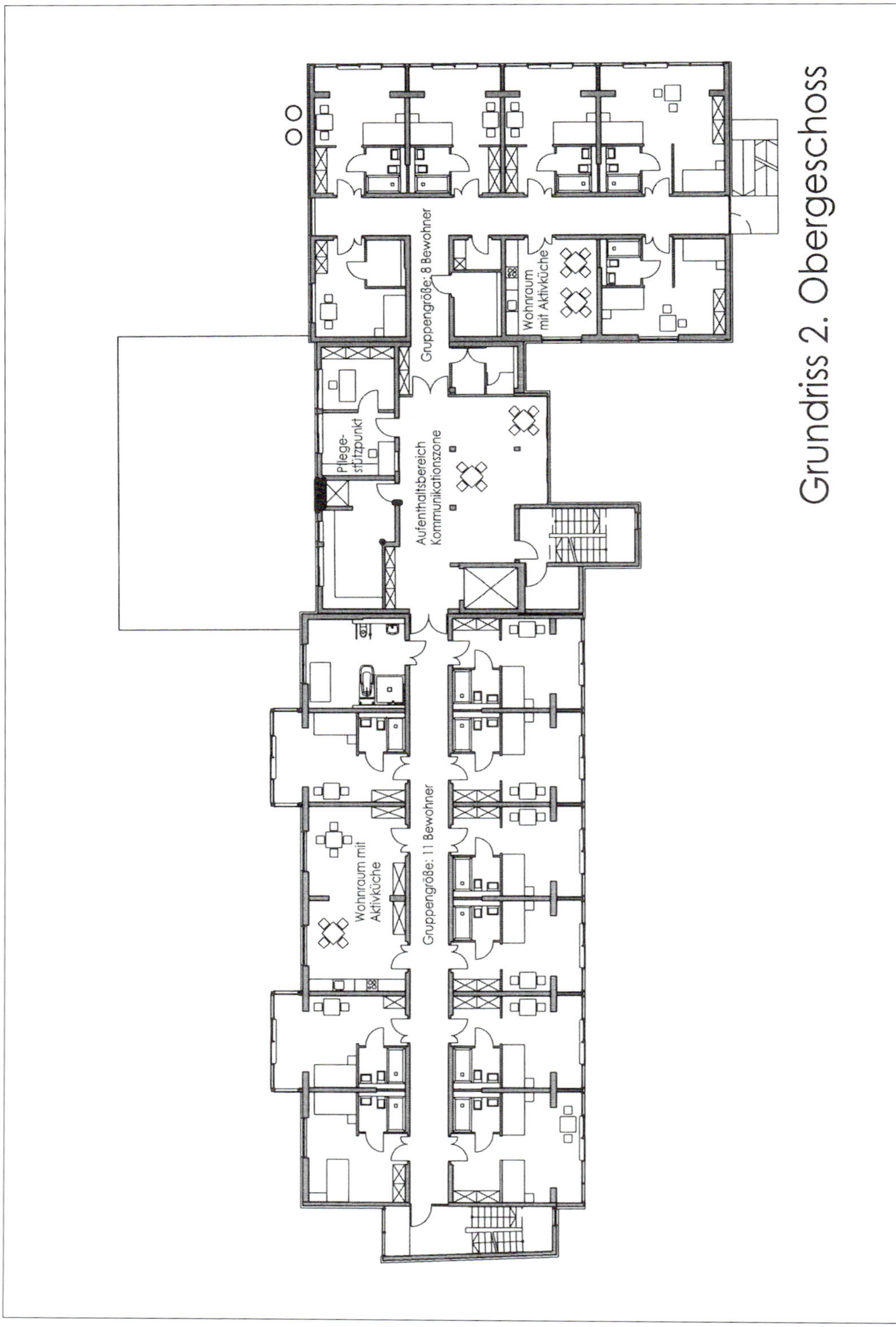

Abb. 15: Grundriss des 2. Obergeschosses.

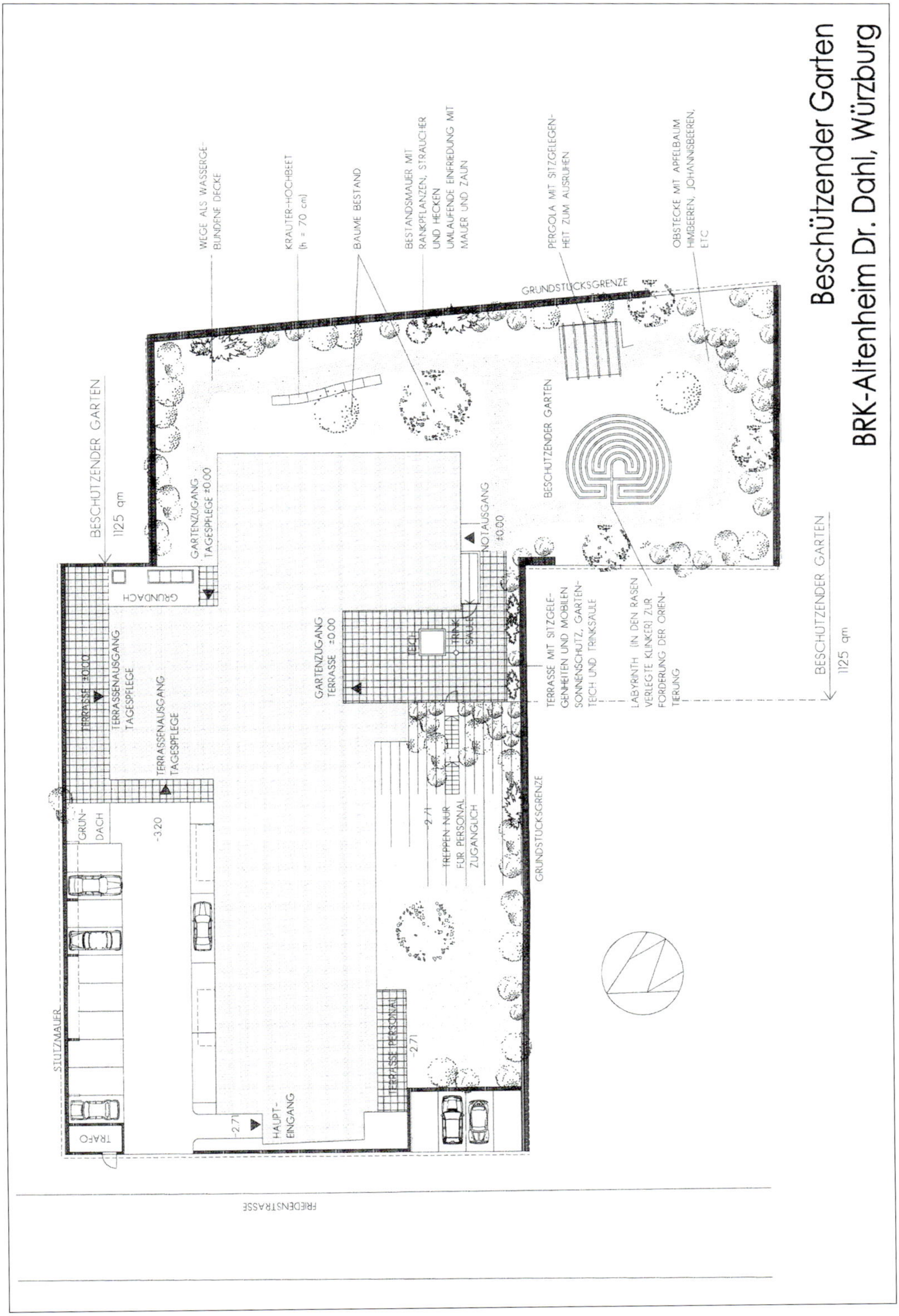

Abb. 16: Beschützender Garten im Altenheim Dr. Dahl in Würzburg.

2.2 Planungskonzept für kleinstrukturierte Gebäude (Neubauten)

Die Planung von Neubauten für Demenzkranke lässt meist genügend Spielraum für eine optimale Umsetzung neuer Pflegekonzepte zu, die die wesentliche Voraussetzung für eine ganzheitliche Betreuung und Pflege darstellen.

Der Grundriss muss so strukturiert sein, dass der Demenzkranke einen guten Überblick (Orientierung) hat. Hilfreich sind einfache Erschließungssysteme wie:
- weitgehender Verzicht auf Flure,
- klare Wegeführung,
- Vermeidung offener Treppen,
- keine Sackgassen (Demenzerkrankte müssen »ankommen«),
- Vermeidung von vielen Türen,
- Wandelgänge, ähnlich dem Kreuzgang mit Atrium,

Gleichzeitig werden mit diesem Ansatz gute Voraussetzungen für kurze betriebliche Abläufe innerhalb der Pflege garantiert. Erfahrungsgemäß bilden Wohngruppengemeinschaften die beste Grundstruktur, den Fähigkeiten Demenzkranker zu entsprechen, wie Beispiele aus Frankreich, Holland, Schweden, USA und Kanada belegen. Die Größe der Wohngruppe sollte 12 Personen nicht übersteigen, da sonst der familienähnliche Charakter verloren geht und Unruhe durch Überstimulation entstehen kann.

Die Zimmer sollten sich um den Wohnraum gruppieren. So ergibt sich eine marktplatzähnliche Situation mit hohem sozialen Wert. Dem Wohngruppenraum bzw. Flur sollte sich ein direkte Zugang zum beschützenden Außenbereich anschließen. Einzelzimmern ist der Vorzug gegenüber Doppelzimmern zu geben, da auch der Demenzkranke ein Recht auf Privatsphäre hat. Im Einzelfall kann es jedoch sein, dass Bewohner ein Miteinanderwohnen bevorzugen. Somit wäre innerhalb einer Gruppe ein Doppelzimmer vorzusehen.

Die Funktionsräume wie Pflegebad, Fäkalienspüle, Wäsche (rein und unrein) müssen aus Gründen der kurzen betrieblichen Abläufe in die Wohnstruktur eingebunden werden.

2.2.1 Räume einer Wohngruppe

2.2.1.1 Einzelzimmer

Die Raumgestaltung verzichtet auf eine Abtrennung des Vorraumes zum Wohnraum durch eine Wandscheibe, sodass der Blick zur Eingangstür möglich ist. Die Fenstergröße ist so zu wählen, dass das Bewohnerzimmer hell und freundlich erscheint. Die Brüstungshöhe des Fensters mit ca. 60 cm über Oberkante Fertigfußboden ermöglicht den Blick nach draußen sowohl im Sitzen als auch vom Bett aus. Die niedrige Brüstung erfordert eine Absturzsicherung, kombiniert mit Öffnungsbegrenzer und Drehsperren. Die Fensterbeschläge sind abgerundet zu wählen, sodass keine Verletzungsgefahr besteht. Die Holzfensterrahmen mit Wärmeschutz- und Sonnenschutzverglasung sorgen für ein ausgeglichenes Raumklima.

Die Umnutzung bestehender Balkone zu Wintergärten erweitert nicht nur den Wohnraum, sondern verbessert die Sicherheit und das Wohlbefinden der demenziell Erkrankten. Ebenso können Bewohnerzimmer mit Erkern vergrößert werden, wodurch vor allem Nordzimmer

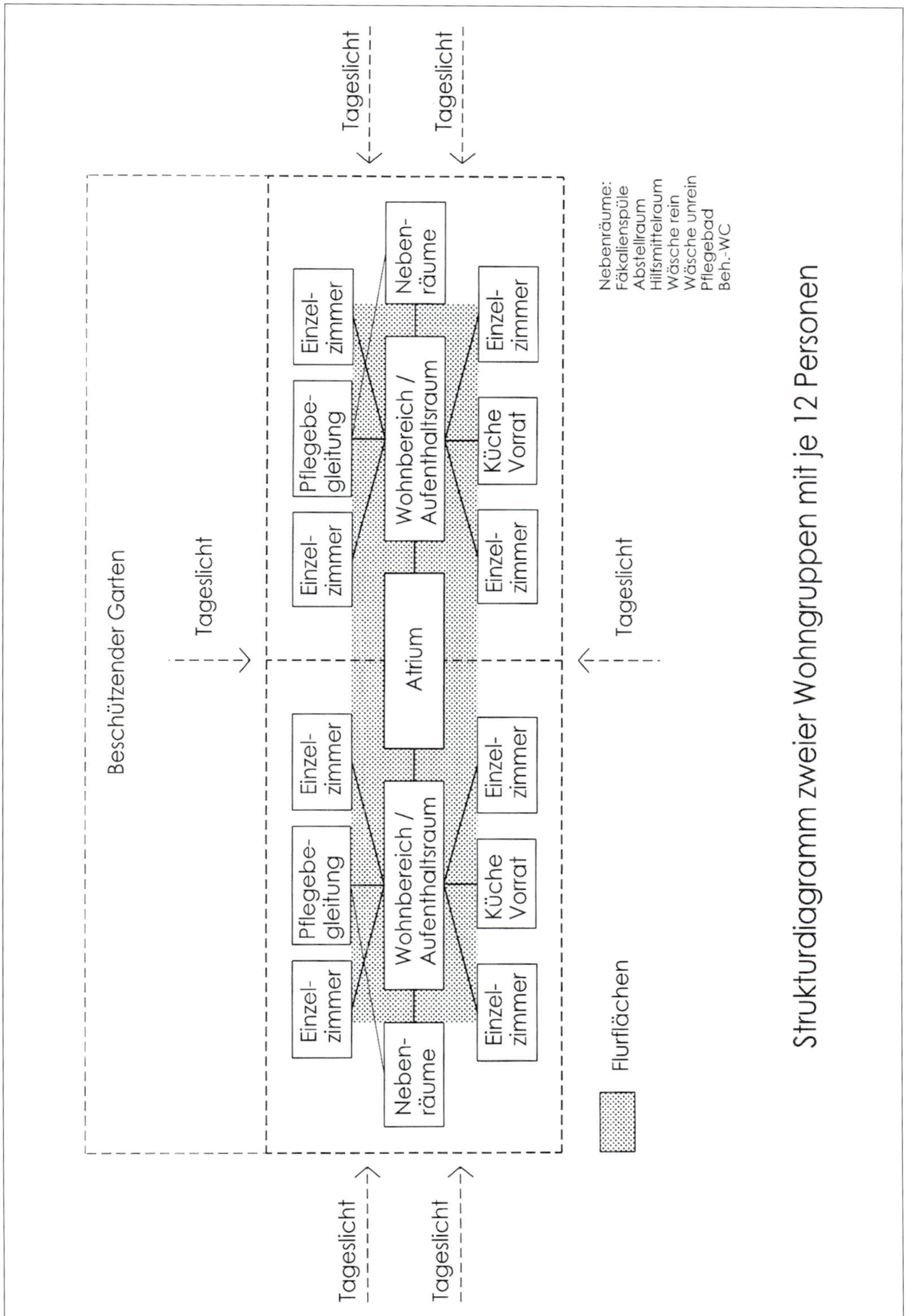

Abb. 17: Strukturdiagramm zweier Wohngruppen mit je 12 Personen.

durch zwei- bis dreiseitige Belichtung attraktiver werden. Wichtig für Demente sind auch Sonnen- und Sichtschutzelemente in Form von Jalousien oder Schiebe- bzw. Klappläden. Besonderer Wert sollte hierbei auf eine variable und einfache Bedienung gelegt werden. Innenliegende Gardinen und Vorhänge tragen zum Wohncharakter der Bewohnerzimmer bei.

Mitentscheidend ist hier auch die Wahl des Fußbodenbelages. Darüber hinaus sind weitere spezielle Kriterien zu erfüllen: unempfindlich gegen Feuchtigkeit und Säure (Urin), pflegeleicht und rutschhemmend (R9). Zur Auswahl stehen der Holzboden, Parkett mit unterschiedlicher Oberflächenbehandlung (lackiert, geölt, gewachst), der umweltunfreundliche PVC-Belag, der synthetisch hergestellte Kautschukbodenbelag oder Linoleum, das äußerst strapazierfähig ist. Entscheidend für die Wahl des Bodens sind das Budget und die farblichen Möglichkeiten. Ein weiterer wichtiger Punkt ist die fachgerechte Oberflächenbehandlung durch das Reinigungspersonal unter Berücksichtigung der Desinfektion. Aus hygienischen Gründen sollten die Fußleisten abgefugt sein, sodass keine Schmutzecken und -spalten entstehen.

Als Wandoberflächen stehen Glasfasertapeten, Raufasertapeten oder feiner Putz mit entsprechender Wandfarbe für leichte Reinigung zur Verfügung. Für Reparaturarbeiten oder Verschmutzungen muss der RAL-Ton oder die Farbmischung bekannt und vorrätig sein. Als Wandfarbe eignen sich leuchtend helle und warme Farbtöne, da das Auge im Alter im Rotbereich besser sieht. Die Decke sollte weiß sein, um das Tageslicht zu reflektieren. Unter Berücksichtigung gesundheitlicher Aspekte sollten Wand- und Deckenfarben auf mineralischer Basis oder als unbedenkliche Dispersionsfarbe ausgewählt werden. Außenecken der Wand innerhalb des Wohnraumes sind mit hölzernen Eckschutzleisten zu versehen, um diese gegen Rollstühle und Gehhilfen zu schützen. Falls die Decke des Vorraumes (Schrankzone) abgehängt wird, kann hier die Elektrotrasse parallel zum Flur geführt werden, was aus brandschutztechnischen Gründen sinnvoll ist.

Die lichte Türbreite ist nach den Anforderungen der jeweiligen Bewohner zu wählen, mindestens jedoch 80 cm (DIN 18025, Teil 2) betragen. Es sollten Stahlzargen verwendet werden, die gegen Stoß unempfindlich sind. Weiterhin gilt dies für die Türblattbeschichtung, optional mit Rammschutz. Der Türdrücker muss gerundete Kanten aufweisen und in einer Griffhöhe zwischen 85 und 105 cm über Fertigfußboden montiert werden. Der Übergang zwischen Flur und Wohnbereich ist schwellenlos und somit barrierefrei. Das geforderte Schalldämmmaß wird mit Vollspan- oder Vollholztüren und einer Schallex- bzw. Alumatdichtung im unteren Bereich erreicht. Die Öffnungsrichtung der Türe richtet sich nach dem Grundriss. Eventuell können hierfür Nischen im Flurbereich genutzt werden.

Das Bewohnerzimmer wird in drei bis vier verschiedene Bereiche untergliedert:
1. Vorraum mit Schrankzone bzw. Eingangsbereich
2. Bad
3. Wohn-/Schlafraum
4. Wintergarten oder Erker

Der Eingangsbereich wird mit einer Grundbeleuchtung in Form von Einbaustrahlern in der abgehängten Decke ausgestattet. Das Bad erhält ebenso eine Deckenleuchte oder Einbaustrahler sowie eine beidseitige Spiegelbeleuchtung. Eine Orientierungsleuchte in Bodennähe ermöglicht dem Demenzkranken bei Nacht den Weg vom Bett zur Toilette, ohne dass er vom Licht geblendet wird.

Der Wohn-/Schlafraum inkl. des Wintergartens bzw. Erkers muss den unterschiedlichsten Anforderungen genügen. Als Grundausstattung wird eine gleichmäßige Ausleuchtung benötigt, die nach neusten Erkenntnissen 500 Lux betragen sollte. Weiterhin sollte diese Beleuchtung blendfrei, dimmbar, z. T. indirekt und variabel zuschaltbar sein. Leuchtmittel mit warmen Gelbtönen tragen zum allgemeinen Wohlbefinden der Bewohner bei. Die Leseleuchte als feste Wandleuchte über dem Bett minimiert die Unfallgefahr gegenüber einer neben dem Bett stehende Tischleuchte. Die Wandleuchte sollte so konzipiert werden, dass die Helligkeit durch Zuschaltung eines weiteren Leuchtmittels die Pflege am Bett gestattet und somit die Kriterien der Arbeitsstättenrichtlinien erfüllt werden. Neben den Schaltmöglichkeiten unterschiedlicher Lichtstimmungen sollte die Beleuchtung auch unter Berücksichtigung des laufenden Energieverbrauchs geplant werden. Auch kann die optimierte Nutzung des Tageslichtes, z. B. durch Lichtumlenkung, zu geringerem Stromverbrauch führen. Erhöhte Investitionskosten für energiesparende Leuchtmittel stehen geringen Betriebskosten gegenüber.

Die Lage der Lichtschalter berücksichtigt sowohl den Schallschutz in der Kommunewand zum Nachbarzimmer, als auch die verschiedenen Möbelstellungen. Dies gilt auch für den Fernseh- und Radioanschluss oder ggf. für Lautsprecher einer hausinternen Musikanlage. Diese umfangreichen Anforderungen sollten von Fachplanern erarbeitet werden.

Das Farbkonzept für die Oberflächen des Gebäudes ist auf das »alte Auge« abgestimmt und die verschiedenen Lichtverhältnisse sind zu berücksichtigen. Auf schrille Muster (z. B. Tapete, Polsterbezüge) und spiegelnde Flächen wird verzichtet, da sie Demenzkranke beunruhigen und erschrecken. Hingegen tragen harmonische, einfarbige helle Flächen zu einem ausgeglichenen Stimmungsbild bei. Die Farben des Raumes, der Möbel und Fenster haben starken Einfluss auf die Wohnqualität und letztendlich auch auf das Gesamtkonzept.

Die Grundausstattung der Bewohnerzimmer besteht aus einem Bett, das flexibel gestellt werden kann, einem Nachtschrank und einem Einbauschrank im Vorraum. Je nach Bedarf kann diese Ausstattung noch durch Tisch und Stühle ergänzt werden. Darüber hinaus wird die Beleuchtung an Decke und Wand vorab installiert. Das Wohlbefinden der Bewohner wird unterstützt durch eigene Möbel wie Sessel, Regal, Schrank und Bilder etc. Dies verleiht jedem Bewohnerzimmer eine eigene Note.

Die Bewohnerzimmer sind aus energetischen Gründen und aus Gründen des Wohlbefindens natürlich über Fensteröffnungen zu belüften. Hier ist bei der Konstruktion der Fenster zu beachten, dass durch das Öffnen der Fenster keine Absturzgefahr besteht. Das Bad hingegen muss über einen Ventilator entlüftet werden, um Geruchsbelästigungen zu vermeiden. Vorteilhaft ist hier eine Permanentlüftung mit einem zentralen Ventilator auf dem Dach, wodurch gleichzeitig die Geräuschkulisse im Bad minimiert wird. Weiterhin sollen im Bad Handtuchheizkörper vorgesehen werden. Für ein optimales Raumklima muss der Heizkörper im Wohnbereich nicht zwingend unterhalb der Fensterbrüstung installiert werden, sondern kann raumhoch in einer Nische (Wintergarten, Erker) oder einfach seitlich neben dem Fenster als Heizplatte positioniert werden.

Das Äußere der Demenzkranken muss besonders gepflegt werden. Gepflegte Haare, Kleidung, Hände und Fingernägel vermitteln den ersten Eindruck. Durch intensive Hygiene kann die Geruchsbelästigung durch Urin und Kot vermieden werden. Dies setzt optimale sanitäre Einrichtungen voraus: Die Dusche mit den Maßen 90 x 180 ist im Boden leicht abgesenkt, optisch erkennbar eingefasst mit einer nahezu waagerechten Stehfläche, sodass sie auch für mobile Rollstuhlfahrer geeignet ist. Die Oberfläche der Bodenfliesen im Duschbereich ist rutschhemmend in der Qualität R10. Der Abfluss des Gullys benötigt einen Mindestquerschnitt von 70 mm, um Pfützenbildungen zu vermeiden. Der Duschbereich ist nach den einschlägigen Richtlinien abzudichten und die Wandfliesen bilden eine leicht zu reinigende Oberfläche. Die Dusche sollte über einen flexiblen Duschschlauch verfügen, sodass auch mit der Handdusche gereinigt werden kann. Darüber hinaus sind Armaturen und waagrechte Stützgriffe, evtl. mit Duschsitz müssen in geeigneter Höhe vorhanden.

Der Waschtisch sollte großzügig dimensioniert sein, evtl. als Formstück, mit vielen Ablagemöglichkeiten und einem großen Spiegel. Im Bereich des Waschtisches sind Steckdosen und Schalter für die Spiegelbeleuchtung vorzusehen. Die Spiegelbeleuchtung mit zwei seitlichen vertikalen Linienleuchten verhindert die Verschattung des Gesichts und erleichtert die tägliche Grundreinigung. Alle Armaturen sind als Einhebelmischbatterien mit Verbrühungsschutz einzubauen.

Die Höhe des WC's ist so zu wählen, dass auch WC-Stühle verwendet werden können. Bei der Lage im Raum ist zu berücksichtigen, dass das WC auch für Rollstuhlfahrer anfahrbar ist (empfohlene Sitzhöhe: 43 cm). Der Sanitärblock ist bereits mit Traversen für Stützgriffe ausgestattet, evtl. kann auch ein Stützgriff seitlich an der Wand befestigt werden. Es ist vorteilhaft, in den hochklappbaren Stützgriffen bereits Toilettenpapierhalter und WC-Spülung zu integrieren. Ein Notruf neben dem Spülknopf ist nicht optimal, da dies zu Fehlbedienungen verleitet. Der WC-Sitz sollte leicht zu reinigen sein und Edelstahlscharniere besitzen. Es ist wünschenswert, Regale und Badschränke ausreichend groß zu planen, sodass persönliche Dinge, Pflegemittel und Handtücher verstaut werden können.

Die Baddecke kann abgehängt und für Leitungsführungen wie Elektrotrassen genutzt werden. Die Einbaustrahler in Kombination mit der Spiegelbeleuchtung sind auf 300 Lux zu bemessen. Die Deckenleuchte als Grundbeleuchtung ist von außen zu schalten. So wird vermieden, den Raum im Dunklen betreten und nach dem Lichtschalter suchen zu müssen. Die Wandfliesen können farbig in beruhigenden Tönen (z. B. Rottöne) gewählt werden, wobei die Bodenfliese mit der Rutschhemmung R9, sowie nach Gesichtspunkten der Reinigung ausgesucht werden sollte.

Die Badtür mit stoßunempfindlicher Stahlzarge und einem Türblatt mit einer Nassraumversiegelung muss sich nach außen öffnen. Die Aufschlagrichtung der Türe nach außen verhindert die Einschränkung von Bewegungsflächen und das evtl. Verletzen gestürzter Personen. Es empfiehlt sich, die Tür stumpfeinschlagend zu wählen, sodass sie sich im Vorraum in die Wandfläche einpasst. Mehrkosten, die durch die Einbaumöbel im Bad und das Waschtischelement mit großer Spiegelfläche entstehen, sind mit der Reduzierung der Wandfliesen gegenzurechnen.

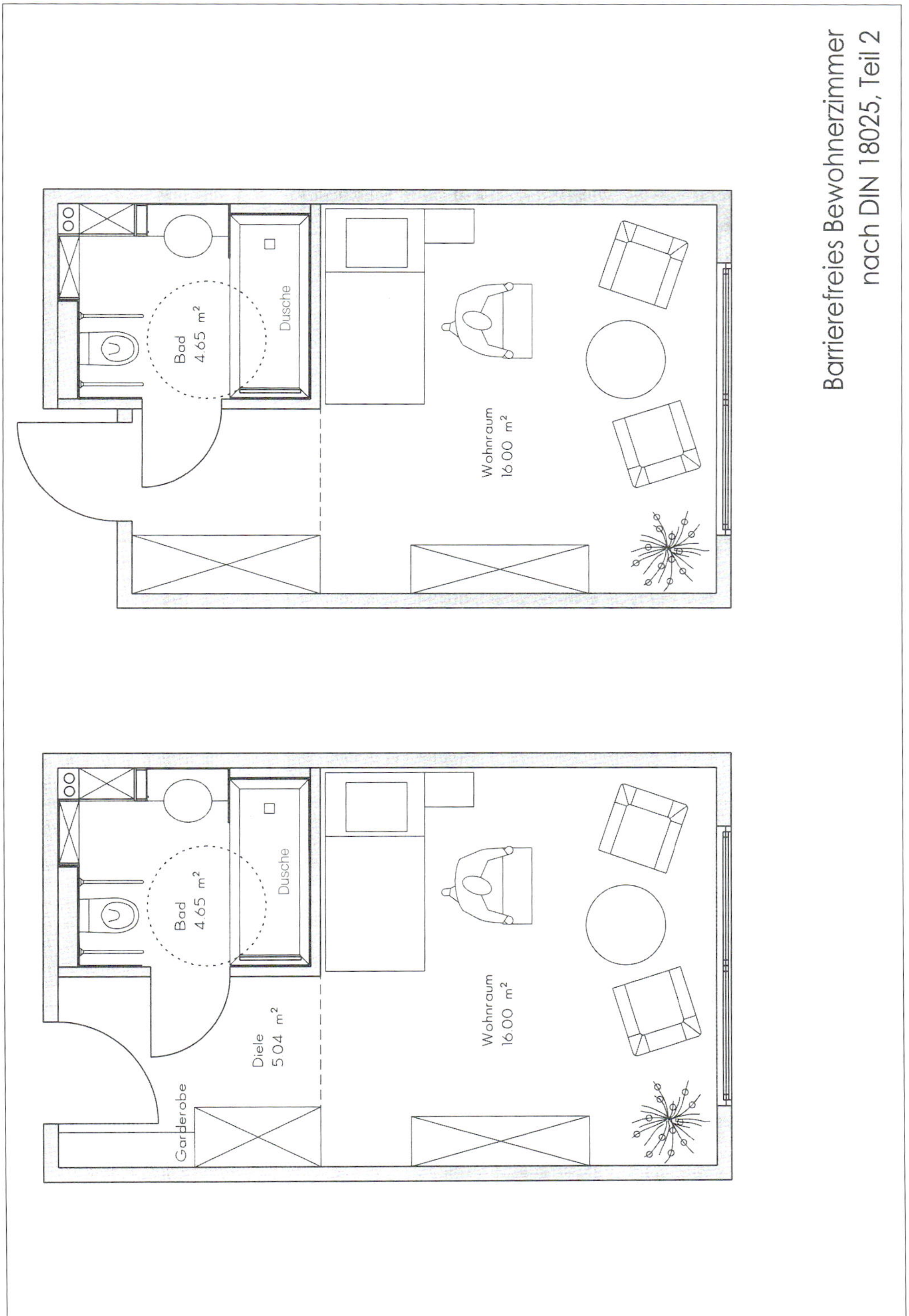

Abb. 18: Barrierefreies Badezimmer mit Dusche nach DIN 18025, Teil 2.

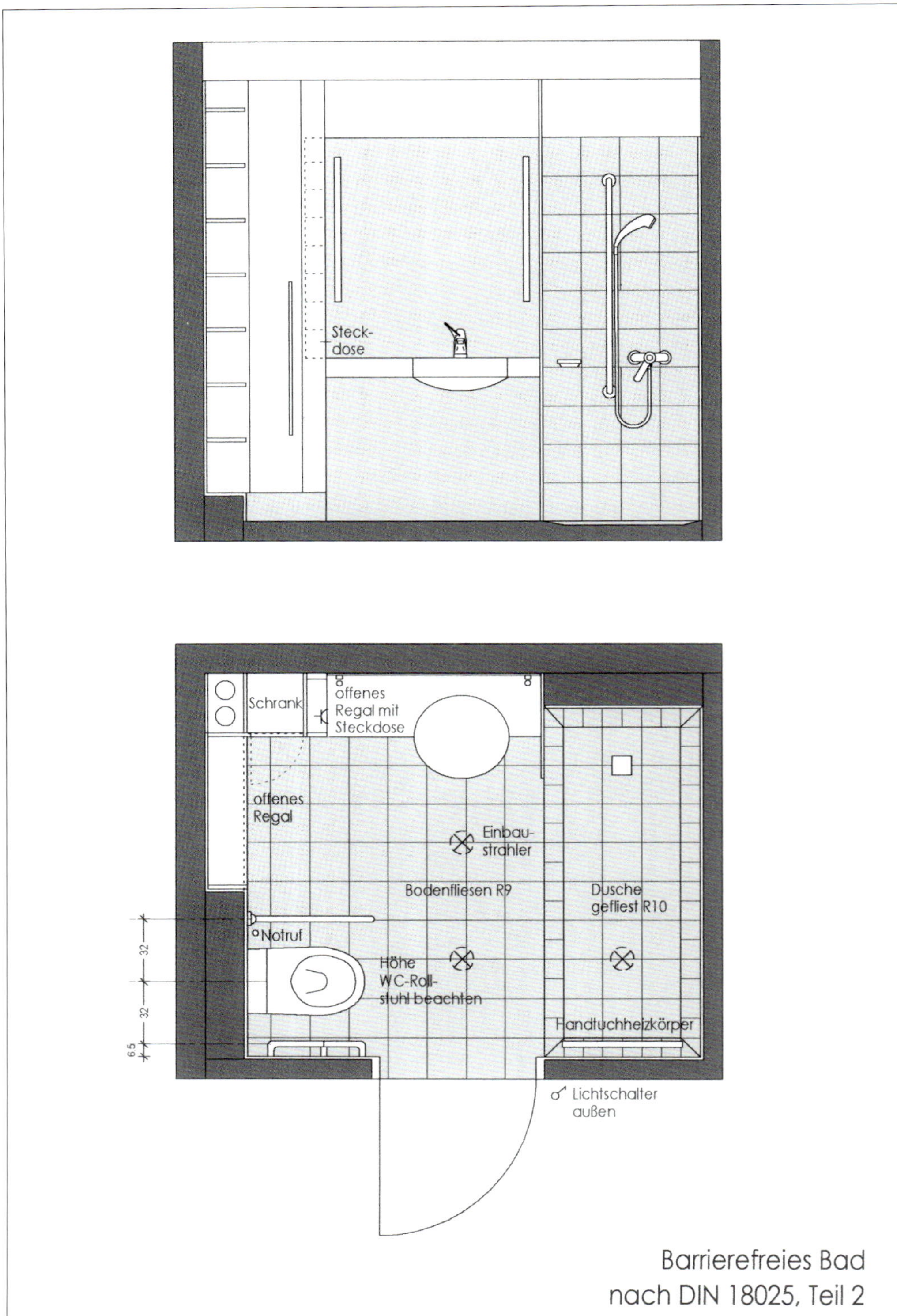

Abb. 19: Barrierefreies Bad mit Dusche nach DIN 18025, Teil 2.

2.2.1.2 Wohngruppenraum, Küche und Vorratsraum

Wohnraum

Das Zentrum der Wohngruppe bildet der Wohnraum mit Küche. Die geräumige Aufenthaltszone kann mit Teilbereichen des Flures verschmelzen. Eine Abtrennung durch Glaselemente mit Brüstung wird empfohlen, um die gewünschte Kleinräumigkeit zu erhalten. Hierdurch ist der Blickkontakt zu den Pflegekräften, der vor allem für Personen mit mittlerer und schwerer Demenz wichtig ist, gewährleistet. Eine direkte Anbindung zum beschützenden Außenbereich oder einer großen Terrasse, z. B. im Obergeschoss, ermöglicht den Bewohnern die freie Bewegung. Dies ist insbesondere für unruhige Personen wichtig. Die Übergänge zum Außenbereich bzw. zu Nachbarräumen sind barrierefrei, da von Demenzkranken Schwellen nicht erkannt werden.

Die direkte Verbindung zur offenen Küche gibt den Einblick zum Kochen und regt zur Mithilfe bei der Vorbereitung des Essens an. Wie in allen Aufenthaltsbereichen ist auch für den Wohngruppenraum eine maximale Tageslichtbeleuchtung vorzusehen. Geschosshohe Fenster verunsichern Demenzkranke. Eine Brüstung von ca. 60 cm Höhe ermöglicht auch im Sitzen einen Blickkontakt zum Wohnumfeld. Wichtig ist auch ein Sonnenschutz durch Markisen, Klapp- oder Schieberollladen. In Ergänzung zum Tageslicht sollte das Lichtkonzept darauf abgestimmt sein, eine Ausleuchtung des Raumes mit 500 Lux zu erreichen. (vgl. Kapitel »Licht«).

Der Bodenbelag ist nach folgenden Kriterien auszuwählen:
- Strapazierfähigkeit
- Pflege
- Unempfindlichkeit gegen Feuchtigkeit

Die Farbe des Fußbodens muss mit den Wandfarben abgestimmt werden, da u. U. durch die Reflexion der Bodenoberfläche die Wandfarbe verfälscht wird. (vgl. Kapitel »Farbe«). Die Schaffung einer wohnlichen Atmosphäre durch Bildung kleiner Sitzgruppen ist für Demenzkranke wichtig. Das Geschirr muss sich farblich vom Tisch abheben. Offene Regale und nicht abgeschlossene Schränke ergänzen das Mobiliar ebenso wie bequeme Sessel. Ein Kühlschrank mit Getränken muss für die Bewohner zugänglich sein. Die Bezüge von Stühlen und Sesseln sind abnehm- und waschbar. Für die Möblierung der Räume, die zu Fluchtwegen hin geöffnet sind, kann u. U. die Qualität »schwer entflammbar« gefordert werden. Hier ist eine Absprache mit der zuständigen Brandschutzbehörde notwendig.

Küche

Mit Änderung der Pflegekonzepte trat anstelle der klassischen Großküche eine Küche als fester Bestandteil innerhalb eines Wohngruppenraumes. Die Öffnung zum Wohnraum soll die Demenzkranken zum Mitmachen einladen. Ein geschlossener Teil sollte allerdings vorhanden sein, um Tätigkeiten mit besonderer hygienischer Anforderung ausführen zu können. Dies gilt sowohl für die Tagespflege als auch für die stationäre Pflegeeinrichtung. Die Größe der Küche orientiert sich an der Größe der Wohngruppe. Eine Größenbestimmung nach Quadratmeter ist nicht sinnvoll, da sich die Größe nach der Küchengestaltung bzw. den Arbeitsflächen bemisst. Um eine Erreichbarkeit des Mobiliars für alle Bewohner zu erzielen, sollte auf Hängeschränke weitgehend verzichtet werden.

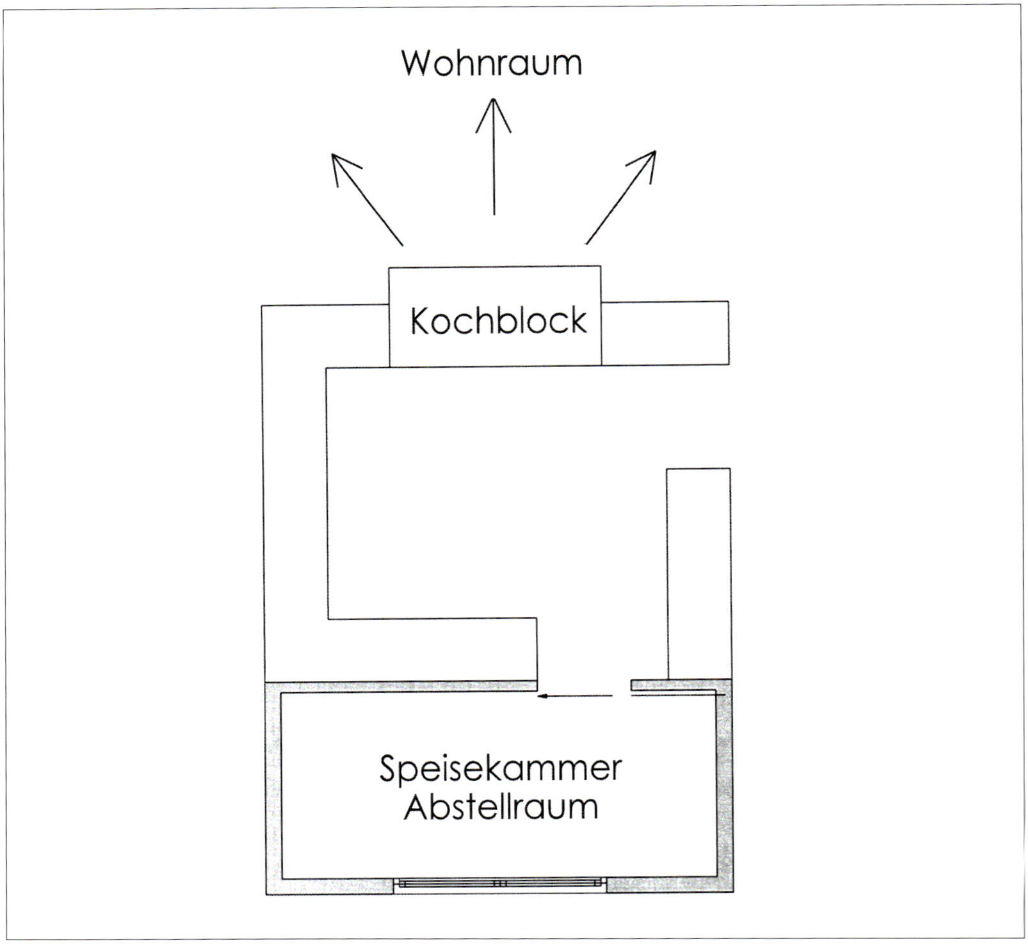

Abb. 20: Funktionsschema einer Aktivküche.

Zur Einrichtung der Küche gehören im Wesentlichen folgende Geräte und Möbel:

- Kochblock mit Blickrichtung in den Wohnraum
- Energieträger sollte Strom sein (mit Gas könnte es bei Missbrauch zu Unfällen kommen), mit zentraler Abschaltung der Energiezufuhr zum Kochblock, eine Dunstabzugshaube (mit Abluft); der Geruch des Essens ist zwar stimulierend, er sollte jedoch nicht belästigend wirken.
- Spülmaschine
- Um allen hygienischen Konflikten zu entgehen, empfiehlt es sich, eine »Industriespülmaschine« einzubauen. Sie gewährleistet bei 130° Wassertemperatur eine keimfreie Reinigung. Eine Abstimmung mit Behörden wird empfohlen.
- Kühlschrank
- als Hochschrank mit Trennung Gemüse/Geflügel/Fleisch.
- Spüle (zum Salat- und Gemüsewaschen)
- Topfschränke (Türfüllungen aus Glas – Aufforderung zum Hineinschauen)
  - Offene Regale/Schubladen
  - ausreichend Abstell- und Arbeitsflächen

Vorratsraum
Ein Vorratsraum mit einer Größe von ca. 4 m² für bestimmte Nahungsmittel bzw. Nahrungszusatzmittel, wie z. B. Gewürze, Öl, Essig etc. ist der Küche anzuschließen. Ein Vorratsraum sollte auch Platz für einen zusätzlichen Kühl- und Gefrierschrank bieten. Aus Gründen der Hygiene sind Wände und Boden zu fliesen. Die Drehflügeltüre sollte nicht in den Raum hineinschlagen, um keine Bewegungsflächen zu verlieren. Eine mechanische Entlüftung, wie auch der außenliegende elektrische Lichtschalter, gehören zum technischen Standard.

Pflegebegleitung
Nach heutigen Gesichtspunkten sollte der Raum für die Pflegekräfte zu den Verkehrsflächen und/oder dem Wohnraum hin offen und zentral gestaltet sein. Dadurch ergibt sich ein ständiger Kontakt zwischen den Bewohnern und den Pflegekräften. Eine thekenähnliche Einrichtung stellt die notwendige Distanz her. Empfohlen wird eine Fläche von ca. 8 bis 10 m².

Durch eine Raumerweiterung ist eine Rückzugszone für das Pflegepersonal zu schaffen. Die Raumgröße ist mit 10 bis 12 m² ausreichend groß bemessen. Diese Raumerweiterung kann auch durch einen Freisitz ergänzt werden, der auch als Raucherzone dienen kann. Die Einrichtungsgegenstände sollten nicht unbedingt Bürocharakter haben, auch hier gilt es, den Gestaltungsschwerpunkt auf das Wohnen zu legen.

Flure
Da sich Demenzkranke vorwiegend außerhalb ihres Individualbereiches (Zimmer) aufhalten, sind Flure und Aufenthaltsflächen großzügig zu bemessen. Als Richtgröße kann 30 % der Wohn-/Nutzfläche einer Gruppe angesetzt werden. Flure werden von Demenzkranken als »Wanderweg« benutzt. Daher sollten Sitzmöglichkeiten, am besten dort, wo Aktivitäten stattfinden, eingeplant werden. Ein hoher Anteil an natürlicher Belichtung (Fenster/Oberlicht) trägt zur guten Ausleuchtung bei, Spiegelungen müssen vermieden werden. Bei notwendiger Ergänzung durch Kunstlicht sind Beleuchtungsstärken von 300 Lux einzuplanen (vgl. Kapitel »Licht« und »Farbe«).

Türen, die von Demenzkranken bewusst benutzt werden, wie z. B. zum beschützenden Garten oder WC-Türen, können durch eine Kontrastfarbe gegenüber der Wand Aufforderungscharakter haben. Dagegen sollten Türen, die nicht benutzt werden dürfen, unauffällig gestaltet werden (z. B. Türen zu Ausgängen, Fluchttüren).

Die Sicherheit der »Wanderwege« muss unterstützt werden, durch:

- Vermeidung von Schwellen und starker Farbkontraste,
- durchgehende Handläufe,
- unauffällige Gestaltung der Türen zu Treppenhäusern,
- Verglasungen mit mindestens 60 cm hoher Brüstung,
- den Einbau von Öffnungssperren bei Fenstern
- Installation von blendfreiem Licht

Die Gestaltung der Flure kann die Wahrnehmung und Orientierung Demenzkranker positiv beeinflussen. Die Abstimmung von Licht und Farbe (siehe Kapitel »Licht« und »Farbe«) wird durch unterschiedliche Verwendung von Materialoberflächen (ertastbar) ergänzt. Auch Effekte zur Stimulation, wie Musik, Gerüche – das Angebot, Obst zu essen, etwas zu trinken oder Tiere zu streicheln – tragen zum Wohlbefinden bei. Abgehängte Decken dämpfen die Raumakustik infolge von Glasflächen oder Holzböden.

Personal WC

Personal WC's (D+H) müssen sich innerhalb der Wohngruppe befinden, damit lange Wege vermieden werden.

Therapieraum

Die Einbindung der Therapie in den Alltag ist von besonderer Bedeutung. Eine feste Strukturierung des Tagesablaufs setzt eine Zusammenarbeit zwischen den Pflegekräften und der Therapie voraus. Die Räume und ihre Funktionen tragen hier zum Wohlbefinden der Demenzkranken bei.

Die direkte Einbindung eines Therapieraums in eine Wohngruppe ist notwendig. Dabei sollte der Raum nahe der vertrauten Umgebung liegen, da Ortsveränderungen Ängste und Unruhe auslösen. Ebenso ist eine direkte Anbindung an den Außenbereich wünschenswert. Die Größe des Raumes orientiert sich an der Nutzung und dient als Rückzugsbereich für Einzeltherapien oder für kleinere Gruppen. Zu groß bemessene Räume bewirken bei Demenzkranken Orientierungsprobleme, positiv wirkt sich ein ovaler oder runder Tisch als Anhaltspunkt für die Orientierung aus. Der Tisch muss stabil sein und darf nicht kippen. Kleine Räume können Angst und Aggression auslösen oder lassen nicht genügend Bewegungsspielraum. Erfahrungsgemäß ist ein möglichst quadratischer Raum mit einer Größe von ca. 24 m^2 für die Bedürfnisse demenzkranker Personen ideal. Der Therapieraum sollte gegenüber den übrigen Räumen durch eine Tür abgegrenzt sein. Somit wird vermieden, dass von außen kommende Reize auf die Menschen einwirken.

Eine Sonderform der Therapieraumgestaltung nimmt der Snoezelenraum ein. Snoezelen (niederländisch) ist eine Zusammensetzung aus den Wörtern Snüffelen (schnüffeln) und Doezelen (dösen). Damit wird eine Therapieform bezeichnet, die die sinnliche Wahrnehmung anspricht. Lichteffekte, Musik, Farben, Gerüche und taktile Empfindung bewirken eine Entspannung des Körpers und fördern das Wohlbefinden. Die Abdunklung des Raumes ist hierfür erforderlich. Eine Abstimmung der Planung/Ausführung muss mit Fachpersonal erfolgen.

Behinderten WC

Das WC für behinderte Personen richtet sich in seinem baulichen Standard nach der DIN 18024, Teil 2 (vgl. Abbildung 21). Das WC sollte in der Nähe des Wohngruppenraumes liegen.

Pflegebad

Aus wirtschaftlichen Gründen und bei ausreichender Anzahl individueller Bäder, ist für zwei bzw. drei Wohngruppen ein Pflegebad vorzusehen. Bei mehrgeschossigen Gebäuden sollte es in der Nähe des Aufzuges liegen. Die Größe des Pflegebades wird durch die sanitären Einrichtungen und die notwendigen Bewegungsflächen bestimmt. Planungsmaßstab ist die DIN 18025, Teil 1. Er begründet sich im Wesentlichen durch die für den Einstieg in die Hubwanne notwendige Hebehilfe, die eine relativ große Bewegungsfläche benötigt.

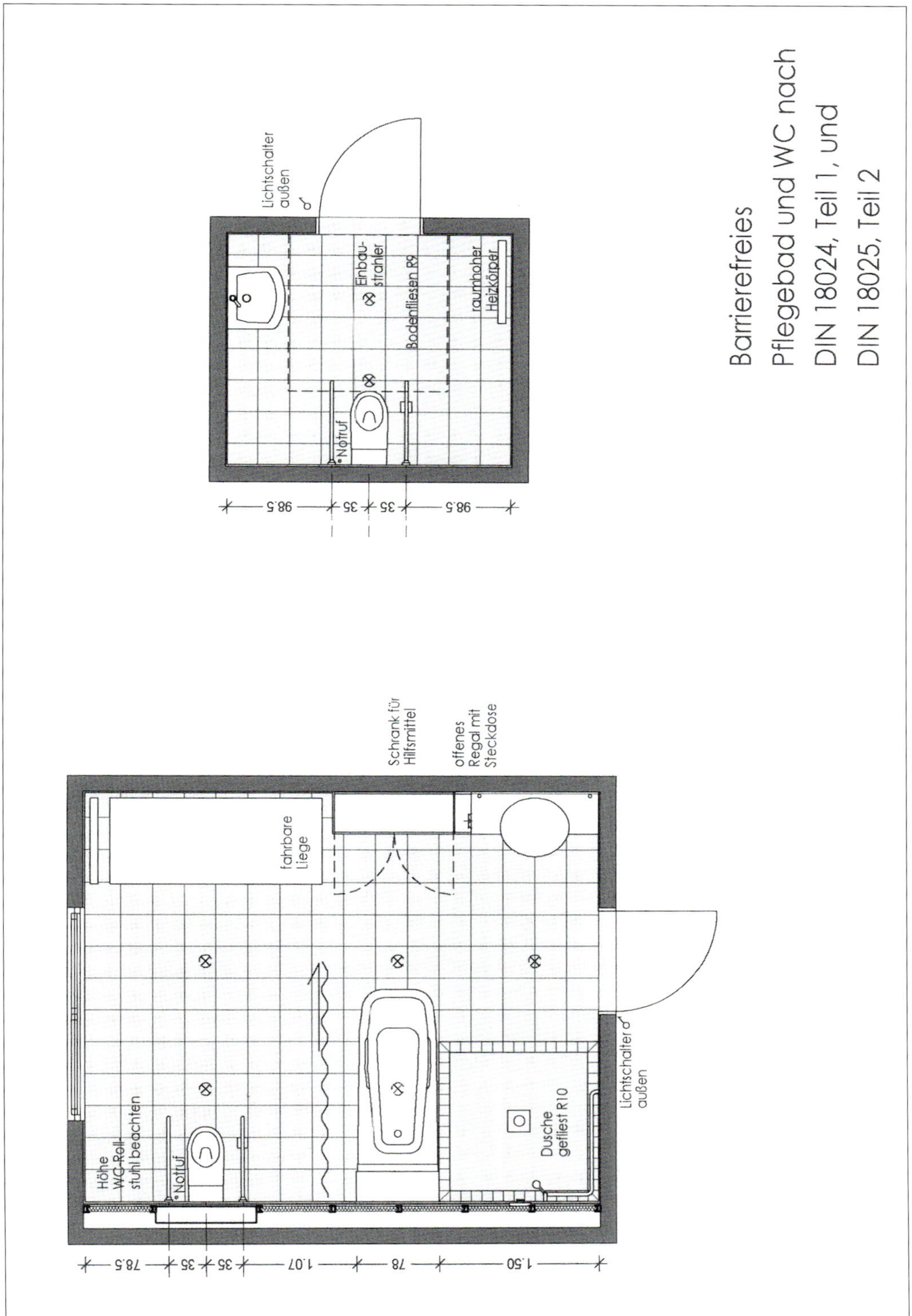

Abb. 21: Barrierefreies Pflegebad und WC nach DIN 18024, Teil 1, und DIN 18024, Teil 2.

Die Bewegungsfläche beträgt 1,50 x 1,50 m und kann sich mit der Dusche wie auch den Bewegungsflächen anderer Sanitärobjekte überlagern. Die Absenkung gegenüber dem übrigen Badfußboden darf maximal 2 cm betragen. Der Fliesenübergang ist »sanft« zu gestalten (vgl. Skizze), damit der Rollstuhl diesen Übergang leicht überfahren kann und ein Stolpern weitgehend ausgeschlossen wird. Die Fliese des Duschbereiches benötigt die Oberflächenstruktur R10 (rutschhemmend). Auch eine kontrastreiche Gestaltung des Bodenübergangs zur Dusche sollte berücksichtigt werden. Des weiteren ist die Dusche mit einem Duschsitz auszustatten. Bei der Auswahl der Hubwanne sollte auf eine gute Qualität geachtet werden. Die Aufstellung der Wanne muss so erfolgen, dass eine dreiseitige Anfahrbarkeit (Rollstuhl bzw. Hebehilfe) gewährleistet ist.

Die WC-Höhe sollte sich nicht nach der DIN 18025, Teil 1 (48 cm) richten. Diese Höhe ist für die meisten alten Menschen zu hoch, der Fußkontakt mit dem Fußboden ist nicht gegeben. Auch muss der WC-Stuhl über das WC geschoben werden können. Empfehlenswert ist eine Höhe von 43 cm inkl. Sitz. Zwei Stützgriffe neben dem WC – mindestens einer hochklappbar – sind lt. Neufassung der DIN 18030 notwendig.

Der Waschtisch entspricht in seiner Ausführung weitgehend dem des persönlichen Bades. Der Spiegel muss auch im Sitzen benutzbar sein (nach DIN 18030 kein Kippspiegel). Die Mindestbreite der Eingangstüre zum Pflegebad ist 90 cm.

Es empfiehlt sich, die Raumgestaltung auf Wohnlichkeit abzustimmen. Dabei können folgende Faktoren bestimmend sein:

- die Einbaumöbel für Pflegemittel, Handtücher etc.,
- die Lichtplanung unter Einbezug einer maximalen Tagesbeleuchtung (Glasscheiben als Mattglas) und mit einer Auslegung von 300 Lux (vgl. Kapitel »Licht«),
- die Farbgestaltung
- Pastellfarben – vorzugsweise im warmen Bereich (vgl. Kapitel »Farbe«)

Pflegemittelraum
Innerhalb einer Wohngruppe sollte ein Pflegemittelraum platziert werden, da die Pflegemittel sehr umfangreich sind. Der Raum (Größe: ca. 6 m^2) ist mit Regalen und z. T. abschließbaren Schränken auszustatten. Um keine Bewegungsflächen zu verlieren, sollte die Tür nach außen aufgehen oder alternativ als Schiebetüre eingebaut werden.

Hilfsmittelraum
Der Hilfsmittelraum wird benötigt, um Geräte wie Hebehilfen, Rollstühle etc. abzustellen. Die Ausleuchtung für diesen Raum kann über eine Grundbeleuchtung erfolgen. Handelt es sich um einen Raum ohne Fenster, ist eine mechanische Entlüftung vorzusehen. Die Größe des Raumes ist mit 10 bis 12 m^2 ausreichend groß bemessen. An Bodenbelag und Wandoberflächen werden keine besonderen Anforderungen gestellt.

Wäscheraum (unrein)
Die Lage dieses Raumes sollte zentral innerhalb der Wohngruppenstruktur, bei mehrgeschossigen Gebäuden in der Nähe des Aufzuges, liegen, um Wege für die Pflegebegleitung zu verkürzen. Eine störungsfreie Wohnatmosphäre wird somit trotz des wöchentlich mehrmaligen Abtransports der Schmutzwäsche ermöglicht.

Der Raum sollte so angeordnet werden, dass die Wäschewagen nebeneinander (vgl. Abb.) stehen können, um ein Rangieren zu vermeiden. Die Tiefe des Raumes ist mit 1,40 m, die Breite (bei drei Wäschewagen) mit 3,50 m ausreichend groß bemessen. Die Wände und der Fußboden sollten aus hygienischen Gründen und aus Gründen der besseren Reinigung gefliest werden. Es empfiehlt sich, eine Schiebetüre einzubauen, da hierdurch zusätzliche Bewegungsflächen freigehalten werden, die durch eine Drehflügeltüre (übliche Türform) blockiert wären. Dabei kann die Schiebetür aus Kostengründen vor der Wand anstatt in einer Mauerwerkstasche laufen. Der Raum benötigt nach DIN 18017 eine mechanische Lüftung. Die Lüftung sollte permanent in Betrieb sein, um im Wäscheraum eine Geruchsbelästigung zu vermeiden. Eine Basisbeleuchtung ist ausreichend, der Lichtschalter muss von außen bedienbar sein, damit man keinen dunklen Raum betreten muss.

Wäscheraum (rein)

Für den erheblichen Wäschebedarf – Bettwäsche wie auch persönliche Wäsche – ist eine größere Staufläche notwendig. Die zentrale Lagerung der Bettwäsche sichert kurze Wege. Es ist ausreichend, wenn im Flur bzw. entlang der Verkehrsflächen Stauraum eingerichtet wird. Kleine Einbauschränke zur Wäschelagerung erleichtern die Betriebsabläufe. Zu beachten ist, dass aus brandtechnischen Gründen die Türen der Regale aus schwer entflammbar Materialien bestehen.

Fäkalienspüle

Diese technische Einrichtung wird für jede Wohngruppe benötigt. Der Raum ist mit 1,0 x 1,5 m ausreichend groß. Wegen der Hygiene müssen Fußboden und Wände gefliest sein. Auf die Qualität der Fäkalienspüle muss geachtet werden, um einen störungsfreien Betrieb zu garantieren. Ein Ausgussbecken sollte vorhanden sein. Um die Einschränkung der Bewegungsfläche innerhalb des Raumes zu vermeiden, sollte die Tür nach außen aufgehen. Eine Türbreite von ca. 72 cm (lichter Durchgang) ist ausreichend. Die Außenfarbe der Türe sollte sich nicht wesentlich von der Wandfarbe unterscheiden, damit der Demenzkranke nicht verleitet wird, diesen Raum zu betreten.

Putzraum

Für Putzwagen und -gerät ist ausreichend Stellfläche vorzusehen. Die Tür sollte nach außen aufgehen und einen lichten Durchgang von mindestens 80 cm haben. So ist ausreichend Bewegungsfläche auch vor dem Ausgussbecken vorhanden. Es empfiehlt sich eine Raumgröße von ca. 2 x 2 m. Der Raum ist zu fliesen (Boden und Wände) und zu entlüften.

Flächen

In Tabelle 19 sind die Flächen der einzelnen Räume zusammengestellt. Es ergibt sich eine anrechenbare Flächen von 51,1 m^2 pro Person. Berücksichtigt wurden die 16 m^2 der Einzelzimmer nach dem Entwurf der HeimMindBauV 2002. Die Abweichung gegenüber Pflegeeinrichtungen für somatisch erkrankte Personen begründet sich durch die Mehrfläche der Verkehrswege.

Tabelle 19: Flächen für eine Wohngruppe.

Für eine Gruppengröße von 12 Personen kann von nachfolgenden Flächen ausgegangen werden:			
	12	Einzelzimmer à 24,25 m² (16 m² zzgl. Bad + Vorraum)	291 m²
	1	Wohnraum mit Küche	60 m²
	1	Speisekammer	8 m²
	1	Stützpunkt Pflegebegleitung	12 m²
	1	Therapieraum	20 m²
	1	Personal	16 m²
	1	Personal – WC (D+H) à 2 m²	4 m²
	1	Fäkalspüle	4 m²
	1	Wäsche rein	6 m²
	1	Wäsche unrein	8 m²
	1	Hilfsmittel und Elektrik (Pflegemittel)	12 m²
	1	Pflegemittelraum	10 m²
für 2 Gruppen	1	Behinderten – WC	6 m²
für 2 Gruppen	1	Pflegebad	20 m²
für 2 Gruppen	1	Appartement für Angehörige mit Sanitärraum	16 m²
		anrechenbar für 1 Gruppe	21 m²
			472,0 m²
Verkehrsfläche		30 %	141,6 m²
			613,6 m² 51,1 m²/Person

2.3 Spezielle Bauteile

2.3.1 Haupteingangstür und Notausgang

Dieses Detail wird ausführlich beschrieben, da es in der Praxis zu vielen Konflikten führen kann. Die Haupteingangstür ist als zweiflüglige Tür zu planen, sodass im Bedarfsfall eine größere Nutzungsbreite möglich ist, z. B. für Krankentransporte. Sowohl der Geh- als auch der Standflügel müssen hierzu feststellbar sein. Die Schließfolgeregelung und Feststellung ist hinsichtlich der technischen Komponenten mit der elektrischen Türöffnungshilfe abzustimmen. Der Gehflügel des Hauptzugangs ist mit einer elektrischen Türöffnungshilfe ausgestattet, sodass auch Gehbehinderte und Rollstuhlfahrer ungehindert das Gebäude betreten können. Die Bedienung des Gehflügels sollte über einen Taster erfolgen. Türöffnungshilfen per Radar, Lichtschranke oder Infrarot sind nicht zu empfehlen, da es oft zu Fehlsteuerungen kommt. Sensorleisten am inneren und äußeren oberen Türrahmen gewährleisten, dass bei automatischer Schließung der Türe niemand eingeklemmt wird.

Der Hauptzugang dient ebenso als erster Fluchtweg. Der Panikbeschlag innen ist somit zwingend erforderlich. Hier muss jedoch berücksichtigt werden, dass bei Betätigung des Panikbeschlages von innen nach außen, die Tür von außen wieder geschlossen ist. Dies ist durch eine elektrische Falle möglich. So ist der Hauptzugang zwar nicht mehr zugeschlossen, jedoch kann die Tür von außen nur mit einem Schlüssel geöffnet werden.

Am Haupteingang gibt es weiterhin eine Klingel mit Gegensprechanlage. Der Gehflügel erhält einen elektrischen Türöffner, für einen kontrollierten Zugang, z. B. nachts. Je nach Nutzeranforderung kann der Haupteingangsbereich auch mit einer Fluchtwegsicherung gekoppelt werden. Hier ist aufgrund des technischen Umfangs eine zweite Tür erforderlich.

Um die »Gefahr des Weglaufens« bei demenziell Erkrankten zu unterbinden, gibt es verschiedene Möglichkeiten. Diese sind jedoch jeweils mit der zuständigen Heimaufsicht abzustimmen und erfordern evtl. eine gesetzliche Grundlage:

- Die Türe ist verschlossen und nur bestimmte Hausbewohner erhalten einen Haustürschlüssel, mit dem diese jeder Zeit das Gebäude verlassen können. (Abstimmung mit Fluchtweg dringend erforderlich!)
- Der Haupteingang wird mittels Videoüberwachung oder Pforte überwacht.
- Bei Betätigung des Gehflügels wird das Pflegepersonal über ein akustisches Signal alarmiert.
- Ein Taster zur Freischaltung der Türe wird möglichst unauffällig und in ungewohnter Höhe angebracht, so dass er für Demente kaum ersichtlich ist.

Ein Notausgang, der mit einem Fluchtwegsicherungssystem ausgestattet ist, öffnet nur im Brandfall, bei Stromausfall oder mit einem Schlüssel für berechtigte Personen. Das Fluchtwegsicherungssystem bei Notausgängen bietet vor allem dementen Personen Schutz, sich nicht zu verlaufen bzw. sich anderen Gefahren im Außenbereich auszusetzen. Die Tür sollte möglichst unauffällig sein und nicht in ihrer Funktion als Tür erkennbar sein. Wichtig ist hierbei, dass die Fluchtwegsicherung mit dem Schloss kombiniert wird und nicht mit einer Magnethalterung am oberen Rahmen und am Türsturz, da sich durch das ungünstige Angriffsmoment v.a. bei Holztüren durch Fehlbedienungen mit entsprechender Vehemenz der gesamte Türflügel verziehen kann.

2.4 Gestaltung

2.4.1 Raumgestaltung

Bedeutsam für demenziell erkrankte Personen ist die Raumgestaltung sowie die Gestaltung des gesamten Umfeldes. Das Zusammenspiel der einzelnen Faktoren wie Raumklima (Wärmephysiologie), Licht, Farbe und Akustik soll zum verbesserten Wohlbefinden beitragen. Auch die Normalisierung der physischen Funktionen, die Dämpfung von Sekundärsymptomen sowie sensorische Anregungen können dadurch unterstützt werden. Aufgrund kognitiver und perzeptiver Störungen ist der Einsatz von gezielter Stimulation besonders wichtig. Demenzkranke wollen alles anfassen. Taktile Reize haben daher Vorrang.

2.4.2 Wärmephysiologie

Da ältere Personen besonders empfindlich sind gegenüber zu geringer Lufttemperatur, Luftfeuchtigkeit oder Zugerscheinungen, ist die Gestaltung der raumklimatischen Verhältnisse für sie von besonderer Wichtigkeit. Ein allgemein gutes Raumklima dient dem Wohlbefinden.

Die Wärmephysiologie betrachtet die inneren Reaktionen im menschlichen Körper, insbesondere die Wärmereaktion des Körpers und die Einflüsse seiner Umgebung, die durch die Temperatur und das Klima bedingt sind. Der menschliche Körper hat eine durchschnittliche Bluttemperatur von 37° Celsius. Die biologisch notwendige Wärmeabgabe an die Umgebung erfolgt durch:

- Konvektion und Abstrahlung von Haut- und Kleideroberfläche,
- unmerkliche und fühlbare Wasserdampfabgabe der Haut und der Kleidung (Verdunstung),
- Ausatmung von warmer, praktisch feuchter, gesättigter Luft.

Die Höhe der biologisch notwendigen Gesamtwärmeabgabe Q_{ges} und ihrer beiden Teilbeträge $Q_{trocken}$ und Q_{feucht} ist unterschiedlich und hängt von folgenden Faktoren ab:

- der Temperatur und Feuchtigkeit der Raumluft,
- der Luftgeschwindigkeit im Raum,
- der Temperatur der Raumumschließungsflächen,
- der Art und Schwere der Tätigkeit,
- dem Alter,
- dem Geschlecht,
- der Kleidung.

Die normale Wärmeabgabe des menschlichen Körpers liegt bei etwa 430J/h oder 120 W.

Die thermische Behaglichkeit bei einem Aufenthalt im Raum setzt voraus, dass die Temperaturregelung des Körpers nicht übermäßig beansprucht wird. Wegen der hochgradigen Empfindlichkeit Demenzkranker muss auf die Wärmephysiologie besondere Aufmerksamkeit gelegt werden.

2.4.3 Raumklima

Das Behaglichkeitsempfinden des Menschen setzt sich aus verschiedenen Teilen zusammen. Der Begriff »Raumklima« umfasst alle Bedingungen des Raums, von denen das Wohlbefinden seiner Bewohner abhängig ist. Man versteht darunter das Zusammenwirken von Temperaturfeuchte und Bewegung der Raumluft sowie der Raumtemperatur sämtlicher Umschließungsflächen.

2.4.3.1 Temperatur

Eine Raumlufttemperatur von 21° Celsius im Winter und 20 bis 22° Celsius im Sommer bei einer relativen Luftfeuchtigkeit zwischen 30 und 70 Prozent wird als angenehm empfunden. Der Temperaturunterschied zwischen Raumlufttemperatur und Temperatur der Raumumschließungsflächen sollte zwischen 3 bis 5 Kelvin liegen.

2.4.3.2 Luftfeuchtigkeit

Die absolute Feuchtigkeit ist die Wasserdampfmenge (g/Kilogramm oder g/Kubikmeter trockener Luft), die tatsächlich in der Luft enthalten ist. Die relative Feuchtigkeit ist das prozentuale Verhältnis der absoluten Feuchtigkeit zu dem bei dieser Temperatur höchstmöglichen Wasserdampfgehalt – auch maximale Luftfeuchtigkeit genannt. Sie steigt in Abhängigkeit von der Lufttemperatur stark an. Die relative Luftfeuchtigkeit sollte im Bereich behaglicher Lufttemperaturen den Wert von 30 Prozent nicht unterschreiten und nicht über 70 Prozent betragen.

2.4.3.3 Luftbewegung

Bei normalen Temperaturbedingungen und geringer Tätigkeit wird eine Luftgeschwindigkeit von 0,2 Meter pro Sekunde noch als angenehm empfunden. Je nach Art der Tätigkeit kann dieser Wert auch bis 0,5 Meter pro Sekunde steigen. Die Luftbewegung steht in Zusammenhang mit der Raumlufttemperatur und der Temperatur der Raumumschließungsflächen. Ein zu großer Temperaturunterschied kann im Bereich der Wandflächen zu Luftbewegungen führen, die größer sind als 0,2 Meter pro Sekunde. (z. B. im Altbau).

2.4.4 Licht

Aus der Wahrnehmungspsychologie ist bekannt, dass Tageslicht angenehmer und heller als Kunstlicht empfunden wird. Bei demenzkranken Personen wird durch die Beleuchtung der Stoffwechsel stimuliert – bei Dunkelheit wird Serotonin in Melatonin umgewandelt, Seratonin gilt als Stimmungsaufheller, Melatonin senkt den Stoffwechsel. Der Schlaf-/Wachrhythmus normalisiert sich, Aggressionen werden gedämpft. Für Demenzkranke muss daher ein Maximum an Tageslicht geplant und umgesetzt werden. Dies sollte direkt bzw. über Lichtumlenkung erfolgen. Eine Nutzung des Tageslichtes ist aus Kostengründen sowohl bei der Investition wie auch im Betrieb zu bevorzugen. Um eine gleichmäßige Ausleuchtung aller Räume zu gewährleisten, sind die von *Wojnar* erarbeiteten Erkenntnisse, nämlich Wohnräume mit 500 Lux, Bäder und Flure mit 300 Lux, umzusetzen. Eine Schattenwirkung wird weitgehend vermieden, wenn diese Werte in Augenhöhe gemessen werden. Der Lösungskonflikt besteht darin, dass das gewünschte Beleuchtungsniveau einer wohnlichen Raumwirkung entgegen steht.

Bei der Auswahl der Leuchtmittel ist auf eine geringe Wärmeabstrahlung zu achten, um den Raum nicht unnötig aufzuheizen. Auch sollten die Leuchtmittel dimmbar (Veränderung der Leuchtintensität) sein. Im Einzelfall ist zu überlegen, Deckenleuchten (z. B. Bad) mit elektronischen Vorschaltgeräten auszustatten. Diese Lösung ist zwar in der Anschaffung kostenintensiver, jedoch amortisieren sie sich im Betrieb.

Weitere wichtige Eigenschaften der Leuchtmittel sind zu beachten:

- die Lichtfarbe und Farbwiedergabe
  - bei allen Leuchtmitteln sollten warmweiße Lichtfarben mit guter Farbwiedergabe gewählt werden,
- die Blendungsbegrenzung
  - eine Direktblendung sollte durch geeignete Wahl bzw. Montage der Leuchtkörper weitgehend ausgeschlossen werden,
- die Reflexe/Lichtverteilung
  - Reflexionen durch helle Lichtquellen, z. B. glänzende Böden, müssen ebenso vermieden werden, wie starke Kontraste und Schattenbildung. Dagegen ist die Decke als Reflexionsfläche (weißer Farbanstrich) ausdrücklich gewünscht und notwendig.

2.4.5 Farbe

Die Farbgestaltung muss mit dem Lichtkonzept (Tages und Kunstlicht) abgestimmt werden. Die Linsentrübung führt mit steigendem Alter zu einer schlechteren Farbwahrnehmung. Da die Linse mit zunehmender Trübung gelblich wird, absorbiert das Auge mehr den blau-violetten Farbton (kurzwelliges Licht) und hat eine bessere Farbsichtigkeit im Rot/Orange-Bereich (langwelliges Licht). Deshalb sollte das Farbkonzept in einem pastellfarbigen Rot/Orange-Bereich liegen. Die Decke sollte weiß gestrichen sein, mit einem möglichst hohen Reflexionsgrad (0,85). Die Wände der Aufenthaltsräume sollten einen Reflexionsgrad von 0,65 bis 0,7 haben, andere Räume wie Bäder etc. 0,3 bis 0,4. Der Reflexionsgrad der Fußböden liegt bei 0,4, hier ist eine Spiegelung zu vermeiden.

2.4.6 Akustik

Die gedämpfte akustische Ausstattung der Räume ist wichtig. Dies gilt insbesondere für hallenähnliche Räume mit großen harten Flächen, z. B. Glas. Die Nachhallzeit wie auch die Überdämpfung wird als sehr unangenehm empfunden. Die große Empfindsamkeit Demenzkranker bezüglich akustischer Reize macht es notwendig, hierauf besonders einzugehen. Überreizungen durch Lärm etc. können Unruhe und Aggression auslösen.

2.5 Garten

Für die Betreuung demenziell erkrankter Personen ist die unmittelbare Anbindung eines beschützenden Gartens an den Wohnbereich von besonderer Bedeutung. Dies gilt für die Betreuung zu Hause ebenso wie für teilstationäre Einrichtungen (z. B. Tagespflege) und stationäre Pflegeeinrichtungen. Die Erreichbarkeit muss durch einfache Orientierungsmerkmale, z. B. Farbanstrich der Tür, der sich deutlich von der Wandfarbe unterscheidet, kenntlich gemacht werden.

Ausreichende Bewegungsflächen vor und hinter der Tür (gemäß DIN 18024, Teil 2 bzw. DIN 18025, Teil 1) eine Türbreite von mindestens 90 cm lichtem Durchgang, aber auch:
- eine leichte Drehbarkeit (Bänder mit Kugellager),
- ein Türgriff mit Abkröpfung, der das Abrutschen der Hand verhindert,
- eine Glasfüllungen (VSG – Sicherheitsglas) mit Farbmarkierungen (Orientierung) und
- ein schwellenloser Übergang der Bodenbeläge ohne starke Farbkontraste zwischen innen und außen,

garantieren eine leichte und sichere Benutzung. Die Demenzkranken haben somit die Möglichkeit, sich nach eigenem Ermessen und Bedürfnis im Garten aufzuhalten.

Die Wege im Garten müssen als Rundweg in Form einer »0« oder einer »8« angelegt werden, damit das »Ankommen« gewährleistet ist. Ecken und Winkel sind zu vermeiden, da sie den Bewegungsfluss der Demenzkranken hemmen.

Die Oberflächen der Wege sind eben, das Gelände möglichst waagerecht auszubilden. Unebenheiten können durch die Bewegungsstörungen schlecht ausgeglichen werden, Stürze wären die Folge. Die Beläge können z. B.:
- wasserverfestigte Oberflächen,
- Plattenbeläge (erschütterungsarm),
- Asphalt,
- Tartan

sein. Die Wegoberflächen müssen für Rollstuhlfahrer und gehbehinderte Personen mit Rollwagen geeignet sein.

Ein zentraler Platz mit Trinkbrunnen, der symbolisch den Marktplatz darstellt und vielleicht an frühere Zeiten erinnert, lädt zum Verweilen ein. Das Wasser des Brunnens besitzt Trinkwasserqualität, da die Demenzkranken zum Trinken animiert werden sollen. Diese Art der Flüssigkeitsaufnahme trägt dazu bei, das Austrocknen des Körpers zu verhindern. Sitzgruppen (Bänke/Stühle) im Garten benötigen einen Sonnenschutz, der auch eine Kastanie oder Linde sein kann.

Es dürfen keine giftigen Pflanzen im Garten wachsen (z. B. Fingerhut, Blauregen), da Demenzkranke Pflanzenteile in den Mund nehmen. Ebenfalls darf das Anfassen von Pflanzen nicht zu Verletzungen führen (z. B. keine Rosen, Feuerdorn etc.). Die Auswahl der Pflanzen sollte bezüglich Duft und Farben so ausgewählt werden, dass eine Verbindung zu den Jahreszeiten besteht.
Frühling: Tulpen, Narzissen, Anemonen
Sommer: Stockrose, Malve
Herbst: Apfelbaum
Winter: Hasselnuss, Tannenbaum

Obstbäume und -sträucher, deren Früchte erreichbar sind, gehören ebenso zum Garten wie ein Hochbeet mit Kräutern und Erdbeeren. Die Höhe des Hochbeetes sollte ca. 70 cm betragen, damit die Pflanzen erreicht werden können, ohne dass sich die Person bücken muss. Kräuter wie Thymian, Rosmarin, Basilikum, Petersilie, Schnittlauch, Sellerie regen mit ihrem Duft die Sinne an. Alle Pflanzen sind essbar. In manchen Regionen, z. B. Südwestdeutschland, könnte auch Wein angepflanzt werden.

Der Rasen sollte eher an eine Blumenwiese (zum Pflücken von Blumen) erinnern, als an einen Zierrasen.

Auf der »Wanderung« durch den Garten bietet eine Pergola oder Laube mit Stühlen und Bänken einen geeigneten Platz zum Verweilen. Demenzkranke brauchen diese Bereiche, da sie ihnen Geborgenheit bieten. Zusätzlich ist der Schutz vor Sonne und Wind gegeben.

Die Gartenmöbel – Stühle und Bänke – müssen fest stehen und dürfen nicht kippen. Seitenlehnen unterstützen das Aufstehen. Empfehlenswert ist eine Sitzhöhe von ca. 42 cm, da eine zu niedrige Sitzhöhe das Aufstehen erschwert und bei einer zu hohen Sitzposition die Füße in der Luft baumeln. Das Material muss als wärmephysiologisch warm empfunden werden, wie z. B. Holz (kein Metall oder Stein/Beton).

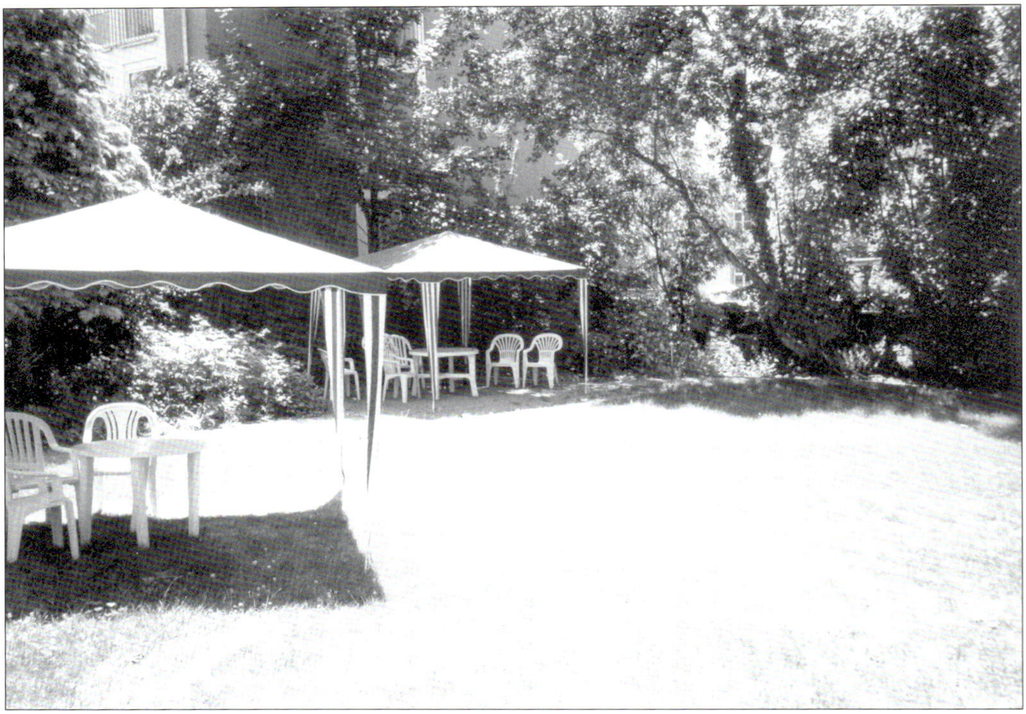

Abb. 22: Sitzgelegenheiten im Garten.

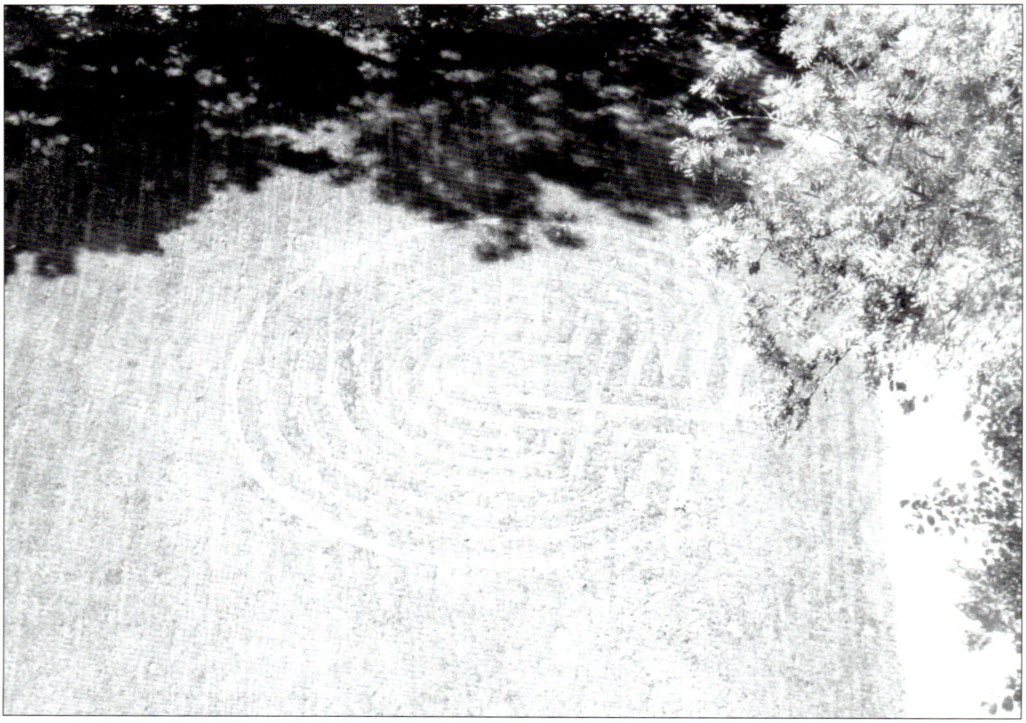

Abb. 23: Labyrinth, Klinkersteine im Rasen verlegt.

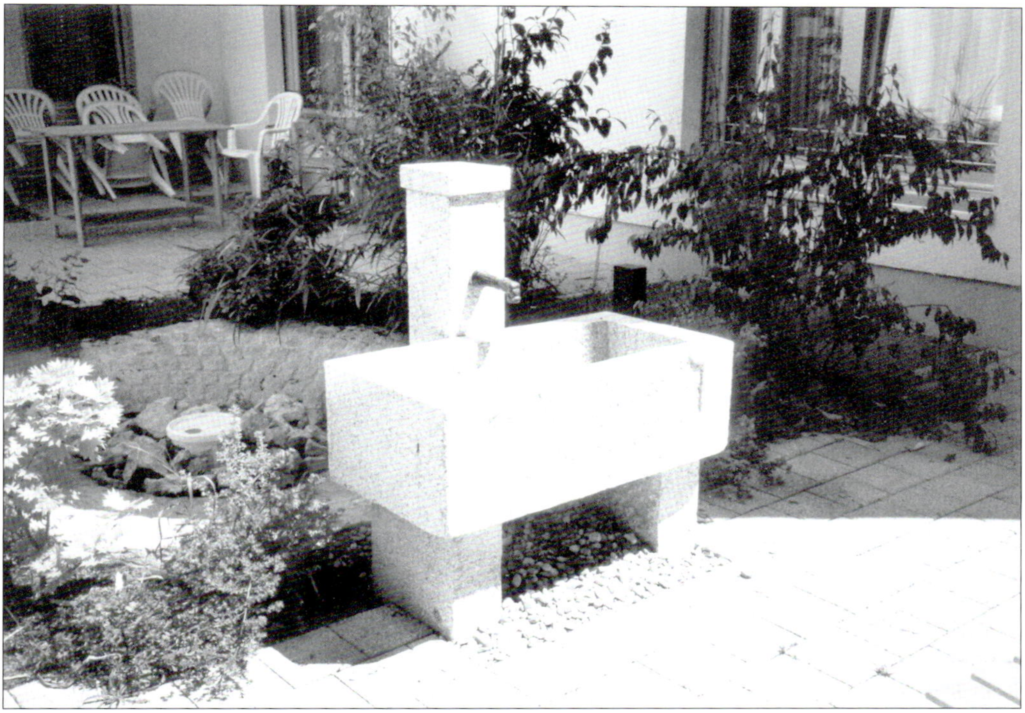

Abb. 24: Ein Trinkbrunnen am »Marktplatz« animiert zum Trinken.

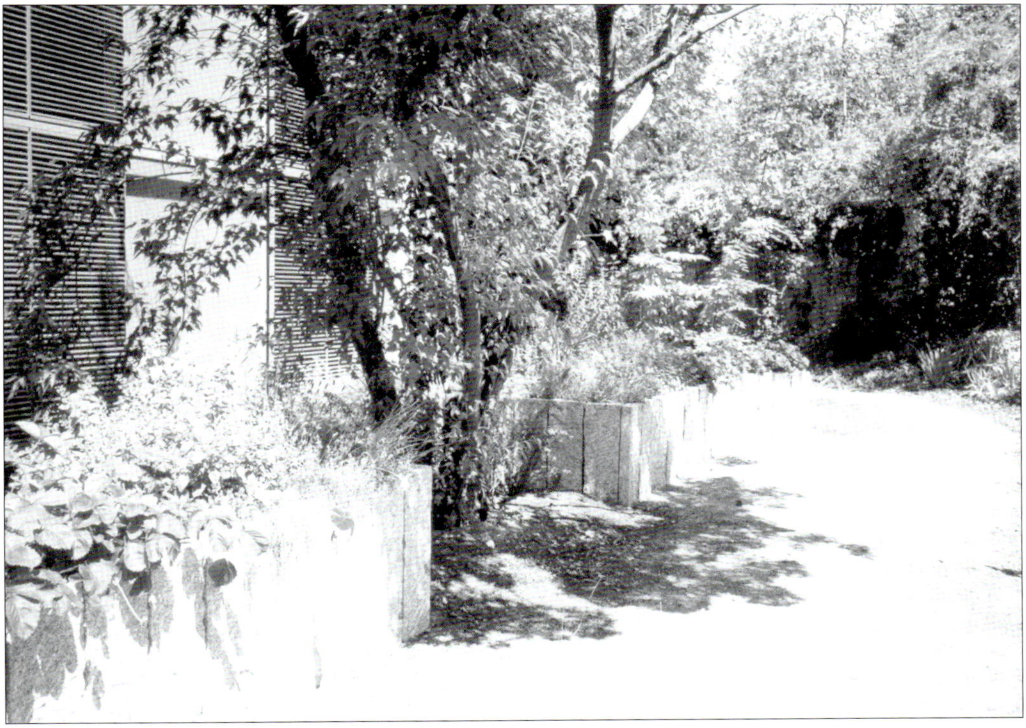

Abb. 25: Hochbeet mit Kräutern.

Ein Labyrinth wird fälschlicherweise oft als Irrgarten angesehen. Es besteht jedoch aus nur einem einzigen Weg, der in vielfach verschlungener Weise zu einem Mittelpunkt führt. Es gibt keine Kreuzungspunkte oder Wahlmöglichkeiten – und wer auf dem Weg bleibt, kommt in das Zentrum und wieder hinaus. Der englische Pflegewissenschaftler *Stephen Wright* stellte die positiven Auswirkungen auf die Psychohygiene der Pflegebetreuung dar, woraus er schloss, dass dies auch den Pflegebedürftigen nützen sollte. In Versuchen bei der *ASB Tagespflege Augsburg* hat *Miller* festgestellt, dass das Labyrinth auf geistiger und körperlicher Ebene deutliche Ressourcen wiederbelebt.

Im Altenheim Dr. Dahl, Würzburg wurde vom Verfasser ein Labyrinth in den Rasen eingelegt. Die Ausführung basiert auf Ziegelstein/Klinker. Aus therapeutischen Gründen könnten einzelne Bewohner Arbeiten im Garten, wie z. B. Zusammenrechen des Laubes, Harken, leichtes Umgraben des Bodens, durchführen. Hierbei ist darauf zu achten, dass die Arbeiten die Bewohner nicht überanstrengen.

Literatur

Deutsche Alzheimergesellschaft: Stationäre Versorgung von Alzheimer-Patienten. Leitfaden für den Umgang mit demenzkranken Menschen. 3. vollständig überarbeitete Auflage, Berlin 2001.

Marx, L.: Barrierefreies Planen und Bauen für Senioren und behinderte Menschen. Karl Krämer Verlag, Stuttgart und Zürich 1994.

Marx, L.; Haschka, B.; Schnur, P.: Mehr Lux – mehr Wohlbefinden. Die richtige Beleuchtung hat positiven Einfluss auf demente Bewohner. In: Altenheim 5/2002, Vincentz Verlag Hannover.

Miller, F.: Bewegungsraum Labyrinth. Informationsbroschüre zum Labyrinthprojekt mit chronisch altersverwirrten Senioren der Tagesspflege des Arbeiter-Samariter-Bundes in Augsburg. Selbstverlag, Augsburg 2000.

Schaade, G.: Ergotherapie bei Demenzerkrankungen. Springer Verlag, Berlin, Heidelberg 1998.

Sörensen, St.; Brunnström G.: Quality of light and quality of life. An intervention study among older people. In: Lighting Res. Technol. 27 (2) 113–118 (1995).

Wojnar, J.: Möglichkeiten der Behandlung und Betreuung Demenzkranker. Fachtagung der Interdisziplinären Forschungsgruppe Gesundheitswesen. Bauhaus Universität Weimar.

Anhang: Praktische Arbeitshilfen für Ihren Projektalltag

Einschätzungsbögen zur Ist/Soll-Analyse in der stationären Pflege und Betreuung demenzkranker Menschen

1 Zielsetzung

Die hier vorliegenden Einschätzungsbögen zur Erhebung der Ist-Situation in der Begleitung demenzkranker Menschen wurden im Rahmen einer umfassenden Literaturrecherche zu den Erfordernissen der Betreuung (siehe Literatur) und aus den Erfahrungen des Projekts »Neue Betreuungsmodelle« entwickelt.

Ziel ist, in acht zentralen Aufgabenbereichen der Pflege und Betreuung demenzkranker Menschen

- zu ermitteln, welche dieser Aufgabenbereiche in der Einrichtung bereits besonders gut entwickelt sind («Ressourcen«) und bei welchen Entwicklungsbedarf vorliegt;
- Orientierung über wichtige Aufgaben in der Begleitung demenzkranker Menschen zu geben und so Hilfen für die Festlegung von Projektzielen und -maßnahmen zu vermitteln.

Die Ist/Soll-Analyse bezieht sich dabei immer **zunächst** auf den einzelnen Wohnbereich, da sich hier die **direkte** Pflege und Betreuung überwiegend abspielt und organisiert wird.

In der überwiegenden Zahl der Bögen gehen Anforderungen auch über die Abläufe des Wohnbereichs hinaus und beziehen sich auf:

- die Zusammenarbeit mit anderen Arbeitsbereichen,
  und
- Bereiche, die eher der übergreifenden Einrichtungskonzeption zugeordnet sind.

Die meisten Informationen können jedoch auf der Wohnbereichsebene erhoben werden. Dadurch ist es möglich, die Pflege und Betreuung in einem einzelnen Wohnbereich oder in mehreren Wohnbereichen einzuschätzen, je nach Projektvorhaben.

In der Praxis finden sich viele verschiedene Ansätze, die eine gute Versorgung ermöglichen. Darum decken die Einschätzungsbögen ein breitgefächertes Spektrum an Anforderungen der direkten und indirekten Versorgung ab.

Eine weitere Methode, um der Vielfalt vor Ort gerecht zu werden, ist im Ablauf der Analyse enthalten: Dieser beinhaltet ein zweistufiges Vorgehen, bei dem die Ist-Situation zuerst nur beschrieben und dann bewertet wird. Bei dieser Bewertung kann die individuelle Situation der Einrichtung berücksichtigt werden (siehe unten).

Bei der Anwendung der Einschätzungsbögen sind folgende Einschränkungen zu berücksichtigen:

- Es handelt sich dabei nicht um ein Messinstrument. D. h. es gibt für die einzelnen Bereiche keine Punktwerte und keinen Gesamtwert, mit denen man die Versorgungsqualität berechnen kann (z. B. »85 von 100 möglichen Punkten«). Auch wurden die einzelnen Bereiche nicht auf wissenschaftliche Gütekriterien hin geprüft. Deshalb wird immer von *Einschätzung* und nicht von *Messung* gesprochen.

- Da zur Erfassung der Vielfalt bewusst viele Anforderungen übernommen wurden, besteht im Gegensatz zu Instrumenten des Qualitätsmanagements wie dem DIN ISO 9000 das Ziel nicht darin, jede aufgeführte Anforderung zu erfüllen. Vielmehr soll eine Übersicht über die Lage in den einzelnen Aufgabenbereichen ermöglicht werden. Maßgeblich ist daher die zusammenfassende Bewertung der Aufgabenbereiche. Wenn sich in der Zusammenfassung zeigt, dass ein bestimmter Aufgabenbereich kaum Ressourcen, dafür aber viel Entwicklungsbedarf aufweist, so wird deutlich, dass hier Handlungsbedarf besteht.
- Die einzelnen Anforderungen sind hinsichtlich ihres Stellenwerts für die Pflege und Betreuung demenzkranker Menschen nicht gewichtet, d. h. in eine Rangfolge gebracht worden. Bei der Auswahl von Projektmaßnahmen sollten Sie daher im Team überlegen, welche Maßnahmen aus Ihrer Sicht am dringlichsten sind.

2 Aufbau

Gruppierung von Aufgabenbereichen

Für acht zentrale Aufgabenbereiche der stationären Pflege und Betreuung demenzkranker Menschen stehen Einschätzungsbögen zur Verfügung.

Für den Bereich »**Bau- und Raumgestaltung**« wurde eine Checkliste erstellt, anhand derer Sie im Rahmen einer Hausbegehung erste Anhaltspunkte für notwendige Verbesserungen sammeln können. Eine differenzierte Einschätzung baulicher Ressourcen und Defizite erfor-

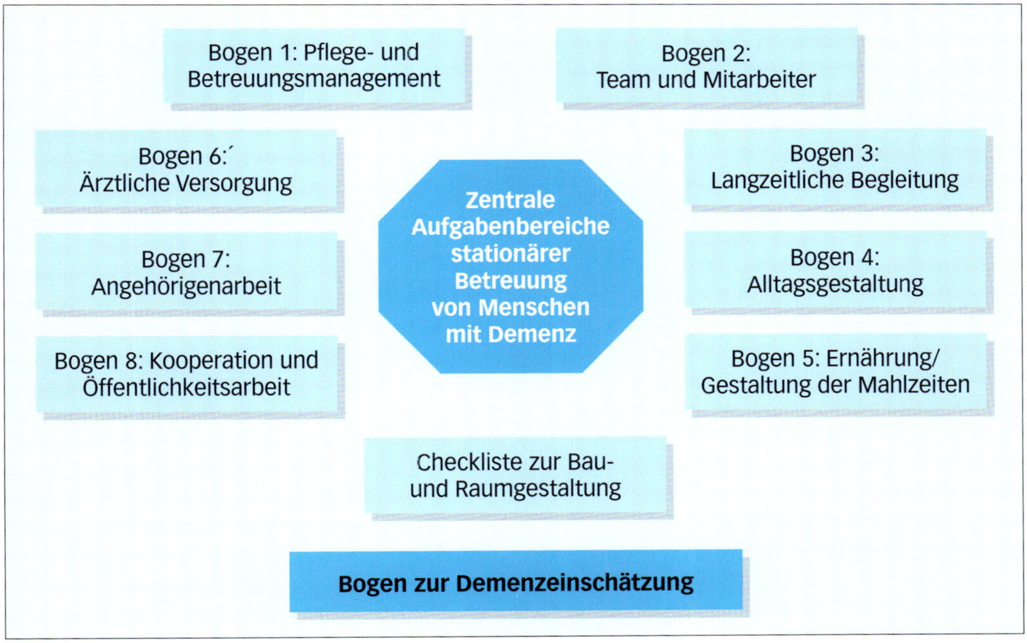
Bogen 1: Pflege- und Betreuungsmanagement
Bogen 2: Team und Mitarbeiter
Bogen 6:´ Ärztliche Versorgung
Bogen 3: Langzeitliche Begleitung
Zentrale Aufgabenbereiche stationärer Betreuung von Menschen mit Demenz
Bogen 7: Angehörigenarbeit
Bogen 4: Alltagsgestaltung
Bogen 8: Kooperation und Öffentlichkeitsarbeit
Bogen 5: Ernährung/ Gestaltung der Mahlzeiten
Checkliste zur Bau- und Raumgestaltung
Bogen zur Demenzeinschätzung

Abb. 27: Übersicht über die verschiedenen Aufgabenbereiche in der Pflege und Betreuung demenzkranker Menschen.

dert allerdings die Zusammenarbeit mit einem Architekten, wobei Sie sich an den im Fachbeitrag »Planungs- und Raumkonzepte« beschriebenen Erfordernissen orientieren können.

Der **Bogen zur Demenzeinschätzung** wurde für Einrichtungen entwickelt, die im Rahmen der Ist/Soll-Analyse einen Überblick über den Anteil von Bewohnern mit Demenzsyndrom im Haus gewinnen wollen. Diese können sich dabei meist nicht auf ihre bisherige Dokumentation stützen, weil von ärztlicher Seite bislang in der Regel keine ausreichende Demenzdiagnostik durchgeführt wird. Der Einschätzungsbogen ermöglicht eine erste Feststellung, **welche** Bewohner von einem Demenzsyndrom in **wie** starker Ausprägung betroffen sind.

Aufbau und Bearbeitung der einzelnen Bögen

Jeder Bogen besteht aus drei Teilen:
A – Einführung
B – Einschätzungsbogen
C – Zusammenfassung und Bewertung

A – Einführung
Im ersten Teil erfolgt eine kurze Einführung in den jeweiligen Aufgabenbereich. Dabei wird seine Bedeutung im Rahmen der Versorgung demenzkranker Menschen erläutert, und es werden die besonderen Anforderungen beschrieben und begründet, auf die bei dieser Zielgruppe besonders zu achten ist. Auf diese Weise sollen Mitarbeiter, welche den Bogen bearbeiten, die zum Verständnis der im zweiten Teil aufgeführten Anforderungen notwendige Wissensbasis erhalten.

B – Einschätzungsbogen
Der Einschätzungsbogen (siehe Tabelle 20) enthält in der linken Spalte die einzelnen Erfordernisse der Pflege und Betreuung; dem sollen Sie in der rechten Spalte die derzeitige Situation in Ihrer Einrichtung gegenüberstellen. »Gegenüberstellung« bedeutet, die jeweilige Situation erst einmal nur zu **beschreiben**, ohne sie zu begründen oder zu bewerten.

Die Erfordernisse der Versorgung sind nicht als Frage, sondern in Form von Standards formuliert. Diese Form wurde deshalb gewählt, weil Fragen wie »*Verfügt das Haus über …*«, »*Gibt es bei Ihnen …*« nur mit *Ja* oder *Nein* beantwortet werden kann. Die Situation vor Ort jedoch ist meistens komplexer, wie das folgende Beispiel (siehe Tabelle 21) zeigt.

Bei diesem Beispiel ist zu erkennen, dass das Erfordernis, wenn es als Frage formuliert worden wäre, wohl mit »Nein« beantwortet werden müsste. Dabei würde aber eine für das Projekt wichtige Information, nämlich die bereits bestehenden Aktivitäten eines Hausarztes, verloren gehen.
Wie in diesen Beispiel sollen im **Teil B** für die einzelnen Erfordernisse Informationen über die aktuelle Situation eines Wohnbereichs oder der Einrichtung insgesamt gesammelt und eingetragen werden.

Tabelle 20: Einschätzungsbogen.

Versorgungsbereich		
Erfordernisse		**IST-Situation**
1.1		

Beispiel

Tabelle 21: Formulierung der Erfordernisse als Standards.

Ärztliche Versorgung		
Erfordernisse		**IST-Situation**
8.1	**Diagnostik** Bei Verdacht auf Demenz bzw. bei offensichtlicher Demenz werden (beispielsweise im Rahmen eines gerontopsychiatrischen Assessments) diagnostische Schritte unternommen, mit dem Ziel der Erfassung der kognitiven und psychopathologischen Symptomatik sowie der Alltagskompetenz.	Gerontopsyhiatrisches Assessment wird nicht durchgeführt. Hausarzt Dr. Müller führt bei Bedarf bei seinen Patienten den Mini-Mental-State-Test und den Uhrentest durch. Die Anamnese wird von ihm kurz dokumentiert. Bei den übrigen Bewohnern wird keine gerontopsychiatrische Diagnostik durchgeführt.

C – Zusammenfassung und Bewertung

Im dritten Teil des Bogens werten Sie die zusammengestellten Informationen aus (siehe Tabelle 22). Es wird analysiert, welche Ressourcen und welcher Entwicklungsbedarf im jeweiligen Aufgabenbereich vorliegen.

Tabelle 22: Auswertung der zusammengestellten Informationen.

Aufgabenbereich	
Ressourcen	**Entwicklungsbedarf**

Beispiel

Tabelle 23: Aspekte und ihr Handlungsbedarf.

Ärztliche Versorgung		
Erfordernisse		**IST-Situation**
8.6	**Beratung der Mitarbeiter** Im Rahmen von Fallgesprächen unterstützt der Facharzt – sofern er über entsprechende Kenntnisse verfügt – die Mitarbeiter bei der Erarbeitung von Lösungsstrategien im Umgang mit Bewohnern und bei der Weiterentwicklung der Betreuung.	• Eine solche Beratung durch den Facharzt findet nicht statt.

- **Ermittlung von Ressourcen:**
  Zuerst werden die Ressourcen eines Aufgabenbereichs identifiziert und in der entsprechenden Spalte aufgeführt.
  Dabei werden die gesammelten Informationen gesichtet, und alle Aspekte der Ist-Situation herausgefiltert, die den Erfordernissen entsprechen oder aber in deren Richtung gehen (im genannten Beispiel das diagnostische Engagement des Hausarztes).
  Diese Ressourcen werden bei der Projektplanung wichtig und sollten dort berücksichtigt werden (im genannten Beispiel eine mögliche Unterstützung durch Dr. Müller bei der Gewinnung von weiteren Hausärzten zur Mitarbeit bei der Diagnostik).
- **Ermittlung von Entwicklungsbedarf:**
  Nach der Ermittlung der Ressourcen bleiben jene Aspekte der Ist-Situation übrig, die mit den Erfordernissen nicht übereinstimmen. Hier muss nun überlegt werden, bei welchen dieser Aspekte Entwicklungsbedarf besteht. Dies muss nicht immer der Fall sein, wie das Beispiel auf Tabelle 23 zeigt.

In dieser Einrichtung (siehe Tabelle 23) gibt es keine so umfassende Zusammenarbeit zwischen Psychiater/Neurologen und Mitarbeitern – die hierfür notwendigen Mittel für das Honorar stehen nicht zur Verfügung. Darüber hinaus wäre es fraglich, ob der Facharzt, der die psychiatrische Versorgung in der Einrichtung übernommen hat, zu einer solchen Beratung bereit und in der Lage wäre. Aber es besteht auch gar keine dringende Notwendigkeit einer solchen fachärztlichen Unterstützung, denn – und dies ist die eigentliche Begründung – in der Einrichtung haben zwei Mitarbeiterinnen eine Qualifikation als gerontopsychiatrische Fachkraft erworben und führen mit jeweils dem Team, in dem sie nicht arbeiten, regelmäßige Fallgespräche durch.

Beispiel

Tabelle 24: Projektziele formulieren.

Ärztliche Versorgung	
Ressourcen	**Entwicklungsbedarf**
• Diagnostische Schritte durch Dr. Müller • ... • ...	• Instrumente zum Gerontopsychiatrischen Assessment gibt es nicht, sind auch keinem Mitarbeiter bekannt. • Übrige Hausärzte führen keine Diagnostik durch. • ... • ...
Vorschläge für Projektziele: • Bei Bewohnern mit Verdacht auf Demenz soll mittels eines Einschätzungsinstruments eine erste diagnostische Klärung erreicht werden. • In jedem Wohnbereich sollen zwei Mitarbeiter mit der Durchführung dieses Sreenings beauftragt und hierfür geschult werden. • Wohnbereichsleitungen und die Pflegedienstleitung suchen das Gespräch mit den Hausärzten, um Verständnis, Akezptanz des Vorgehens und Mithilfe bei erforderlicher Einleitung weiterer diagnostischer und therapeutischer Schritte zu erreichen.	

An diesem Beispiel wird deutlich, dass nicht immer ein Handlungsbedarf besteht, wenn eine Anforderung nicht erfüllt ist. Die Frage muss vielmehr lauten: *Liegt hier eine Lücke in der Versorgung vor bzw. ist die Versorgung hier unzureichend, oder gibt es – wie im genannten Beispiel – eine Alternative?*

Also sollte bei der Bewertung der Aspekte der Ist-Situation, die nicht den Erfordernissen entsprechen, immer zunächst überprüft werden, ob sich dies fachlich begründen lässt. Ist eine solche Begründung nicht möglich, so sind die betreffenden Aspekte in der Spalte zu Entwicklungsbedarf einzutragen.

Zusammenstellung von Vorschlägen für Projektziele:
Abschließend werden die in der Spalte zum Entwicklungsbedarf aufgeführten Aspekte der Ist-Situation zu möglichen Projektzielen umformuliert.

3 Vorgehensweise bei der Durchführung der Ist/Soll-Analyse anhand der Einschätzungsbögen

Für die Vorgehensweise werden folgende Arbeitsschritte vorgeschlagen:

- **Vorbereitung**
- **Durchführung und Auswertung**
- **Gemeinsamer Beschluss der Bewertungen und Zielsetzungen**

Vorbereitung

1. Einführung der Projektgruppe in Zielsetzung und Aufbau der Bögen
Zunächst sollte allen an der Ist/Soll-Analyse mitwirkenden Projektmitarbeitern erläutert werden, was mit den Einschätzungsbögen erreicht werden kann und was nicht. Sie müssen den Aufbau sowie die Bearbeitung der Bögen kennen und verstehen. Hier ist eine entsprechende Einführung durch den Projektleiter notwendig. Es kann dabei sinnvoll sein, einen Bogen exemplarisch in der Gruppe auszufüllen.

2. Auswahl der Aufgabenbereiche, die überprüft werden sollen
Je nach Projektvorhaben ist es sinnvoll, alle Bögen oder nur einen Teil der Bögen zu verwenden. Überlegen Sie, welche Aufgabenfelder Sie in die Ist/Soll-Analyse einbeziehen wollen, und wählen Sie die entsprechenden Bögen aus.
Ein praktischer Tipp: Vergrößern Sie die Bögen für die Bearbeitung auf DIN A4-Format oder – im Querformat – auf ein noch größeres Format, damit die Beschreibung der Ist-Situation und die Auswertung bequem eingetragen werden können.

3. Aufgabenverteilung
Sinnvoll ist es, die Erhebung der notwendigen Informationen innerhalb der Projektgruppe aufzuteilen. Dabei ist die Bearbeitung eines Bogens in einer Kleingruppe von zwei bis drei Mitarbeitern am effektivsten. Natürlich kann ein Bogen auch von einem einzelnen Mitarbeiter bearbeitet werden, doch ist es besonders bei dem Schritt der Bewertung vorteilhaft,

wenn man sich dabei beraten kann, etwa wenn es um die Frage geht, ob bei einem Aspekt der Ist-Situation Entwicklungsbedarf vorliegt oder nicht.

4. Einarbeitung
Die Mitarbeiter lesen das Einführungskapitel des jeweiligen Einschätzungsbogens, für den sie zuständig sind, sowie den Bogen selbst, durch und klären offene Fragen mit dem Projektleiter.

5. Festlegung von Informationsquellen
Nun kommt ein sehr wesentlicher Schritt: Für jene Erfordernisse, bei denen eine Situationseinschätzung durch die Projektmitarbeiter selbst nicht möglich ist (da diese nicht über die entsprechenden Kenntnisse verfügen), müssen andere Mitarbeiter im Heim als Informationsquelle herangezogen werden. Es empfiehlt sich, hier sorgfältig auszuwählen, um nicht veraltete oder unvollständige Auskünfte zu erhalten.

Die ausgewählten Mitarbeiter sollten in der Projektgruppe benannt werden. Auf diese Weise können die Fragen an bestimmte Mitarbeiter gesammelt werden, wodurch vermieden wird, dass bei den gleichen »Informanten« mehrfach angefragt wird.

Durchführung und Auswertung

Die Durchführung und Auswertung sollte zügig erfolgen. Daher sollte ein bestimmter Zeitraum vereinbart werden (z. B.: »*Bis zur nächsten Projektsitzung in 2 Wochen*«). Es sollte sichergestellt sein, dass in diesem Zeitraum keine besonderen Ereignisse in der Einrichtung (interne Fortbildungen, »Tag der offenen Tür«) die Energie von Projektmitarbeitern und »Informanten« beanspruchen.
Die jeweils zuständigen Projektmitarbeiter führen auf Grundlage der ermittelten Informationen die Beschreibung Ist-Situation (Teil B) und Bewertung (Teil C) der Ist-Situation durch.

Eine besondere Vorgehensweise ist beim **Bogen zur Demenzeinschätzung** erforderlich: Hier besteht die Erhebung der Ist-Situation darin, einzuschätzen, welche Bewohner ein Demenzsyndrom in welcher Ausprägung aufweisen. Diese Einschätzung sollte am besten durch die jeweiligen Pflege-/Betreuungsteams im Wohnbereich vorgenommen werden (vgl. »Einführung des Bogens zur Demenzeinschätzung«).

Gemeinsamer Beschluss der Bewertungen und Zielvorschläge

Die Mitarbeiter stellen ihre Bewertungen und Zielvorschläge in der Projektgruppe vor. Nach Abschluss jedes Bogens besteht für die übrigen Projektmitarbeiter die Möglichkeit zur Stellungnahme und zur Diskussion, falls diese mit der Bewertung nicht einverstanden sind. Gegebenenfalls wird hier an manchen Stellen eine Überarbeitung der Einschätzung nötig sein. Der Projektleiter hat hier allerdings dafür Sorge zu tragen, dass die Diskussion nicht ausufert: Falls sich innerhalb der Projektgruppe in einem Punkt kein Konsens herstellen lässt, muss dieser zur weiteren Klärung zurückgestellt werden.

Bewertungen und Zielvorschläge werden von der Projektgruppe gemeinsam verabschiedet und in der anschließenden Zielfindung eingesetzt (vgl. Teil II, Kapital 3.3). Die Ergebnisse (Teile B und C) sollten den übrigen Mitarbeitern in der Einrichtung zugänglich gemacht werden.

Literatur

Bundesministerium für Familie, Senioren, Frauen und Jugend: Risiken, Lebensqualität und Versorgung Hochaltriger unter besonderer Berücksichtigung demenzieller Erkrankungen. Vierter Altenbericht. Deutschland 2002.

Bär, M.: Pflege und Betreuung demenzkranker Menschen. Selbstgesteuerte Entwicklung von Konzepten durch Mitarbeiter aus der stationären und teilstationären Altenhilfe. Abschlussbericht der wissenschaftlichen Begleitung zum Projekt »Neue Betreuungsmodelle« des Diakonischen Werks Württemberg. Diakonisches Werk Württemberg, Abt. Altenhilfe, Stuttgart 2001.

Bohnes, H.: Pflegeheime am Scheideweg. BewohnerInnenorientierung in der stationären Altenpflege. Brigitte Kunz Verlag, Hagen 2001.

Cummings, J. L.; Mega, M.; Gray, K.; Rosenberg-Tompson, S.; Carusi, D. A.; Gornbein, J.: The Neuropsychiatric Inventory: Comprehensive Assessment of Psychopathology. In: Dementia. Neurology, Nr. 44, 2308–2314, 1994.

Damkowski, W.; Seidelmann, A.; Voss, L.: Evaluation des Modellprogramms stationäre Dementenbetreuung in Hamburg. Endbericht. Behörde für Arbeit, Gesundheit und Soziales (Hrsg.) 1997.

Förstl, H. (Hrsg.): Demenzen in Theorie und Praxis. Springer-Verlag, Heidelberg 2001.

Grond, E.: Pflege Demenzkranker. Brigitte Kunz Verlag, Hagen 1998.

Kämmer, K.; Schröder, B. (Hrsg.): Pflegemanagement in Alteneinrichtungen: Grundlage für Konzeptentwicklung und Organisation. Schlütersche Verlag GmbH, Hannover 2000.

Kämmer, K.: Leitlinien für Planung, Organisation und Personalentwicklung. In: Deutsche Alzheimer Gesellschaft e.V. (Hrsg.), Stationäre Versorgung von Alzheimerpatienten. Leitfaden für den Umgang mit demenzkranken Menschen. Deutsche Alzheimergesellschaft e.V., Berlin 2001.

Klie, T.; Schmidt, R.: Demenz und Lebenswelten. In: Zeitschrift für Gerontologie und Geriatrie 2002, S. 177–180. Steinkopff-Verlag, Darmstadt 2002.

Lind, S.: Umgang mit Demenz. Wissenschaftliche Grundlagen und praktische Methoden. Paul-Lempp-Stiftung, Stuttgart 2000.

Maier, G.; Bär, M.: Qualitätsentwicklung in der stationären Versorgung Demenzkranker. Zur aktuellen Versorgung altersverwirrter Menschen in 20 Institutionen der stationären Altenhilfe. Zwischenbericht der wissenschaftlichen Begleitung zum Projekt »Neue Betreuungsmodelle« des Diakonischen Werks Württemberg. Diakonisches Werk Württemberg, Abt. Altenhilfe, Stuttgart 2000.

Pawletko, K.: Wohngemeinschaften für Demenzkranke – Entwicklung und Perspektiven. In: Deutsche Alzheimer Gesellschaft e.V. (Hrsg.), Stationäre Versorgung von Alzheimerpatienten. Leitfaden für den Umgang mit demenzkranken Menschen. Deutsche Alzheimergesellschaft e.V., Berlin 2001.

Radzey, B.; Kuhn, C.; Rauh, J.; Heeg, S.: Qualitätsbeurteilung der institutionellen Versorgung und Betreuung dementiell Erkrankter (Literatur-Expertise). Schriftenreihe des Bundesministeriums für Familie, Senioren, Frauen und Jugend Band 207.1. Verlag W. Kohlhammer, Stuttgart 2001.

Riedel, A.: Pflegedokumentation als Qualitätssicherungsinstrument in der Pflege und Betreuung demenziell erkrankter Heimbewohner. Diakonisches Werk Württemberg, Stuttgart 2001.

Schneekloth, U.; Müller, U.: Hilfe- und Pflegebedürftige in Heimen: Endbericht zur Repräsentativerhebung im Forschungsprojekt »Möglichkeiten und Grenzen selbständiger Lebensführung in Einrichtungen«. Schriftenreihe des Bundesministeriums für Familie, Senioren, Frauen und Jugend, Band 147.2. Verlag W. Kohlhammer. Stuttgart 1997.

Sozialministerium Baden-Württemberg (Hrsg.): Weiterentwicklung der Versorgungskonzepte für Demenzerkrankte in (teil-)stationären Altenhilfeeinrichtungen. Sozialministerium Baden-Württemberg, Stuttgart 2000.

Sträßer, H.; Cofone, M.; Demenzverein Saarlouis e.V. (Hrsg.): Innovativer Umgang mit Dementen. Strategien, Konzepte und Einrichtungen in Europa. Eigenverlag 2000.

Tackenberg, P.; Abt-Zegelin, A. (Hrsg.): Demenz und Pflege. Eine interdisziplinäre Betrachtung. 2. Auflage. Mabuse-Verlag, Frankfurt 2001.

Weiner, M.F.: Diagnosis of Dementia. In: Weiner, M.F. (Hrsg.): The Dementias. Diagnosis, Management and Research. American Psychiatric Association, Washington 1996.

Weltgesundheitsorganisation (WHO): Internationale Klassifikation psychischer Störungen. ICD-10 Band V, Forschungskriterien. Verlag Hans Huber Bern, Göttingen, Toronto, Seattle 1994.

Wojnar, J.: Medizinisch-therapeutische Betreuung im stationären Bereich. In: Deutsche Alzheimer Gesellschaft e.V. (Hrsg.): Stationäre Versorgung von Alzheimerpatienten. Leitfaden für den Umgang mit demenzkranken Menschen. Deutsche Alzheimergesellschaft e.V., Berlin 2001.

Wojnar, J.: Umgebung für Demenzkranke. In: Radebold, H. (Hrsg.): Depressionen im Alter. Steinkopff-Verlag, Darmstadt 1997.

Bogen 1: Pflege- und Betreuungsmanagement

A Einführung

Dieser Aufgabenbereich umfasst die konzeptionellen Grundlagen der Pflege und Betreuung. Um die Grundsätze der Begleitung demenzkranker Menschen umsetzen zu können, bedarf es nicht nur des guten Willens aller Beteiligten, sondern auch einer fachlich fundierten und effektiven Organisation aller damit verbundenen Aufgaben. Die Organisation bildet gewissermaßen das Rückgrat der Arbeit und gewährleistet die Stabilität in den Bemühungen um eine bedürfnisgerechte Pflege und Betreuung.

Hierzu muss das Pflege- und Betreuungsmanagement dem aktuellen fachlichen Stand entsprechen und daneben einige besonders in der Betreuung demenzkranker Menschen wichtige Anforderungen berücksichtigen:

Organisation der Pflegeprozesse im Rahmen von Bezugspflege

Kontakte im Rahmen der Pflege machen einen Großteil des Alltags aus, daher ist es notwendig, die Pflege so zu organisieren, dass der demenzkranke Bewohner hier Kontinuität und Verlässlichkeit erlebt. Diese Kontinuität ist am besten im Rahmen der Bezugspersonenpflege realisierbar.

Bei dieser Organisationsform ist *»jede Pflegeperson (...) kontinuierliche Bezugspflegeperson für eine bestimmte Anzahl älterer Menschen. Sie ist verantwortlich für die Realisierung des Pflegeplanes und den Aufbau einer förderlichen Beziehung«* (*Kämmer* 2000). In Abwesenheit wird die jeweilige Bezugspflegeperson von einem anderen Pflegemitarbeiter vertreten. In der Regel können nur Pflegefachkräfte die Aufgabe einer Bezugspflegeperson übernehmen, da nur sie über das nötige Wissen verfügen, die Pflegeplanung und –durchführung verantwortlich zu überwachen. Da jedoch der Fachkräfteanteil in einem Team in der Regel nicht ausreicht, gibt es auch die Alternative, dass die direkte Pflege durch eine pflegerische Bezugsperson durchgeführt wird, die nicht examiniert sein muss, während die Pflegeprozessplanung unter Anleitung und Kontrolle einer Fachkraft durchgeführt wird (bei *Kämmer* die sog. »begleitete Bezugspersonenpflege«, vgl. ebd.).

Das Bezugspersonenprinzip sichert auch am ehesten die kontinuierliche Fortschreibung der Pflegeplanung und die Umsetzung geplanter Maßnahmen, da es hierfür konkrete Verantwortlichkeiten gibt.

Grundregeln zum Umgang mit demenzkranken Menschen

Die Begegnung zwischen Mitarbeitern und Bewohnern ist immer individuell und kann und soll nicht »standardisiert« werden. Dennoch gibt es bestimmte Grundregeln im Umgang mit demenzkranken Menschen, die von ihren Mitmenschen berücksichtigt werden sollten.

Beispiel:
Eine solche »Grundregel« besteht beispielsweise darin, die persönliche Welt des demenzkranken Menschen nicht in Frage zu stellen (»*Ihre Mutter kann nicht zu Besuch kommen, sie ist ja schon lange verstorben*«), sondern das dahinterliegende Bedürfnis wahrzunehmen (»*Sie würden gern Ihre Mutter wiedersehen? Erzählen Sie mir doch einmal von Ihrer Mutter.*«).

Eine Zusammenstellung der wichtigsten Grundregeln im Umgang mit demenzkranken Menschen sollte schriftlich im Wohnbereich vorliegen. Die Mitarbeiter sollten mit diesen Grundregeln vertraut sein.

Handlungsempfehlungen für den Umgang mit schwierigen Situationen

Darüber hinaus werden für bestimmte Situationen in der Betreuung demenzkranker Menschen Pflegestandards benötigt, Vorgaben, die das Vorgehen in diesen Situationen festlegen. Diese Standards ermöglichen einen angemessenen und fachlichen Umgang mit Auffälligkeiten, Symptomen oder Störungen des Verhaltens bei demenzkranken Menschen. Daher sollte ein Katalog mit Standards für die häufigsten gerontopsychiatrischen Pflegeprobleme ebenfalls im Wohnbereich vorhanden und allen Mitarbeitern zugänglich sein.

Beides, Grundregeln zum Umgang mit demenzkranken Menschen und gerontopsychiatrische Standards, sollen aber nicht nur zum Nachschlagen im Schrank liegen, sondern im konkreten Fall, d. h. bei Übergabe, Pflegeplanung und Fallbesprechung, auch angewandt werden.

Pflegeplanung und Dokumentation

Eine fachlich fundierte und kontinuierliche Pflegeplanung und -dokumentation gehört heute zu den regulären Qualitätsanforderungen an Alten-/Pflegeheime und bildet auch die notwendige Grundlage eines Konzepts zur Betreuung demenzkranker Menschen.

Eine Besonderheit der Betreuung demenzkranker Menschen ist es, dass der Betroffene bei fortgeschrittener Demenz nicht mehr an der Pflegeplanung mitwirken und nach seinen Bedürfnissen nicht direkt gefragt werden kann. Hier ist es wichtig, die Angehörigen einzubeziehen, indem die Ergebnisse der Pflegeplanung mit den Angehörigen abgesprochen werden.

Bei der Planung der Pflege und Betreuung **stellvertretend** für den Betroffenen besteht immer die Gefahr, dass Mitarbeiter persönliche Werte und Normen sowie eigene Bedürfnisse verallgemeinern und ganz selbstverständlich davon ausgehen, dass dies auch die Bedürfnisse des demenzkranken Menschen sind. Um die Perspektive des Bewohners dabei aber nicht aus den Augen zu verlieren, ist es notwendig, sich bei der Pflegeplanung immer wieder in seine Lage einzufühlen: *»Wie stellt sich die Situation aus der Sicht von Herrn M. dar?« »Was würde er – nach seinem Verhalten zu schätzen – zu diesen für ihn aufgestellten Pflegezielen sagen?«*. Dabei sollten die Informationen aus dem Biografiebogen *(»Was war ihm früher wichtig?«)* und die aktuellen Beobachtungen *(»In welchen Situationen macht Herr M. den Eindruck, dass es ihm gut geht?«)* einbezogen werden. Das Buch *Pflegeplanung für Menschen mit Demenz* von Barbara Messer (siehe Literaturempfehlungen) kann hier hilfreich sein.

Ausreichende und effektive Besprechungskultur

Um einen ausreichenden Informationstransfer zu gewährleisten und genügend Raum für Maßnahmenplanung und zur Klärung von Problemen in der Pflege/Betreuung zur Verfügung zu haben, ist ein ausreichender Gesamtzeitrahmen für Übergaben und Planungsgespräche erforderlich. Weiterhin wichtig ist:

- die Einbeziehung aller an der täglichen Pflege und Betreuung beteiligten Mitarbeiter, also beispielsweise auch die Leitung der Tagesbetreuung, die außerhalb des Wohnbereichs stattfindet (z. B. einmal pro Woche »große Übergabe« im Gesamtteam mit entsprechend größerem Zeitrahmen),
- eine kompetente Moderation dieser Besprechungen, am besten nach einem vorgefertigten Leitfaden, um sicherzustellen, dass alle wichtigen Themen zur Sprache kommen.

Es gibt Situationen, in denen Übergaben zur Klärung eines Problems oder zur Entscheidungsfindung nicht ausreichen. Dies ist beispielsweise dann der Fall, wenn Pflegekräfte mit dem Verhalten von Bewohnern überfordert sind, oder wenn sich das Team in Bezug auf die Durchführung von Maßnahmen nicht einig ist, oder wenn ethisch schwierige Entscheidungen getroffen werden müssen (beispielsweise Einrichtung freiheitsentziehender Maßnahmen).

Daher muss die Möglichkeit bestehen, im Rahmen von regelmäßigen Fallbesprechungen oder von Supervision sich eingehender mit der Situation eines demenzkranken Bewohners zu beschäftigen.

B Einschätzungsbogen

Erfordernisse		Ist-Situation
1.1	**Pflegesystem** Als Pflegesystem wird die *Bezugspersonenpflege* praktiziert bzw. ein Pflegesystem, das in vergleichbarer Weise Kontinuität und Verantwortlichkeit ermöglicht.	
1.2	**Grundlegende Leitlinien** Eine Handreichung mit wichtigen Grundregeln zum Umgang mit demenzkranken Menschen liegt im Wohnbereich, zugänglich für alle Mitarbeiter, aus.	
1.3	**Gerontopsychiatrische Standards** Weiterhin ist ein Katalog mit Handlungsempfehlungen für den Umgang mit schwierigen Situationen vorhanden und ist ebenfalls für alle Mitarbeiter im Pflege- und Betreuungsteam verfügbar.	
1.4	**Kenntnis der vorhandenen Standards** Alle Mitarbeiter im Pflege- und Betreuungsteam sind sowohl mit den *grundlegenden Leitlinien* als auch mit den *Handlungsempfehlungen* vertraut.	
1.5	**Ressourcenorientierung** In die Pflegeplanung werden die Ressourcen des Bewohners systematisch einbezogen, die Erhaltung dieser Ressourcen findet sich in den Pflegezielen wieder. Ressourcen sind nicht nur die erhaltenen Fähigkeiten, sondern auch die Möglichkeiten des Bewohners, persönlich zufrieden stellende Dinge zu tun oder etwas zu erleben, was Freude oder Zufriedenheit bereitet.	
1.6	**Biografiebogen** Im Rahmen eines Biografiebogens werden wichtige Informationen über das Leben des Bewohners sowie über Eigenarten, Vorlieben, Abneigungen, Gewohnheiten etc. erfasst. Diese Erfassung beginnt bei der Heimaufnahme und wird im Verlauf kontinuierlich fortgesetzt und aktualisiert.	
1.7	**Pflegeplanung und -dokumentation** Die Pflegeplanung erfolgt unter Einbeziehung aller Mitarbeiter, die in der Pflege und Betreuung eines Bewohners eingesetzt sind. Diese Mitarbeiter beteiligen sich auch kontinuierlich an der Pflegedokumentation.	

▶▶

Erfordernisse		Ist-Situation
1.8	**Einbeziehung fachlicher Grundlagen** Die im Pflegekonzept festgelegten fachlichen Grundlagen werden im Rahmen der Pflegeplanung umgesetzt: • Methodische Ansätze der Pflege und Betreuung (Biografiearbeit, Validation, Basale Stimulation etc.) • Die grundlegenden Leitlinien im Umgang mit demenzkranken Menschen • Handlungsempfehlungen zum Umgang mit schwierigen Situationen.	
1.9	**Berücksichtigung der Perspektive des Bewohners** Kann ein Bewohner nicht mehr selbst an der Pflegeplanung mitwirken, so bemühen sich die Mitarbeiter, seine möglichen Anliegen auf der Grundlage der Informationen aus der Biografiearbeit und seines aktuellen Verhaltens zu ermitteln und in die Planung zu integrieren.	
1.10	**Umgang mit freiheitseinschränkenden Maßnahmen** Bei der Maßnahmenplanung werden Fixierungen und andere freiheitsbeschränkenden Maßnahmen weitestgehend vermieden. Ist die Anwendung solcher Maßnahmen trotzdem unvermeidbar, so erfolgt sie im Rahmen der fachlichen und rechtlichen Vorgaben.	
1.11	**Erfassung von Veränderungen in der seelischen Befindlichkeit** In der Pflegedokumentation werden kontinuierlich Veränderungen in der Stimmung und im Verhalten eines Bewohners erfasst.	
1.12	**Zeiträume für Übergaben** Die für die Übergaben zur Verfügung stehende Zeit reicht aus, um alle wichtigen Informationen innerhalb des Teams weiterzugeben.	
1.13	**Teilnahme aller Mitarbeiter des Teams** Alle in der Pflege und Betreuung eingesetzten Mitarbeiter nehmen auch regelmäßig an den Übergaben teil.	
1.14	**Moderation der Übergaben** Durch Moderation und durch Einhaltung eines festen Ablaufschemas wird eine effektive Nutzung der zur Verfügung stehenden Besprechungszeit gewährleistet.	
1.15	**Fallbesprechungen** In regelmäßigen Abständen werden Fallbesprechungen durchgeführt, bei denen die Situation einzelner Bewohner vertiefend betrachtet werden kann.	

C Zusammenfassung und Bewertung

Ressourcen	Entwicklungsbedarf

Vorschläge für Projektziele:

Bogen 2: Team und Mitarbeiter

A Einführung

Der Organisationsbereich »Team und Mitarbeiter« bezieht sich sowohl auf die Entwicklung des Pflege- und Betreuungsteams, als auch auf die Entwicklung des einzelnen Mitarbeiters innerhalb des Teams. Bewohnerorientierte Pflege und Betreuung gelingt nur in einem funktionierenden Mitarbeiterteam, das gemeinsame Verantwortung für die Weiterentwicklung und Optimierung der Arbeit übernimmt. Darüber hinaus muss im Team ein Klima herrschen, das den einzelnen Mitarbeiter sowohl als Mensch wie auch mit seinen individuellen Fähigkeiten ernstnimmt und wertschätzt.

Unter »Team« wird hier nicht nur das Pflegeteam verstanden, sondern die Gruppe aller direkt an der **täglichen** Pflege und Betreuung in einem Wohnbereich beteiligten Menschen (dies können neben den Pflegemitarbeitern auch Mitarbeiter aus der Hauswirtschaft sein und Mitarbeiter, die schwerpunktmäßig die Alltagsgestaltung übernehmen). Dieses Team wird häufig unterstützt von Mitarbeitern, die nicht täglich, sondern beispielsweise einmal in der Woche einzelne oder mehrere Bewohner betreuen (beispielsweise die Krankengymnastik, Mitarbeiter der Betreuung, die auf Honorarbasis arbeiten, ehrenamtliche Mitarbeiter u. a.) und von den verschiedenen im Wohnbereich tätigen Ärzten.

Prinzipiell gilt: Die Pflege und Betreuung demenziell erkrankter Menschen sollte in gemeinsamer Verantwortung **aller** Mitarbeiter eines Hauses stehen. Eine bedürfnisorientierte Pflege und Betreuung umzusetzen, ist nicht allein die Sache (oder »das Problem«) der Pflegemitarbeiter, sondern jedes Mitarbeiters im Haus, auch wenn er nicht in der direkten Betreuung, sondern beispielsweise in der Verwaltung oder der Haustechnik eingesetzt ist.

Die folgenden Aspekte guter Personalpolitik gehen vom Pflege- und Betreuungsteam eines Wohnbereichs aus. Zunächst werden wichtige Kriterien zum Funktionieren dieses Teams beschrieben, nachfolgend Kriterien zur Kooperation zwischen dem Team und anderen Mitarbeitern bzw. Arbeitsbereichen und abschließend Kriterien einer Personalführung, die die Kompetenzen der Mitarbeiter erkennt, wertschätzt und fördert.

Zusammensetzung des Pflege- und Betreuungsteams

Die Fähigkeiten, die Mitarbeiter besitzen sollten, wenn sie demenzkranke Menschen begleiten, sind nur zum Teil erlernbar. Teilweise handelt es sich um **persongebundene Fähigkeiten**, also um persönliche Voraussetzungen wie die Folgenden (vgl. 4. Altenbericht, S. 257):

- besondere Motivation, sich intensiv mit Menschen zu beschäftigen, die die kulturellen Kommunikationsregeln nicht mehr beachten können,
- Bereitschaft und Fähigkeit, Geborgenheit zu vermitteln,
- Authentizität (Echtheit) in der Begegnung,
- Kreativität und Fantasie.

Solche Fähigkeiten sollten bei der Auswahl von Mitarbeitern für die Arbeit mit demenzkranken Menschen besonders berücksichtigt werden. Auf diese Weise kann ein »gemischtes« Team entstehen, bestehend aus Menschen mit unterschiedlichen beruflichen Qualifikationen (oder ohne Berufsabschluss), die jedoch im Hinblick auf die persönlichen Voraussetzungen »qualifiziert« sind. Dabei soll natürlich die geforderte Fachkraftquote von mindestens 50 % nicht in Frage gestellt werden.

Eine multiprofessionelle Teamzusammensetzung ist auch deshalb wünschenswert, weil dadurch Menschen mit sehr unterschiedlichen Fähigkeiten und Interessen zusammenkommen. Damit verbessert sich die Möglichkeit, auch dem weiten Spektrum individueller Fähigkeiten, Vorlieben und Werthaltungen auf Seiten der Bewohner zu entsprechen.

Handelt es sich um eine spezielle Wohngruppe für demenzkranke Menschen, so ist es wichtig, dass alle Teammitglieder dieser Betreuungsform positiv gegenüberstehen und sich freiwillig für die Arbeit in dieser Wohngruppe entschieden haben.

Die erforderlichen Fachkompetenzen unterschiedlicher Teammitglieder werden im Fachbeitrag zur Qualifizierung genau beschrieben und werden im Rahmen des Einschätzungsbogens 2 **nicht** erhoben. Generell ist es wichtig, dass alle Teammitglieder über Grundkenntnisse bezüglich demenzieller Erkrankungen verfügen und im Umgang mit demenzkranken Menschen geschult sind, und dass im Team gerontopsychiatrische Fachkräfte vertreten sind.

Teamentwicklung

Um die vielen Aufgaben der Betreuung bewältigen zu können, ist es notwendig, dass alle Teammitglieder zusammen und nicht gegeneinander arbeiten. Aber auch eine gute Zusammenarbeit im Team kann sich nicht nur zum Wohl, sondern auch zum Leidwesen des betreuten Menschen auswirken: nämlich dann, wenn sich alle darin einig sind, persönliche Verantwortung an »das Team« abzugeben und sich gemeinsam auf der Klage: *»zu viel Arbeit, besser geht es eben nicht«* ausruhen.

Zur Teamentwicklung gehört daher
- das Bemühen um stetige Verbesserung der Zusammenarbeit und des Informationstransfers,
- die regelmäßige kritische Betrachtung der eigenen Arbeit im Hinblick auf notwendige Verbesserungen, aber auch auf vorhandene Stärken (letzteres wird gern vernachlässigt, gute Leistungen werden oft zu wenig beachtet),
- Konfliktmanagement: Offener, lösungsorientierter Umgang mit Konflikten innerhalb des Teams,
- die Entwicklung des Zusammenhalts und der Solidarität innerhalb des Teams.

All diese Prozesse benötigen Zeit. Zeit, von der man zunächst meist nicht weiß, wo man sie hernehmen soll. Dennoch lohnt es sich, hier knappe Spielräume zur Entwicklung einer formellen und informellen Kommunikationskultur zu nutzen, indem hierfür entsprechende Foren geschaffen und moderiert werden (Teamgespräch, Supervision etc.).

Teamübergreifende Zusammenarbeit im Haus

Die Versorgung demenzkranker Menschen ist direkte oder indirekte Aufgabe aller Arbeitsbereiche im Haus. Dies heißt für die nicht direkt in der Pflege und Betreuung eingesetzten Mitarbeiter, dass sie ebenfalls Kenntnisse über die Demenzerkrankung und über die Erfordernisse in der Versorgung demenzkranker Menschen erwerben und sich ihres jeweiligen Anteils daran bewusst sein müssen. Aus diesem Grund haben Basisfortbildungen zur Demenzerkrankung häufig nicht nur Pflegemitarbeiter, sondern Mitarbeiter aller Arbeitsbereiche im Haus zur Zielgruppe.

Auch die in der Pflege und Betreuung eingesetzten Mitarbeiter müssen sich umstellen und akzeptieren, dass eine gute Versorgung der Bewohner nicht allein von ihnen abhängt, sondern dass auch andere, bislang nicht in der Betreuung eingesetzte Mitarbeiter, in einem bisher ihnen allein vorbehaltenen Bereich **mit-denken** und **mit-reden**.

So muss zunächst durch regelmäßige Besprechungen der jeweils leitenden Mitarbeiter eine geregelte Kommunikationsbasis zwischen den verschiedenen Arbeitsbereichen geschaffen werden. Dieser Rahmen sollte dazu genutzt werden, die Schnittstellen der Arbeitsbereiche im Hinblick auf eine bedürfnisorientierte Betreuung zu erarbeiten und Wege der Zusammenarbeit festzulegen.

Vereinbarungen über die Zusammenarbeit sind auch mit den Personen zu treffen, die nicht zum engeren Team gehören, deren Aufgaben jedoch die Arbeit des Teams berühren (Ärzte, Physiotherapeuten, Beschäftigungstherapeuten, ehrenamtliche Mitarbeiter usw.). Die Arbeit dieser Mitarbeiter ist so in den Wohnbereichsalltag einzubinden, dass sie nicht mit anderen Aktivitäten kollidiert und sinnvoll in den individuellen Tagesablauf des Bewohners integriert wird.

Kompetenzorientierte Personalführung

Die Notwendigkeit einer kompetenzorientierten Betreuung wurde bereits im Kapitel »Grundsätze der Betreuung« begründet. Diese Grundhaltung ist auch auf die Begleitung der Mitarbeiter durch die Leitungskräfte der Einrichtung auszudehnen: Mitarbeiter werden von ihren Vorgesetzten und von der Hausleitung häufig als »*Mängelwesen*« betrachtet: Zu geringe Qualifikation, zu wenig Motivation, zu wenig Wille und Fähigkeit zur Zusammenarbeit etc. – sicher gehört zur Qualitätssicherung auch ein kritischer Blick auf die Kompetenz der Mitarbeiter, jedoch müssen ebenso die unterschiedlichen Stärken wahrgenommen werden.

Weiterhin ist eine Personalführung erforderlich, die die Eigenständigkeit der Mitarbeiter wertschätzt und unterstützt. Mancher Vorgesetzte meint von sich zwar, eine solche Unterstützung sei bei ihnen selbstverständlich (es fehlten nur leider die eigenständig mitdenkenden Mitarbeiter). Wenn jedoch ein Mitarbeiter von der gerontopsychiatrischen Weiterbildung zurückkommt und anfängt, Änderungen der bisherigen Pflegepraxis vorzuschlagen, dann fehlt es oft an der nötigen Unterstützung von Seiten der Vorgesetzten. Um erworbene Qualifikationen umsetzen zu können, muss nicht nur ein entsprechender Handlungsspielraum vorhanden sein, nicht nur ein wohlwollendes »Machen Sie mal!« – Initiativen der Pflegenden müssen von Leitungsseite aktiv unterstützt werden.

Ressourcen der Mitarbeiter können sich dann besser entfalten, wenn

- die Anforderungen, die die Einrichtung an ihre Mitarbeiter in den verschiedenen Arbeitsbereichen jeweils stellt, im Rahmen von Stellenbeschreibungen explizit formuliert werden und diese Stellenbeschreibungen bei Einstellungs- und Zielvereinbarungsgesprächen auch Verwendung finden,
- die Mitarbeiter im Rahmen von Einstellungsgespräch und Einarbeitung nach individuellen Ressourcen gefragt werden (»*Wo sind Ihre Stärken und wo erleben Sie Ihre Grenzen, welche Aufgaben liegen Ihnen besonders, was macht Ihnen eher Schwierigkeiten …*«) und Wege gesucht werden, wie sich die Mitarbeiter mit ihren individuellen Stärken und Schwächen innerhalb des Teams einbringen können.
- die Realisierung von Kompetenzen und vereinbarten Zielen kontinuierlich weiterverfolgt wird.

Wichtig ist auch, dass die Mitarbeiter von Seiten der Führung **Wertschätzung ihrer Leistungen** erleben. Signale und kleine Gesten der Anerkennung durch die Vorgesetzten sollten nicht nur im Rahmen der jährlichen Mitarbeiter-Weihnachtsfeier, sondern gerade auch im Alltag vermittelt werden.

Schließlich gehört zur kompetenzorientierten Personalführung auch die Sorge um Erhaltung der Kompetenz: Dies bedeutet, Aktivitäten zur Erhaltung der Gesundheit, zur Verarbeitung der beruflichen Anforderungen und Belastungen anzubieten, um dem Burn-Out der Mitarbeiter entgegenzuwirken.

Beispiele:
Im Rahmen eines Gesundheitszirkels haben in einer Einrichtung Mitarbeiter unterschiedlicher Arbeitsbereiche potenzielle Gesundheitsrisiken in der täglichen Arbeitspraxis identifiziert und Möglichkeiten gesundheitsbewussten Arbeitens erarbeitet.

Eine Einrichtung stellt ihren Mitarbeitern einen mit Sportgeräten ausgestatteten Fitnessraum zur Verfügung.

In einer Einrichtung organisiert die Dienststellenleitung einmal jährlich eine Fortbildung, die sich nicht mit arbeitsbezogenen Themen befasst, sondern mit Themen, die der Gesundheit und dem Wohlbefinden der Mitarbeiter dienen. Über das jeweilige Thema entscheiden die Mitarbeiter.

B Einschätzungsbogen

Erfordernisse		Ist-Situation
2.1	**Multiprofessionelles Team** In der Pflege und Betreuung sind Mitarbeiter unterschiedlicher Berufsgruppen und Arbeitsbereiche eingesetzt (Pflegemitarbeiter, Mitarbeiter der Hauswirtschaft, Ergotherapie/Sozialdienst usw.)	
2.2	**Freiwilligkeit der Mitarbeit** Wenn das Team eine spezielle Wohngruppe für demenzkranke Bewohner betreut: Alle Mitarbeiter haben sich freiwillig und bewusst zu dieser Arbeit entschieden.	
2.3	**Optimierung der Teamarbeit** In regelmäßigen Abständen – mindestens jedoch einmal im Monat –, findet eine Teambesprechung statt, bei der Fragen der Zusammenarbeit und der Kommunikation im Team besprochen werden und Konflikte geklärt werden können.	
2.4	**Kooperation mit externen Mitarbeitern** Eine geregelte Kooperation besteht auch mit Mitarbeitern, die nicht feste Teammitglieder, aber in der Betreuung der Bewohner tätig sind (z. B. Mitarbeiter auf Honorarbasis, Physiotherapeuten, ehrenamtliche Mitarbeiter u. a.). Mit diesen Mitarbeitern werden Absprachen und Vereinbarungen getroffen, die eine Zusammenarbeit und einen ausreichenden Informationstransfer sichern.	
2.5	**Bereichsübergreifende Zusammenarbeit** Es finden regelmäßige Besprechungen zwischen den unterschiedlichen Arbeitsbereichen im Haus (Wohnbereiche, Hauswirtschaft, Verwaltung etc.) statt. In diesem Rahmen werden Wege zur Optimierung der Zusammenarbeit erarbeitet und umgesetzt mit dem Ziel, die Versorgung entsprechend der Bedürfnisse der Bewohner zu gestalten.	
2.6	**Stellenbeschreibungen** Die Anforderungen, die die Einrichtung an ihre Mitarbeiter in den verschiedenen Arbeitsbereichen stellt, sind als Stellenbeschreibungen schriftlich formuliert. Diese Stellenbeschreibungen werden bei der Einstellung neuer Mitarbeiter angewendet.	
2.7	**Nutzung vorhandener Kompetenzen und Präferenzen** Die Frage, was ein Mitarbeiter besonders gut kann, welche Arbeitsaufgaben er besonders gern tut und wo Schwierigkeiten liegen, ist Bestandteil von Einstellungs- und Zielvereinbarungsgesprächen. Solche Gespräche werden nicht nur einmalig geführt, sondern in regelmäßigen Abständen wiederholt, um dem Mitarbeiter eine kontinuierliche Steigerung seiner Professionalität und eine zufriedenstellende Arbeitsplatzsituation zu ermöglichen.	

▶▶

Erfordernisse		Ist-Situation
2.8	**Einarbeitung neuer Mitarbeiter** Es gibt ein regelhaftes Vorgehen zur Einarbeitung neuer Mitarbeiter. In diesem Rahmen erhält jeder neue Mitarbeiter der Einrichtung eine umfassende Einführung in das Pflege- und Betreuungskonzept.	
2.9	**Gerontopsychiatrische Qualifikation** Alle Mitarbeiter, die in der Pflege und Betreuung demenzkranker Bewohner tätig sind, erhalten eine Basisschulung zum Krankheitsbild Demenz und zum Umgang mit demenzkranken Menschen.	
2.10	**Gerontopsychiatrische Basisqualifikation** Auch Mitarbeiter, die nicht direkt in der Pflege/Betreuung tätig sind (Reinigungspersonal, Haustechnik, Hauswirtschaft, Verwaltung) verfügen über Grundkenntnisse über Demenz und die Erfordernisse in der Betreuung demenzkranker Menschen.	
2.11	**Mitarbeiter mit weitergehenden gerontopsychiatrischen Kenntnissen** Im Team arbeiten Mitarbeiter, die weitergehende Kenntnisse – z. B. als gerontopsychiatrische Fachkraft – erworben haben, die im erforderlichen Fall als Experten angesprochen werden können.	
2.12	**Förderung der Mitarbeiterqualifizierung** Die Einrichtung verfügt über ein Qualifizierungskonzept, das den Bereich der gerontopsychiatrischen Qualifikation berücksichtigt. Die kontinuierliche Umsetzung des Konzepts wird von einer Person (Pflegedienstleitung, Sozialdienst o. ä.) verantwortlich überwacht.	
2.13	**Umsetzung erworbener Kenntnisse** Mitarbeiter, die weitergehende Qualifikationen erworben haben, werden von den jeweiligen Vorgesetzten bei der Umsetzung ihrer Kenntnisse unterstützt.	
2.14	**Supervision** Es wird Teamsupervision oder ein anderer von einem externen Moderator geleiteter Rahmen angeboten, in dem die Mitarbeiter regelmäßige Gelegenheit zur Reflexion des eigenen beruflichen Handelns und zur Bearbeitung von Schwierigkeiten in der Pflege bestimmter Bewohner haben.	
2.15	**Angebote zur Psychohygiene** Die Einrichtungsleitung bemüht sich um Angebote für die Mitarbeiter zur Erhaltung der Gesundheit und zum Abbau berufsbedingter Belastungen.	
2.16	**Mitarbeiterorientierte Dienstplangestaltung** Die Dienstplangestaltung orientiert sich an den Bedürfnissen der Mitarbeiter und berücksichtigt deren Wünsche. Generell ermöglicht sie den Mitarbeitern einen ausreichenden Ausgleich zwischen Dienst und Freizeit.	
2.17	**Erhebung der Mitarbeiterzufriedenheit** Die Einrichtungsleitung bemüht sich um regelmäßige Ermittlung der Arbeitszufriedenheit der Mitarbeiter. Aus den Ergebnissen werden Maßnahmen zur Verbesserung der Situation abgeleitet.	

C Zusammenfassung und Bewertung

Ressourcen	Entwicklungsbedarf

Vorschläge für Projektziele:

Bogen 3: Langzeitliche Begleitung

A Einführung

Dieser Aufgabenbereich betrachtet die Betreuung über den gesamten Zeitraum hinweg, den demenzkranke Bewohner in der Einrichtung verbringen. In dieser Zeit ändern sich mit fortschreitender Erkrankung auch die Betreuungsbedürfnisse. Ein Konzept zur Betreuung Demenzkranker sollte daher unterschiedliche **Ansätze der Betreuung für verschiedene Stadien der Demenz** vorsehen.

Eckpunkte der Betreuung sind die **Heimaufnahme** und die **Begleitung im und nach dem Sterben**. Während diese Ereignisse für Mitarbeiter der Einrichtung zum alltäglichen Erleben gehören, sind sie für den demenzkranken Menschen und für seine Angehörigen höchst bedeutsame Übergänge, in denen eine besondere Begleitung und Unterstützung benötigt wird. Dies bedeutet, dass das Pflege- und Betreuungskonzept eine bewusste Gestaltung dieser beiden Übergänge beinhalten sollte.

Betreuung vor und in der ersten Zeit nach der Heimaufnahme

Mit dem Einzug ins Alten-/Pflegeheim verändern sich fast die gesamten Lebensumstände eines alten Menschen. Die neue räumliche Umgebung, unbekannte Personen und ein veränderter Tagesablauf, an all dies muss sich der nunmehrige **Bewohner** erst langsam gewöhnen.

Durch die Prämisse der Pflegeversicherung »ambulant vor stationär«, wird ein Heimeinzug häufig erst dann in Betracht gezogen, wenn ein weiterer Verbleib in der häuslichen Umgebung in keiner Weise mehr möglich ist. Dies bedeutet für demenzkranke Menschen, bei denen gerade die Umstellungsfähigkeit auf neue Situationen und Umgebungen beeinträchtigt ist, eine große Belastung. Der Betroffene hat in der Regel nicht die Möglichkeit, bei der Auswahl des geeigneten Pflegeheimes mitzuwirken, dies übernehmen meistens Angehörige bzw. der gesetzliche Betreuer.

Dennoch zeigt sich, dass demenzkranke Menschen bei solchen Veränderungen nicht unbedingt Schaden nehmen müssen: *»Zahlreiche Erfahrungen zeigen, dass (entgegen häufigen Vorbehalten) Demenzkranke (…) auf neue Umgebung dann positiv reagieren, wenn sie ihren Bedürfnissen besser entspricht, als die bisherige Versorgungsform«* (4. Altenbericht, S. 235). Voraussetzung ist allerdings eine gute Vorbereitung der Heimübersiedelung und eine entsprechende Begleitung in der Zeit der Eingewöhnung.

Zur Heimaufnahme gehören daher:

- **Hausbesuch**
  Ein besonders günstiger Rahmen für die Kontaktaufnahme zum Bewohner ist ein Besuch in seinem häuslichen Umfeld. Ein Hausbesuch durch Mitarbeiter der Einrichtung bietet nicht nur dem alten Menschen die Möglichkeit, die neuen Bezugspersonen innerhalb der ihm vertrauten Umgebung kennen zu lernen, sondern gibt auch der Einrich-

tung einen Einblick in Wohngestaltung und Alltagsleben des zukünftigen Bewohners. Dies sind wichtige Informationen vor dem Hintergrund einer biografieorientierten Pflege. Auch wenn der Bewohner in der Situation des Heimeinzugs die betreffende Person, die ihn besucht hat, nicht mehr wiedererkennt, so ist es doch denkbar, dass er spürt, ob man ihn schon kennt.

Generell ist die Zeit unmittelbar vor und nach dem Heimeinzug oft diejenige, in der die Mitarbeiter den intensivsten Kontakt zu den bisherigen Bezugspersonen des Betroffenen haben und Informationen über den Bewohner erhalten können, die später mühsamer zu bekommen sind. Daher sollte diese Zeit dazu genutzt werden, biografische Informationen zu erfragen und eine Anamnese der Demenz und möglicher anderer Erkrankungen zu erstellen.

Nicht alle Bewohner kommen aus dem häuslichen Umfeld in die Einrichtung. Nach einer Studie von Infratest Sozialforschung kamen 1997 19 % der Bewohner von stationären Alteneinrichtungen direkt aus einem Akutkrankenhaus, weitere 9 % unmittelbar aus einer psychiatrischen Klinik oder sonstigen Übergangseinrichtungen in die Heime (vgl. *Schneekloth, Müller* 1997). Eine Begegnung im vertrauten Umfeld des Bewohners ist also bei etwa einem Viertel der Bewohner nicht mehr möglich. Trotzdem sollte der Kontakt zum künftigen Bewohner immer im Vorfeld des Heimeinzugs aufgenommen werden.

- **Besuch in der Einrichtung**
  Nicht nur die Angehörigen, auch der alte Mensch sollte die Möglichkeit haben, sein zukünftiges Wohnumfeld im Rahmen eines Besuchs kennen zu lernen (vorausgesetzt: der Gesundheitszustand lässt dies zu). Daher sollten Angehörige ermuntert werden, den demenzkranken Angehörigen zu einem Einrichtungsbesuch mitzubringen. Ein günstiger Rahmen für einen solchen Besuch kann eine Veranstaltung (beispielsweise ein Liedernachmittag) sein, wobei der alte Mensch und seine Angehörigen schon einmal Gelegenheit haben, am Leben in der Einrichtung teilzuhaben.
- **Freundlicher Empfang in der Einrichtung**
  Der tatsächliche Heimeinzug muss für das Pflege- und Betreuungsteam in den ganz normalen Alltagsablauf eingebaut werden. So kommt es häufig dazu, dass nur die notwendigen organisatorischen Handlungen (Richten des Zimmers, Einräumen der Wäsche, organisatorische Absprachen mit den Angehörigen) durchgeführt werden, während der Gefühlswelt des neuen Bewohners wenig Aufmerksamkeit geschenkt wird. Die organisatorischen Belange sind notwendig, wichtig ist aber vor allem eine würdige Begrüßung des neuen Bewohners durch die Mitarbeiter und durch kleine Gesten wie Begrüßungsblumen auf seinem Tisch.
- **Während der Eingewöhnungszeit Betreuung durch eine feste Bezugsperson**
  In der ersten Zeit der Unsicherheit benötigt der alte Mensch ganz besonders das Gefühl, in der neuen Umgebung willkommen und angenommen zu sein. Daher kann diese Betreuung sich nicht darin erschöpfen, den neuen Bewohner einmalig mit den Abläufen, Räumlichkeiten und den Mitbewohnern bekannt zu machen. Die Betreuung sollte vielmehr einer kontinuierlichen, geduldigen Begleitung entsprechen, die auch nach der x-ten Nachfrage, wo man hier sei, noch ruhig antwortet, und die mit Ängsten und auch mit aggressiven Reaktionen *(»Lassen Sie mich doch nach Hause gehen!«)* professionell umgehen kann. Diese Betreuung sollte jeweils durch eine konkrete Bezugsperson geschehen. Gerade demenzkranke Menschen, die ohnehin schon Schwierigkeiten mit dem Erkennen und Einprägen neuer Gesichter haben, können überfordert sein, wenn sie ständig von wechselnden Personen angesprochen werden.

- **Erinnerungsgegenstände in der Zimmerausstattung**
  Über die Notwendigkeit einer persönlichen Gestaltung des eigenen Zimmers mit biografisch vertrauten Einrichtungsgegenständen wird auch im Kapitel über Baufragen (siehe Teil III »Fachbeiträge«) gesprochen. Die Einrichtung des eigenen Zimmers bzw. der Zimmerhälfte mit vertrauten Möbeln und Gegenständen spielt eine wesentliche Rolle dabei, dem neuen Bewohner das Einleben zu erleichtern. Somit sollte eine persönliche Gestaltung der Bewohnerzimmer möglichst bald stattfinden. Besonders günstig ist es, wenn Bewohner bei der Ankunft schon vertraute und lieb gewonnene Dinge im eigenen Zimmer vorfinden. Gerade für die erste Zeit können Gegenstände, Fotos o. ä., mit denen der Betroffene viel verbindet, eine gute Stütze sein. Man sollte daher Angehörige bitten, in jedem Fall solche Dinge mitzugeben.

Anpassung der Pflege und Betreuung an unterschiedliche Stadien der Pflegebedürftigkeit

Der Aufenthalt der Bewohner im Pflegeheim erstreckt sich in der Regel über einen längeren Zeitraum. In dieser Zeit werden sich bei demenziell erkrankten Menschen durch die fortschreitende Erkrankung auch die Anforderungen an die Pflege und Betreuung verändern.

Beispiele:
Kann ein demenzkranker Mensch zu Beginn der Erkrankung noch über seine erhaltenen kognitiven Funktionen (Altgedächtnis, gut erprobte Fähigkeiten) angesprochen werden, so muss man Zugang zu einem schwer demenzkranken Menschen vor allem über seine Sinne finden (→ Basale Stimulation).
Ist bei beginnender Demenz noch eine Kommunikation über die Sprache möglich, so gewinnt die nonverbale Kommunikation bei zunehmenden Einbußen immer mehr an Bedeutung.

Das Pflegekonzept sollte auf solche Veränderungen eingestellt sein. Nach den Grundsätzen der Milieutherapie müssten für verschiedene Stadien und damit verbundene Umweltanforderungen in der Einrichtung unterschiedliche Wohn- und Betreuungsumwelten geschaffen werden. Tatsächlich gibt es in manchen Einrichtungen, die sich auf die Betreuung demenzkranker Menschen spezialisiert haben, Wohnbereiche speziell für mobile demenzkranke Menschen mit besonderem Betreuungsbedarf und Wohnbereiche für schwerst demenzkranke Menschen mit ausgeprägtem körperlichen Pflegebedarf.

Eine solche Stadien angepasste Gestaltung des gesamten Wohn- und Betreuungsumfeldes erfordert jedoch, entsprechende Stadien oder »Bewohnerprofile« erst einmal zu ermitteln, und dies ist bei der Vielfalt der Verläufe der Demenzerkrankungen sehr schwierig und ersetzt in keinem Fall die Orientierung am individuellen Bewohner.

Bereits jetzt lässt sich aber absehen, dass im Konzept folgende Ansätze enthalten sein sollten:
- Aktivierungs- und Rehabilitationsprogramme für Bewohner mit einer leichten Demenz,
- Spezielle Betreuungsmöglichkeiten für mobile demenzkranke Bewohner mit besonderem Betreuungsbedarf. Dies sind solche Bewohner, die das Sich-Selbst-Überlassen-sein ohne sicht- und greifbare Bezugsperson besonders schwer verkraften, was sich beispiels-

weise in anhaltendem Rufen oder Schreien oder anderem herausfordernden Verhalten, motorischer Unruhe oder verzweifeltem Ansprechen jedes Verübergehenden äußern kann. Nicht jede Einrichtung kann oder möchte hier ein segregatives oder teilsegregatives Betreuungsangebot einrichten. Im Rahmen von Fallbesprechungen finden sich häufig auch individuelle Lösungsansätze.
- Pflegerische Ansätze und eine gezielte Gestaltung der Umwelt für Bewohner mit schwerer Demenz und mit ausgeprägtem körperlichen Pflegebedarf,
- gezielte Zugangsmöglichkeiten für mittel- und schwerdemenzkranke Bewohner, die eher zu Rückzug und reduziertem Antrieb neigen, nicht durch agitiertes Verhalten »auffallen« und daher in den Alltagserfordernissen eines regulären, d. h. nicht speziell auf die Bedürfnisse demenzkranker Menschen ausgerichteten Wohnbereichs eher übersehen werden.

Im Rahmen von Pflegeplanung und Pflegevisite werden die aktuellen Pflegeziele und Maßnahmen in regelmäßigen Zeitabständen überprüft und den veränderten Betreuungsbedürfnissen angepasst.

Begleitung im Sterbeprozess

Eine Einrichtung, die Menschen bis zu ihrem Tod begleitet, muss auch die Rahmenbedingungen dafür schaffen, dass sie in Würde sterben können und in dieser Zeit nicht allein gelassen werden. Die Bundesarbeitsgemeinschaft Hospiz e.V. hat ein Curriculum für die Begleitung von Menschen mit Demenz in ihrer letzten Lebensphase herausgegeben, das in der Aus- und Fortbildung eingesetzt werden kann (siehe Literaturhinweise).

Da Menschen im Sterbeprozess ihre Bedürfnisse nicht oder kaum mehr direkt äußern können, ist es besonders wichtig, durch einfühlende Beobachtung und auf der Basis der Informationen aus der Biografiearbeit zu ermitteln, was den Betroffenen in dieser Situation besonders unterstützen könnte. Gut ist es, wenn bei Bedarf eine Sitzwache eingerichtet werden kann, beispielsweise durch die Zusammenarbeit mit einem Hospizverein.

Angehörige, die den Bewohner in der letzten Zeit begleiten wollen, sollten Unterstützung erhalten, beispielsweise durch Übernachtungsgelegenheiten und die Möglichkeit zur Teilnahme an den Mahlzeiten im Haus.

Die Sterbebegleitung endet nicht mit dem Tod des Bewohners. Angehörigen und anderen Bewohnern muss ermöglicht werden, in würdigem Rahmen persönlichen Abschied zu nehmen. Es gehört zu einem bewussten Umgang mit dem Tod, die übrigen Bewohner im Wohnbereich auf angemessene Weise vom Tod des Verstorbenen zu informieren. Gerade demenzkranke Menschen sind häufig sehr sensibel für ihre soziale Umwelt und spüren, dass sich hier etwas verändert hat. Hier ist erneut der Umgang mit Symbolen hilfreich, wie die Erfahrungen einer Einrichtung zeigten: *»Vorüberlegung war, dass die übrigen Bewohner bei einem Todesfall im Wohnbereich die Möglichkeit erhalten sollten, Abschied zu nehmen. Daher sollte der Todesfall durch angemessene, verständliche Symbole mitgeteilt werden. Auch Angehörige sollten so auf die veränderte Stimmung im Wohnbereich vorbereitet werden. Wenn ein Bewohner verstirbt, wird für drei Tage an einem zentralen Platz im Wohnbereich eine Kerze entzündet (Brandschutzvorschriften werden eingehalten), dabei steht eine Karte mit einem entsprechenden Schriftzug (»In stillem Gedenken …«) und dem Namen des Bewohners. Dieses Trauerritual wurde von den demenzkranken Bewohnern (von den übrigen Bewohnern ebenfalls) sehr positiv aufgenommen«* (vgl. Abschlussbericht zum Projekt »Neue Betreuungsmodelle«).

B Einschätzungsbogen

Erfordernisse		Ist-Situation
3.1	**Standard *Heimaufnahme*** Es gibt einen Plan zur Aufnahme neuer Bewohner, der Umzug und Einleben für den Bewohner erleichtern hilft und eine effektive Organisation der Heimaufnahme gewährleistet.	
3.2	**Hausbesuch** Dieses Vorgehen beinhaltet einen Besuch in der häuslichen Umgebung des zukünftigen Bewohners mit dem Ziel, den Kontakt zum Bewohner und dessen Angehörigen herzustellen und im Rahmen der Biografiearbeit Informationen über die bisherige Lebenssituation des Bewohners zu ermitteln.	
3.3	**Besuch in der Einrichtung** Angehörige und Bewohner (falls der Gesundheitszustand dies zulässt) werden zum Gespräch und zum Kennenlernen des Hauses in die Einrichtung eingeladen.	
3.4	**Betreuung in der Eingewöhnungszeit** In den ersten Tagen nach dem Heimeinzug wird der Bewohner durch jeweils eine feste Bezugsperson besonders betreut.	
3.5	**Anpassung der Pflege an unterschiedliche Krankheitsstadien** Im Rahmen der Pflegeplanung wird auf die Notwendigkeit der Anpassung der Betreuung an wechselnde Krankheitsstadien geachtet und Pflege-/Betreuungsziele und -maßnahmen vor diesem Hintergrund in regelmäßigen Abständen überprüft.	
3.6	**Programme bei leichter Demenz** Für Bewohner mit leichter Demenz werden Aktivierungsprogramme zur Förderung der vorhandenen kognitiven und alltagspraktischen Fähigkeiten angeboten.	
3.7	**Maßnahmen für Bewohner mit besonderem Betreuungsbedarf** Für Bewohner mit besonderem Betreuungsbedarf werden individuelle Lösungen gesucht und konkrete Maßnahmen entwickelt, um ihren Bedürfnissen so weit als möglich gerecht zu werden.	
3.8	**Betreuung bei schwerer Demenz** Die Mitarbeiter verfügen über Kenntnis von Methoden, Menschen mit fortgeschrittener Demenz in Pflege und Betreuung emotional und über die Sinne anzusprechen (z. B. Basale Stimulation) und wenden sie an.	

▸▸

Erfordernisse		Ist-Situation
3.9	**Betreuung von Bewohnern mit Rückzugstendenz** Die Mitarbeiter bemühen sich um Ansprache und Förderung auch derjenigen demenzkranken Bewohner, die zum Rückzug neigen bzw. deren Antrieb reduziert ist und die von sich aus kaum Bedürfnisse signalisieren.	
3.10	**Betreuung im Sterbeprozess** Bewohner erfahren im Sterbeprozess eine intensivierte, einfühlsame Begleitung, bei der die Bedürfnisse des Sterbenden durch Beobachtung und durch Reflexion der Informationen über Persönlichkeit, Werthaltungen und biografische Prägung ermittelt werden.	
3.11	**Möglichkeit intensivierter Begleitung** Im Bedarfsfall kann ein kontinuierlicher Beistand im Rahmen einer Sitzwache ermöglicht werden.	
3.12	**Unterstützung der Angehörigen** Angehörige, die ihren sterbenden Angehörigen in den letzten Tagen begleiten wollen, erfahren von der Einrichtung Unterstützung, z. B. durch die Möglichkeit der Verpflegung und Unterbringung im Haus.	
3.13	**Möglichkeit des Abschiednehmens** Nach dem Tod des Bewohners ist in einem würdigen Rahmen ein letztes Abschiednehmen möglich.	

C Zusammenfassung und Bewertung

Ressourcen	Entwicklungsbedarf

Vorschläge für Projektziele:

Bogen 4: Gestaltung des Alltags

A Einführung

Im Rahmen eines Konzepts zur Betreuung demenzkranker Menschen kommt der Gestaltung des Alltags eine zentrale Rolle zu.

Die im Verlauf der Demenz auftretenden Einschränkungen machen es dem betroffenen Menschen zunehmend unmöglich, die Zeit vom Erwachen bis zum Schlafengehen zu überblicken und in Tageszeiten zu strukturieren. Dieser Vorgang ist für geistig gesunde Menschen so selbstverständlich, dass man sich in der Regel keine Gedanken darüber macht und sich auch kaum vorstellen kann, was es bedeutet, die innere Zeitstruktur zu verlieren. Ohne die Möglichkeit, im Geist zeitlich nach vorn oder zurückzublicken, gewinnt der jeweils gegenwärtige Augenblick eine besondere Bedeutung und wird zum Bezugsrahmen für ein subjektiv »erfülltes« oder subjektiv »verarmtes« Leben. Anders ausgedrückt: Das Jetzt und das, was dort stattfindet, ist die Grundlage für empfundene Lebensqualität.

Die zunehmenden Gedächtnisstörungen bewirken nicht nur, dass der Tag **nicht mehr geplant** werden kann: Ein geistig gesunder Mensch kann sich an langweiligen Tagen oder in schweren Zeiten mit Erinnerungen an schöne Ereignisse oder an Erlebnisse *»von früher«* trösten oder sich auf ein Ereignis freuen, das in naher Zukunft liegt. Bei fortgeschrittener Demenz wird es dagegen unmöglich, sich solche Ereignisse willentlich ins Gedächtnis zu rufen und so im Alltag davon zu »zehren«. Für eine bedürfnisorientierte Versorgung reicht es daher nicht aus, den Bewohnern mit gelegentlichen Veranstaltungen und besonderen »Events« Abwechslung zu bieten. Es kommt darauf an, wie der »ganz normale« Alltag gestaltet ist: Dies ist der Ort, an dem sich entscheidet, ob bedürfnisorientierte Pflege stattfindet oder nicht.

Der Alltag muss also so gestaltet werden, dass sich der Betroffene in eine für ihn verstehbare Zeitstruktur eingebunden fühlt. Das Fehlen einer solchen Zeitstruktur führt zur Zunahme von Verwirrtheit und äußert sich beispielsweise in körperlicher Unruhe und in Fragen, die Pflegemitarbeiter gut kennen: *»Was kommt als nächstes?«*, *»Was findet jetzt statt?«* Um dies zu erreichen, sind zwei Bedingungen zu erfüllen: Erstens ein **sinnvoller Tagesablauf** ohne künstliche Brüche, zweitens ein **erfüllter Alltag**, in dem der Bewohner soweit möglich begleitet wird und die Möglichkeit hat, die Zeit so zu verbringen, wie es ihm selbst sinnvoll erscheint.

Es ergeben sich hier Anforderungen sowohl an die Organisation der zeitlichen Struktur des Alltags als auch an seine inhaltliche Gestaltung.

Organisation zeitlicher Abläufe

In der Vergangenheit war der Tagesablauf eines Bewohners im Pflegeheim meist so strukturiert, dass er sich an die Organisation von Abläufen der Pflege und der Hauswirtschaft

Tabelle 25: Künstliche Brüche und ihre Vermeidung.

Künstliche Brüche im Tageslauf	**Vermeidung künstlicher Brüche**
Die Morgentoilette beginnt um 6.45 Uhr, um 8.00 Uhr gibt es Frühstück. Der Bewohner, der morgens zuerst aufsteht, wartet nach der Morgentoilette noch eine volle Stunde im Gemeinschaftsraum, bevor er etwas zu essen und zu trinken erhält.	Die Morgentoilette beginnt um 6.45 Uhr, zwischen 7.30 und 9.30 Uhr gibt es Frühstück. Der Bewohner, der morgens zuerst aufsteht, wird von der Wohnbereichshilfe, die im Speiseraum das Frühstück vorbereitet, empfangen und erhält schon einmal eine Tasse Kaffee und kurz darauf sein Frühstück.
Von 15.00 bis 16.00 Uhr findet einmal wöchentlich der Liedernachmittag statt. Der Nachmittagskaffee wird daher so schnell wie möglich »über die Bühne gebracht«. Der restliche Nachmittag bis zum Abendessen um 18.00 Uhr ist unausgefüllt.	Ab etwa 15.00 Uhr findet einmal wöchentlich der Liedernachmittag statt. In diesem Rahmen wird auch der Nachmittagskaffee eingenommen, die Küche stellt zu diesem Anlass besonders festlichen Kuchen zur Verfügung. Auf diese Weise ist der Nachmittag ausgefüllt, der Liedernachmittag dauert nun meist bis nach 17.00 Uhr.
Der Vormittag ist sehr ausgefüllt: Morgentoilette – Frühstück – Beschäftigungstherapie um 9.00 Uhr (nur unter besonderem Einsatz der Mitarbeiter gelingt es, dass alle beteiligten Bewohner um diese Zeit Morgentoilette und Frühstück beendet haben), um 11.30 Mittagessen. Danach findet bis zum Abendbrot mit Ausnahme des Nachmittagskaffees nichts mehr statt, die Zeit dehnt sich ins Endlose.	Der Vormittag ist ausgefüllt: Morgentoilette, dann ausgedehntes Frühstück, zu dem nach und nach die Bewohner hinzukommen. Zwischen Frühstück und Mittagessen (um 12.30 Uhr) einige kurze gemeinsame Aktionen (gymnastische Übungen, Spiele, Lieder etc.) aus dem Ideenrepertoire der »10-Minuten-Aktivierung«. Die Beschäftigungstherapie beginnt mit dem gemeinsamen Nachmittagskaffee und leitet über zu verschiedenen Aktivitäten (Spaziergang, Liedernachmittag etc.).
Zeiträume mit hoher Geschäftigkeit und viel Aktivität wechseln mit Zeiträumen totaler Leere. Teilweise »unnormale« Essenszeiten (Mittagessen um 11.30 Uhr).	**Zeiträume mit höherer Anregung wechseln mit ruhigeren Zeiten. Hektik einerseits und totale Leere andererseits werden vermieden.**

anpasste. Eine bewohnerorientierte Versorgung hingegen muss ausreichend flexibel sein, um dem Bewohner zu ermöglichen, den Tag weitgehend nach seinen Wünschen und Gewohnheiten zu strukturieren. Das Ziel, dass der Bewohner die Gelegenheit hat, zu bisher gewohnten Zeiten aufzustehen, zu essen und schlafen zu gehen, stößt allerdings dort an seine Grenzen, wo es um gemeinschaftliche Aktivitäten geht: Im Rahmen einer Wohngruppe, in der beispielsweise die gemeinsame Vorbereitung und Einnahme der Mahlzeiten wichtige Ereignisse des Tages darstellen, müssen zwischen individueller Tagesplanung und dem gemeinsamen Tagesablauf evtl. Kompromisse gefunden werden.

Ein Aspekt ist in der Gestaltung des Tagesablaufs allerdings besonders wichtig: Der Tagesablauf sollte für den Bewohner **keine künstlichen Brüche** aufweisen (vgl. *Cofone* 2000: 33 ff.). Was ist unter solchen »künstlichen Brüchen« zu verstehen (siehe Tabelle 25)?

Brüche im Tageslauf liegen dann vor, wenn Zeiten mit dicht gedrängten Aktivitäten und hoher Geschäftigkeit mit Zeiten totaler Leere wechseln. Sie entstehen immer dann, wenn der Tagesablauf des Bewohners angeblichen Zwängen in der Organisation untergeordnet wird (wie im Beispiel der Einbau der Beschäftigungstherapie in den Vormittagsablauf, weil möglicherweise der entsprechende Mitarbeiter nachmittags nicht zur Verfügung steht).

Ziel ist es dagegen, dass:
- im Tageslauf Zeiten geringerer Anregung und Zeiten mit höherer Anregung wechseln (dies entspricht dem Prinzip der kontrollierten Stimulation, siehe Teil I, Kapitel 1),
- der Tagesablauf sich am Normalitätsprinzip orientiert, also so verläuft wie außerhalb der Einrichtung üblich.

Zur Umsetzung dieser Ziele muss zunächst der bisherige Tagesablauf des einzelnen Bewohners betrachtet werden (vor dem Heimeinzug), ergänzt durch die individuellen Aktivitäten, die in der Einrichtung hinzugekommen sind (Teilnahme an Gruppenaktivitäten, Vollbad/Duschen an bestimmten Tagen, evtl. Anwendungen der Krankengymnastik o. ä.). Auf diese Weise entstehen **Tagesablaufprofile** der Bewohner. Diese »Bewohnerfahrpläne« (vgl. *Lind* 2000) sind mit dem »Wohnbereichsfahrplan« (dem allgemeinen Tagesablauf im Wohnbereich) dergestalt in Einklang zu bringen, dass im »Wohnbereichsfahrplan« möglichst große Bestandteile der einzelnen »Bewohnerfahrpläne« Berücksichtigung finden (vgl. ebd.).

Dies ist nur dann umsetzbar, wenn der »Wohnbereichsfahrplan« nicht zu starr strukturiert ist. Dies ist bereits in Tabelle 19 ersichtlich: Ein Frühstückszeitraum zwischen 7.30 und 9.30 lässt Bewohnern und Mitarbeitern wesentlich mehr Spielraum als ein Zeitraum zwischen 8.00 und 8.30 Uhr. Für die Gestaltung des Wohnbereichsfahrplans gilt daher: **Orientierung an Zeiträumen, nicht an Zeitpunkten**.

Dies erfordert auch eine Anpassung der Dienstzeiten, die so zu staffeln sind, dass das Normalitätsprinzip im Tageslauf umgesetzt werden kann, indem beispielsweise der Tag nicht zu früh beginnt und nicht zu früh endet.

Gestaltung des Alltags

Handelte der vorangegangene Abschnitt von den zeitlichen Rahmenbedingungen des Alltags, so geht es hier um die Frage, **wie** die Zeit vom Aufstehen bis zum Schlafengehen verbracht wird. Hier bemühen sich bereits viele Einrichtungen, Betreuungsangebote einzurichten, die Abwechslung und eine sinnvolle Gestaltung des Alltags ermöglichen. Diese Anstrengungen sind – insbesondere vor dem Hintergrund knapper personeller Ressourcen – sehr anerkennenswert und erreichen geistig rüstige Bewohner in jedem Fall. Bei demenzkranken Bewohnern allerdings hat die an feste Zeitpunkte gebundene »Aktivierung« doch immer noch künstlichen, institutionellen Charakter. Mehr alltagsnah ist es, den Tag gemeinsam zu verbringen und sich mit den Dingen zu beschäftigen, die ohnehin anliegen (z. B. die Vor- und Nachbereitung einer Mahlzeit) und die im Alltag der Bewohner früher auch enthalten waren (z. B. Zeitung lesen, Gartenarbeit). Dieses Prinzip des gemeinsamen Lebens realisiert das Konzept der **Hausgemeinschaften** mit Hilfe von Präsenzmitarbeitern (aus dem hauswirtschaftlichen oder Pflegebereich). Ihre Aufgabe ist es, für die Bewohner da zu sein und sie durch den Tag zu begleiten (vgl. *Pawletko* 2001).

Diesbezüglich sind die Möglichkeiten von Alten- und Pflegeheimen eingeschränkt, denn das Personalbudget reicht bei weitem nicht aus, für jeden Wohnbereich eine solche Präsenzkraft einzustellen. Um trotzdem mit den vorhandenen Spielräumen einen erfüllten Alltag für demenzkranke Menschen zu ermöglichen, sind folgende Wege sinnvoll:

- Realisierung des Präsenzprinzips für demenzkranke Bewohner, die einer ständigen Begleitung bedürfen, im Rahmen einer Tagesbetreuung.
- Erlebnisorientierte Gestaltung der Mahlzeiten (vgl. Einschätzungsbogen 5).
- Einführung von Betreuungsangeboten speziell für demenzkranke Bewohner (siehe unten).
- Umwandlung möglichst vieler »bewohnerferner« Tätigkeiten in »bewohnernahe« Tätigkeiten (s. u.).
- Gestaltung der Umwelt auf eine Art und Weise, welche den Bewohnern die Möglichkeit gibt, sich selbst zu beschäftigen.

Betreuungsangebote für demenzkranke Menschen

Die meisten Alten- und Pflegeheime bieten Freizeitangebote an (kreative Angebote, Geselligkeit, Vorträge, Filme etc.). Ein Großteil dieser Angebote kann von demenziell erkrankten Menschen nicht oder nur dann wahrgenommen werden, wenn sie den vorhandenen Fähigkeiten angepasst sind.

Daher sollten spezielle Angebote zur Alltagsgestaltung für demenzkranke Bewohner konzipiert werden. Es soll sich um Aktivitäten handeln, die aus der Perspektive des Bewohners sinnvoll erscheinen und Freude machen. Das bedeutet: Keine »künstlichen« Beschäftigungen (für einen Großteil der heute alten Menschen ist Basteln beispielsweise eine solche künstliche Beschäftigung). Die Planung sollte sich an den Informationen aus der Biografiearbeit orientieren.

Weitere Erfordernisse:

- Integration therapeutischer Ansätze (Validation, Selbsterhaltungstherapie etc.),
- gezielte Auswahl der Bewohner mit der Absicht, jene Bewohner zu erreichen, die der Betreuung am meisten bedürfen,
- entsprechende Schulung der Mitarbeiter, die die Betreuung durchführen,
- kontinuierliche Betreuung, am besten täglich,
- Kooperation von Mitarbeitern der Betreuung und Pflegemitarbeitern, um die Arbeit aufeinander abzustimmen und wichtige Informationen an die jeweils andere Gruppe weiterzugeben.

Umwandlung von »bewohnerfernen« Tätigkeiten in »bewohnernahe« Tätigkeiten

Die Gegenwart der Mitarbeiter im Raum, auch wenn diese sich nicht direkt mit den Bewohnern beschäftigen, schafft für demenzkranke Menschen dennoch bereits das Gefühl von Geborgenheit und Orientierung. Daher wird vorgeschlagen, möglichst viele Tätigkeiten in die Nähe der Bewohner zu verlagern(vgl. *Lind* 2000). Die Anzahl der Tätigkeiten, die sich hierfür eignen, sind allerdings begrenzt. Eine solche Möglichkeit jedoch wäre die Verlagerung der Speiseversorgung in den Wohnbereich, wenn hauswirtschaftliche Mitarbeiterinnen dafür gewonnen und entsprechend geschult werden können (vgl. Einschätzungsbogen 5). In manchen Häusern gelingt es auch, wenigstens zu bestimmten Zeiten (z. B. um den Frühstückszeitraum herum) Stationshilfen oder Zivildienstleistende als Präsenzkräfte einzusetzen.

Anreize zur eigenständigen Beschäftigung in der Umgebung

Wenn man im Alten-/Pflegeheim auf mobile demenzkranke Menschen trifft, die den ganzen Tag scheinbar antriebslos herumsitzen, so liegt dies nicht zwangsläufig an Antriebsstörungen oder kognitiven Einbußen, sondern daran, dass sich in der unmittelbaren Wohnumgebung nicht das Geringste finden lässt, mit dem man sich beschäftigen könnte. »Daheim« kann man sich nur dort fühlen, wo man sich die Umgebung aneignen kann (vgl. *Wojnar* 1997: 259 ff.). Dinge, die sich hierzu eignen, werden im Gegenteil häufig eher aus der Nähe demenzkranker Menschen entfernt, weil die unweigerlich entstehende Unordnung nicht ins Konzept passt und weil die Tatsache, dass die Bewohner auf diese Weise in die Lage versetzt werden, die Zeit selbst zu gestalten, nicht wahrgenommen wird. Oft fehlt es auch an Kreativität, Dinge zu finden, die anregend und gleichzeitig ungefährlich sind.

Hierzu gehören:
- Zeitungen mit anregenden Bildern,
- Puppen und Stofftiere,
- Gegenstände mit interessanter Oberfläche, die zum Betrachten und Betasten einladen,
- Haushaltsgegenstände,
- Kleidungsstücke,
- Dinge, die auf dem Tisch angeordnet, gestapelt, hin und her geräumt werden können
- …

Auch Menschen, in deren Lebensgeschichte das In-der-Natur-Sein keine besondere Rolle gespielt hat, werden es schmerzhaft vermissen, nicht mehr einfach »nach draußen« gehen zu dürfen, sondern sich fortwährend im Wohnbereich aufhalten zu müssen. Zu den Spielräumen, die gewährleistet sein sollten, gehört auch der Zugang in einen geschützten Außenbereich, der anregend gestaltet ist.

B Einschätzungsbogen

Erfordernisse		Ist-Situation
4.1	**Tagesablauf nach dem Normalitätsprinzip** Die Planung des allgemeinen Tagesablaufs im Wohnbereich erfolgt mit dem Ziel, den Bewohnern einen Tagesablauf zu ermöglichen, der einem häuslichen Ablauf nahekommt und keine künstlichen Brüche aufweist.	
4.2	**Berücksichtigung von Gewohnheiten und Bedürfnissen** Die aktuellen Bedürfnisse und lebensgeschichtlich geprägten Gewohnheiten des Bewohners bezüglich des Tagesablaufs werden im Rahmen der Biografiearbeit erfasst und in der Pflegeplanung so weit als möglich berücksichtigt.	
4.3	**Bewohnerorientierte Dienstplangestaltung** Die Dienstplangestaltung ermöglicht durch eine entsprechende Staffelung der Dienstzeiten dem Bewohner eine Weiterführung von bisherigen Gewohnheiten im Tageslauf.	
4.4	**Präsenz von Mitarbeitern in Bewohnernähe** Die Einrichtung bemüht sich um Wege, eine Präsenz von Mitarbeitern oder geschulten Helfern in Bewohnernähe wenigstens für bestimmte Zeiträume im Tagesverlauf zu ermöglichen.	
4.5	**Spezielle Betreuungsangebote** Es werden Betreuungs- und Therapieangebote durchgeführt, die besonders auf die Bedürfnisse und Einschränkungen demenziell erkrankter Bewohner abgestimmt sind.	
4.6	**Fachliche Fundierung** Den Betreuungsangeboten liegt ein fachlich fundiertes Konzept zugrunde.	
4.7	**Bewohnerorientierte Aktivitäten** Die angebotenen Aktivitäten sind den verbliebenen Fähigkeiten der Bewohner angepasst und orientieren sich an deren Vorlieben und an früher verkörperten Rollen bzw. ausgeübten Tätigkeiten.	
4.8	**Qualifikation der Mitarbeiter der Betreuung** Die Mitarbeiter, die diese Betreuungsangebote durchführen, verfügen über eine entsprechende Qualifikation im Umgang mit Demenzkranken.	
4.9	**Kontinuität der Betreuung** Es wird versucht, eine möglichst kontinuierliche, am besten tägliche Betreuung demenzkranker Bewohner zu realisieren.	

▶▶

Erfordernisse		Ist-Situation
4.10	**Möglichkeit von Einzelbetreuung** Für demenziell erkrankte Bewohner, die sich nicht in eine Betreuungsgruppe integrieren lassen (z. B. aufgrund von herausforderndem Verhalten), gibt es zumindest für bestimmte Zeiträume die Möglichkeit der Einzelbetreuung.	
4.11	**Kooperation Pflege/Betreuung** Es besteht eine geregelte Kooperation zwischen Mitarbeitern der Betreuung und Pflegemitarbeitern mit dem Ziel einer möglichst effektiven Zusammenarbeit und eines regelmäßigen Transfers von Informationen.	
4.12	**Möglichkeiten zur eigenen Beschäftigung** Der Wohnbereich ist mit Dingen ausgestattet, die zur Betrachtung und Benutzung anregen und es demenzkranken Bewohnern ermöglichen, sich selbst zu beschäftigen.	
4.13	**Zugang ins Freie** Die Bewohner haben freien Zugang zu einen geschützten Garten-/Außenbereich, der anregend gestaltet ist.	

C Zusammenfassung und Bewertung

Ressourcen	Entwicklungsbedarf

Vorschläge für Projektziele:

Bogen 5: Ernährung und Gestaltung der Mahlzeiten

A Einführung

Der Aufgabenbereich **Ernährung und Gestaltung der Mahlzeiten** umfasst die Erfordernisse zur Umsetzung zweier grundlegender Ziele der Versorgung demenzkranker Menschen, nämlich die Sicherstellung einer ausreichenden und reichhaltigen Ernährung, daneben die anregende Gestaltung der Mahlzeiten, so dass sie Erlebnismöglichkeiten bieten und Gelegenheiten, alltagspraktische Fähigkeiten einzusetzen und zu erhalten.

Die damit verbundenen Tätigkeiten berühren das Arbeitsfeld mehrerer Berufsgruppen, nämlich das der Pflege, der Hauswirtschaft und möglicherweise auch das der Betreuung/Therapie, wenn in diesem Rahmen (beispielsweise in der Tagesbetreuung) Mahlzeiten oder Zwischenmahlzeiten eingenommen werden. Die Umsetzung dieser Ziele erfordert daher eine gute Kooperation aller beteiligten Berufsgruppen.

Gestaltung der Mahlzeiten

In vielen Konzepten zur Betreuung Demenzkranker gruppiert sich ein großer Teil der täglichen Aktivitäten um die Vorbereitung und Gestaltung der Mahlzeiten. Und dies aus gutem Grund: Die Mahlzeiten können, wenn sie richtig gestaltet sind, »Erlebnis-Orte« des Tages sein und gleichzeitig Gelegenheiten, alltagspraktische Fähigkeiten zu fördern bzw. wieder erlebbar zu machen. Darüber hinaus bietet die gemeinsame Einnahme der Mahlzeiten viele Möglichkeiten zu sozialen Kontakten. Damit dies alles gelingen kann, müssen verschiedene Voraussetzungen erfüllt werden:

Ausreichend Zeit zur Einnahme der Mahlzeiten

In Ruhe essen zu können, ist kein spezifisches Bedürfnis demenzkranker Menschen, sondern muss allen Bewohnern ermöglicht werden und sollte auch dann gelten, wenn Bewohner zur Einnahme der Mahlzeiten mehr Zeit brauchen, weil sie durch körperliche oder kognitive Einschränkungen behindert sind. Wenn Bewohner, die zum selbstständigen Essen in der Lage wären, wegen Zeitdruck bei der Einnahme der Mahlzeiten unterstützt werden, damit das Mittagessen in der zur Verfügung stehenden halben Stunde erledigt wird, bleiben nicht nur diese Fähigkeiten auf der Strecke, sondern es wird sich auch bestimmt keine angenehme und appetitanregende Stimmung einstellen.

Berücksichtigung von Vorlieben und Abneigungen der Bewohner in Bezug auf Speisen und Getränke

Auch diese Aufgabe ist nicht »demenzspezifisch«, sondern sollte im Rahmen einer bewohner-orientierten Betreuung selbstverständlich sein. Bei der Betreuung demenzkranker Menschen ist es allerdings schwieriger und aufwändiger, Informationen über besonders bevorzugte und abgelehnte Speisen und Getränke einzuholen, da der Bewohner in der Regel nicht mehr in der Lage ist, einen entsprechenden »Wunschzettel« auszufüllen. Die Ermittlung entsprechender Wünsche sollte ein Gegenstand im Angehörigeninterview zur Biografie sein. Diese Informationen müssen dann durch die Beobachtungen der Mitarbeiter im Alltag ergänzt werden, da sich Geschmacksvorlieben im Laufe der Demenz verändern können.

Tischgemeinschaften

Gemeinsam speisen ist ein sehr geselliges Ereignis und schafft viele Möglichkeiten zur sozialen Begegnung, vorausgesetzt, die Tische sind so angeordnet, dass sich kleinere Tischgemeinschaften bilden können.

Bei der Bildung von Tischgemeinschaften muss darüber hinaus darauf geachtet werden, dass die jeweils zusammensitzenden Bewohner sich gut verstehen. Auseinandersetzungen bei Tisch – zum Beispiel, weil Bewohner sich durch »unappettitliches« Essverhalten eines Bewohners gestört fühlen – sollten so vermieden werden.

Orientierung an der häuslichen Situation

Hier geht es zum einen um die Essenszeiten, zum anderen um die Darreichungsform der Mahlzeiten. Bei den Essenszeiten sind die Gewohnheiten natürlich nicht einheitlich. Wenn die Mahlzeit gemeinsam eingenommen werden soll, muss hier ein Kompromiss gefunden werden. Wichtig ist jedoch, dass die Essenszeiten nicht organisatorischen Abläufen der Pflege und Hauswirtschaft untergeordnet werden (die Einnahme des Abendbrots vor 17.00 Uhr beispielsweise ist mit dem Normalitätsprinzip nicht zu vereinbaren).

Die Art und Weise, wie die Speisen auf den Tisch kommen, macht einen Großteil der Erlebnisqualität beim Essen aus. Dabei ist das Tablettsystem die dem Normalitätsprinzip am meisten entgegenstehende Darreichungsform, die demenzkranke Menschen häufig noch zusätzlich verwirrt: Alle Gänge finden sich auf einem Tablett; dass man hier eine bestimmte Reihenfolgen einhält, ist vielen Demenzkranken noch bewusst, aber sie können diese nicht mehr nachvollziehen. Im heimischen Bereich stehen die Speisen meist auf dem Tisch und können so individuell portioniert werden.

Auch im häuslichen Bereich essen alle, die mit am Tisch sitzen, gemeinsam. Daher ist es sinnvoll, dass die Mitarbeiter, die Bewohner beim Essen unterstützen, ebenfalls an der Mahlzeit teilnehmen.

Beispiel:
Eine weitere mögliche Erscheinung des Normalitätsprinzips entdeckten Mitarbeiter einer Einrichtung im Projekt »Neue Betreuungsmodelle«, die die Mahlzeiten nach den Bedürfnissen der demenzkranken Bewohner umgestalteten: Sie begannen, versuchsweise, Bewohner aus dem Rollstuhl in normale Stühle mit Armlehne umzusetzen und stellten dabei fest, dass diese Bewohner plötzlich viel selbstständiger essen konnten.

Geschmackvolles Ambiente

Die Räumlichkeiten, in denen die Mahlzeiten eingenommen werden, müssen ausreichend groß und einladend gestaltet sein. Die Gestaltung der Tische kann ebenfalls Wertschätzung (z. B. schöne Tischdecken, Blumen) oder Lieblosigkeit (Plastikdecke, »Lätzchen«) vermitteln. Auch das Gedeck kann sehr zur Atmosphäre beitragen: Wenn beispielsweise beim sonntäglichen Kaffeetrinken ein gutes Service verwendet wird anstelle des funktional gestalteten »Alltagsgeschirrs«, so verändert dies ebenfalls die Atmosphäre positiv.

Gestalteter Beginn der Mahlzeit

Regelmäßig wiederkehrende Handlungen können im Sinne von »Ritualen« Halt und Orientierung vermitteln. Solch ein Ritual war früher in vielen Familien das gemeinsame Tischgebet. Zukünftige Generationen alter Menschen werden damit häufig nicht mehr viel anfangen können. Aber auch mit einem Lied, einem Spruch o. ä. kann die gemeinsame Mahlzeit eröffnet werden.

Besonderheiten der Ernährung

Die Sorge um eine ausgewogene Ernährung und ausreichende Flüssigkeitszufuhr gehört zu den Grundaufgaben der Pflege. Hier sind bei der Betreuung demenzkranker Menschen einige Besonderheiten zu berücksichtigen, um die Gesundheit der Betroffenen zu erhalten. Dass dies nicht selbstverständlich ist, zeigt die Tatsache, dass etwa 25 % der alzheimerkranken Menschen untergewichtig sind (4. Altenbericht).

Ursache kann ein **gesteigerter Energieverbrauch** sein, bedingt durch motorische Unruhe und Bewegungsdrang, wenn die Ernährung nicht entsprechend angereichert wird (vgl. ebd., S. 145). Weiterhin können sich **Geschmacksvorlieben im Verlauf der Erkrankung verändern**, sodass Gerichte, die früher bevorzugt wurden, nun abgelehnt werden. Viele Demenzkranke mögen vor allem **süße Speisen**. Diesem Bedürfnis sollte man nachkommen, beispielsweise durch süße Zwischenmahlzeiten. Dabei sollten auch Diabetespatienten nicht zu streng behandelt werden (vgl. *Wojnar* 2001: 129). **Kleine, feste Bestandteile** in den Gerichten erzeugen häufig Ablehnung. Wenn demenzkranke Menschen immer weniger essen, sollte auch der **Zahnstatus bzw. der Zustand der Zahnprothese** untersucht werden. Umgekehrt kann es auch vorkommen, dass Bewohner **unkontrolliert immer mehr essen**.

Insgesamt sollten die Pflegenden Gewichtsveränderungen sehr ernst nehmen und mögliche Ursachen ermitteln. Zwischenmahlzeiten sollten immer erhältlich sein bzw. angeboten werden. Natürlich wirkt sich die Gestaltung der Mahlzeiten, wie sie oben geschildert wurde, auch regulierend auf das Essverhalten aus: Gemeinsam in gemütlicher Atmosphäre zu speisen, dabei die Größe der Portion selbst bestimmen und jederzeit »Nachschlag« bekommen zu können, fördert den Appetit.

Auf der Website der Demenz-Service-Zentren Nordrhein-Westfalen (www.demenz-servicenrw.de) finden Sie unter »Literaturübersichten« eine Zusammenstellung von Literatur zum Thema »Essen und Trinken bei Demenz«, die im Dezember 2005 veröffentlicht wurde.

Kooperation zwischen Hauswirtschaft und Pflege

Die Umsetzung der beschriebenen Erfordernisse im Aufgabenbereich Ernährung und Gestaltung der Mahlzeiten setzt eine enge Zusammenarbeit zwischen Hauswirtschaft und Pflege voraus. Teilweise ist auch eine Neuverteilung bestimmter Aufgaben dieser Berufsgruppen notwendig: So können bei einer dezentralen Speisenversorgung, wenn die Mahlzeiten im Wohnbereich angerichtet werden, dies sowohl Pflegemitarbeiter als auch Mitarbeiter der Hauswirtschaft tun.

Beispiel:
Im Richard-Bürger-Heim (Stuttgart) werden die Mahlzeiten auf mobilen Theken im Wohnbereich vorbereitet, die Mitarbeiterinnen der Hauswirtschaft kommunizieren beim Anrichten und Verteilen der Speisen mit den Bewohnern und tragen so zur Betreuung der Bewohner bei (vgl. Abschlussbericht des Projekts »Neue Betreuungsmodelle«).

Daher sollte im Rahmen eines Konzepts zur Betreuung Demenzkranker auch die Zusammenarbeit zwischen Hauswirtschaft und Pflege neu konzipiert werden. (Falls dieser Bereich Projektbestandteil ist, kann auch auf die bereits im Teil I, Kapitel 4 empfohlene Schrift *Kooperation von Hauswirtschaft und Pflege in stationären Einrichtungen der Altenhilfe* verwiesen werden, die Hilfestellung bei der Entwicklung eines Konzepts gibt).

B Einschätzungsbogen

Erfordernisse		Ist-Situation
5.1	**Ausreichender Zeitrahmen** Es steht ausreichend Zeit zur Verfügung, sodass die Mahlzeiten von allen Bewohnern in Ruhe eingenommen werden können.	
5.2	**Berücksichtigung von Vorlieben und Abneigungen** Individuelle Vorlieben und Abneigungen der Bewohner in Bezug auf Speisen und Getränke werden erfragt und dokumentiert und bei der Zubereitung der Mahlzeiten berücksichtigt.	
5.3	**Geeignete Räumlichkeiten** Für die gemeinsame Einnahme der Mahlzeiten sind im Wohnbereich oder in Wohnbereichsnähe von der Größe und Aufteilung her geeignete Räume vorhanden.	
5.4	**Förderung sozialer Begegnung** Die Aufteilung der Tischgruppen begünstigt die Bildung fester Tischgemeinschaften. Es wird darauf geachtet, dass die Bewohner, die beieinander sitzen, sich gut verstehen.	

▶▶

Erfordernisse	Ist-Situation
5.5 **Einladendes Ambiente** Der Speiseraum wirkt gemütlich und einladend, die Tische sind ansprechend gedeckt.	
5.6 **Normale Essenszeiten** Die Essenszeiten orientieren sich an gesellschaftlich üblichen Zeiträumen.	
5.7 **Darreichungsform der Speisen entsprechend der häuslichen Situation** Die Darreichungsform des Essens bei allen Mahlzeiten orientiert sich an der häuslichen Situation. In jedem Fall wird auf das Tablettsystem verzichtet.	
5.8 **Förderung alltagspraktischer Fähigkeiten** Im Rahmen der Vor- und Nachbereitungen werden Bewohner dazu ermuntert, je nach Fähigkeiten kleine Aufgaben zu übernehmen (Tisch decken, Tisch abräumen).	
5.9 **Wohnbereichsküche** Der Wohnbereich verfügt über eine funktionsfähig ausgestattete Küche für Vor- und Nachbereitungsarbeiten, die ausreichend groß und von den Arbeitsflächen her geeignet ist, gemeinsam mit Bewohnern (auch mit Rollstuhlfahrern) hauswirtschaftliche Aktivitäten durchzuführen.	
5.10 **Sicherstellung ausgewogener Ernährung** Veränderungen im Essverhalten und in der Präferenz bestimmter Speisen sowie besondere Erfordernisse (z. B. bei Bewegungsdrang) werden beobachtet und in der Pflegeplanung berücksichtigt.	
5.11 **Zwischenmahlzeiten** Zwischenmahlzeiten werden angeboten bzw. können jederzeit ausgegeben werden.	
5.12 **Kooperation Hauswirtschaft/Pflege** Die Mitarbeiter der Hauswirtschaft sind über die Erfordernisse in der Betreuung demenzkranker Menschen informiert. Es besteht eine gezielte Kooperation zwischen Hauswirtschaft und Pflege, Schnittstellen sind benannt und die Aufgabenverteilung ist geregelt.	

C Zusammenfassung und Bewertung

Ressourcen	Entwicklungsbedarf

Vorschläge für Projektziele:

Bogen 6: Ärztliche Versorgung

A Einführung

Zur Pflege demenzkranker Menschen gehört auch die Sicherstellung einer qualifizierten medizinischen Versorgung. Von allen daran Beteiligten (Hausärzten, Fachärzten, Pflegemitarbeitern) wird nicht nur die entsprechende **Fachkenntnis** verlangt, sondern auch die **Fähigkeit und Bereitschaft zur Zusammenarbeit** und **zur Anerkennung der jeweils eigenen fachlichen Grenzen**. Schließlich sind **effektive Wege der Vernetzung** wesentlich, damit wichtige Informationen zur Behandlung zwischen den unterschiedlichen Akteuren weitergegeben werden.

Diese hohen Anforderungen sind sicher ein Grund dafür, dass die ärztliche Versorgung demenzkranker Menschen in stationären Einrichtungen zur Zeit noch als überwiegend mangelhaft anzusehen ist, wie im vierten Altenbericht der Bundesregierung an vielen Beispielen nachgewiesen wird (vgl. 4. Altenbericht 2002, S. 147). Aber nicht nur ungünstige Rahmenbedingungen wie fehlende zeitliche Ressourcen, auch mangelnder guter Wille, fehlendes Interesse zur Auseinandersetzung mit der Erkrankung Demenz sowie überkommener Pessimismus (»*Hier ist ohnehin nichts mehr zu machen …*«) von beteiligten Ärzten spielen eine Rolle. Im Rahmen der »Praxisleitlinien in Psychiatrie und Psychotherapie« hat die Deutsche Gesellschaft für Psychiatrie, Psychotherapie und Nervenheilkunde im Jahr 2000 einen Band »Behandlungsleitlinie Demenz« herausgebracht, der den neueren Erkenntnisstand in der medizinischen Versorgung der Demenz den in der Praxis tätigen Ärzten zugänglich machen soll. Diese Leitlinie sollte gerade auch Ärzten, die im Altenpflegeheim tätig sind, nahe gelegt werden. Zur allgemeinärztlichen und psychiatrischen Versorgung Demenzkranker gehören die im Folgenden aufgeführten Aufgabenbereiche.

Qualifizierte Demenzdiagnostik bzw. gerontopsychiatrisches Assessment

Ein gerontopsychiatrisches Assessment beinhaltet verschiedene diagnostische Verfahren, mit denen eine umfassende Beurteilung kognitiver Symptome (wie beispielsweise Einbußen in Gedächtnis und Orientierung), psychopathologischer Symptome (wie beispielsweise Halluzinationen, motorische Unruhe) und noch erhaltener Fähigkeiten ermöglicht wird. Sinnvollerweise arbeiten Ärzte und Pflegemitarbeiter bei der Erstellung eines solchen Assessments zusammen, wobei der Beitrag der Pflegemitarbeiter größer sein wird, da sie durch die kontinuierliche Begleitung des Bewohners einen umfassenderen Einblick in Einbußen und Ressourcen des Bewohners haben.

Mittlerweile sind eine ganze Reihe solcher Assessment-Instrumente entwickelt worden, von denen leider viele noch nicht in deutscher Fassung vorliegen (eine Übersicht darüber findet sich in der vom Bundesministerium für Familie, Senioren, Frauen und Jugend herausgegebenen Literaturexpertise, vgl. *Radzey* et al. 2001: 74 ff.). Einige davon lassen sich auch im Alten-/Pflegeheim einsetzen, auch wenn dies derzeit noch selten geschieht. Doch es ist zu erwarten, dass das gerontopsychiatrische Assessment zu den Qualitätsanforderungen an die Betreuung demenzkranker Menschen gehören wird, wenn es eines Tages zur Formulierung solcher offiziellen und verbindlichen Anforderungen kommt.

Im Abschlussbericht zur wissenschaftlichen Begleitung des Modellprogramms »Stationäre Dementenbetreuung« in Hamburg wird ebenfalls ein diagnostisches Instrument des Hamburger Landesbetriebs »Pflegen & Wohnen« beschrieben, das einen Teil zur Bearbeitung durch die Pflegekräfte und einen weiteren vom Arzt durchzuführenden Teil beinhaltet (vgl. *Damkowski; Seidelmann; Voß* 1997).

Berücksichtigung von Umweltfaktoren beim Zustandekommen von psychopathologischen Symptomen

Psychopathologische Symptome und herausforderndes Verhalten werden von den Pflegenden häufig als sehr belastend erlebt, belastender als kognitive Probleme. Auch der demenzkranke Mensch leidet darunter, sowohl unter dem Symptom selbst als auch unter der Störung der Beziehung zu seinen Bezugspersonen, die sich daraus ergibt. Hat man früher solche Symptome in erster Linie als direkte Folge der Demenzerkrankung angesehen, weiß man heute, dass die Ursachen vielfältiger sind. Darin können sich neben der Erkrankung weitere Befindlichkeitsstörungen äußern (z. B. Schmerzen). Auch Umwelten, die nicht bedürfnisgerecht gestaltet sind, d. h. den Betroffenen entweder unter- oder überfordern, Kommunikationsprobleme und die mangelnde Berücksichtigung von Bedürfnissen sind hier von Bedeutung.

Beispiel:
In einem Wohnbereich, der nicht bewusst milieutherapeutisch gestaltet wurde, sind Bewohner im Verlauf des Tages häufig einer ganzen Flut von Sinneseindrücken ausgesetzt: Schnelles Hin- und Hereilen der Mitarbeiter auf dem Flur; Radio und/oder Fernseher laufen unter Umständen ganztägig in einer Lautstärke, die auf die Bedürfnisse der schwerhörigen Bewohner eingestellt ist; ständige Präsenz von Gerüchen, die wenig angenehm sind – eine solche Umgebung kann durchaus Halluzinationen, motorische Unruhe oder aggressives Verhalten auslösen.

Wenn beim Auftreten solcher Symptome konsequent nach möglichen Ursachen in der Umwelt des Betroffenen geforscht wird, können Lösungsmöglichkeiten gefunden werden, ohne dass der Betroffene mit Psychopharmaka behandelt werden muss. Diese haben häufig schwere Nebenwirkungen, die die Lebensqualität des Betroffenen noch weiter beeinträchtigen. Es kann schwierig sein, Ursachen zu erkennen und Lösungen zu finden, wenn man als Mitarbeiter selbst zur direkten Umwelt des demenzkranken Menschen gehört. Hier wird die Unterstützung eines kompetenten Außenstehenden benötigt. Dies kann ein Supervisor oder auch der Facharzt sein, wenn seine Kenntnisse über die Fragen der medikamentösen Therapie hinausgehen und er bereit ist, im Rahmen von Fallbesprechungen die Mitarbeiter zu beraten.

Ein Forscherteam des Instituts für Pflegewissenschaft an der Universität Bielefeld erprobt derzeit ein Präventionsprogramm für psychisch kranke Heimbewohner, bei denen ein besonderes Risiko für selbst- und fremdgefährdendes Verhalten vorliegt (nähere Informationen bekommen Sie bei den unter http://www.uni-bielefeld.de/IPW/genannten Kontaktpersonen).

Medikamentöse Behandlung nach dem neuesten Erkenntnisstand

Das Gebiet der medikamentösen Behandlung kognitiver und psychopathologischer Symptome der Demenz ist zu umfangreich, als dass es in diesem Rahmen dargestellt werden könnte. Lange Zeit gab es wenig Möglichkeiten, den Betroffenen auch medikamentös zu helfen. Mittlerweile kann man allerdings in vielen Fällen durch eine gezielte und individuell abgestimmte medikamentöse Behandlung nicht nur das Fortschreiten der Erkrankung zeitweise verlangsamen, sondern auch – wenn sich keine andere Lösung finden lässt – psychopathologische Symptome so beeinflussen, dass das Leben der Betroffenen nicht zu sehr eingeschränkt wir

Generell ist aber Folgendes wichtig: Die Behandlung muss sich nach **den neuesten Erkenntnissen** richten, sie muss **vorsichtig** erfolgen (»Einschleichen« von Medikamenten«), und sie muss die **im Alter veränderte körperliche Verarbeitung von** Medikamenten berücksichtigen.

Es lohnt sich, sich im Umkreis der Einrichtung nach einem Facharzt umzusehen, der sich auf gerontopsychiatrische Krankheitsbilder spezialisiert hat, und diesen als Kooperationspartner anzuwerben.

Richtiges Erkennen anderer körperlicher und psychischer Störungen

Menschen mit einer fortgeschrittenen Demenz können in der Regel kaum direkte Auskünfte über ihr körperliches Befinden geben. »*Lange wurde vermutet, dass Demente eine überdurchschnittliche körperliche Gesundheit aufweisen. Wahrscheinlich scheint aber inzwischen, dass sie häufig nur gesünder wirken, weil sie somatische Symptome seltener mitteilen (oder mitzuteilen in der Lage sind)*« (*Gutzmann* in: *Förstl* 2000:2 42). Daher erfordert auch die Diagnostik anderer körperlicher und psychischer Störungen und Erkrankungen eine gute Beobachtung und Kenntnis des Betroffenen. Veränderungen im Verhalten und in der Stimmung können hier sehr aufschlussreich sein und sollten ernst genommen und dokumentiert werden (vgl. *Wojnar* 2001: 130 ff.).

In den letzten Jahren hat man sich verstärkt darum bemüht, Schmerzzustände bei Menschen mit fortgeschrittener Demenz besser zu erkennen. Die Deutsche Gesellschaft zum Studium des Schmerzes (DGSS) befasst sich mit diesem Thema, im Expertenstandard Schmerzmanagement in der Pflege (DNQP 2004) findet sich ebenfalls ein Beitrag dazu. Hier wird empfohlen »*jeden Patienten/Bewohner mit kognitiver Beeinträchtigung, dessen medizinische Diagnosen, bzw. dessen körperlicher Zustand (...) Schmerzen verursachen können, mindestens einmal pro Schicht danach zu befragen, ob er im Moment Schmerzen hat*« (*Metzing* ebd.).

Es werden eine Reihe von Studien angeführt, in denen der Einsatz von Selbsteinschätzungsskalen (z. B. das sogenannte Schmerzthermometer) auch bei Menschen mit schwerer Demenz erfolgreich erprobt wurde. Weiterhin wurden in den letzten Jahren mehrere Fremdeinschätzungsskalen zur Schmerzerfassung entwickelt. Hierzu gehören beispielsweise die Beurteilung von Schmerzen bei Demenz (BESD, *Basler* et al. 2006) und die ECPA-Skala (Echelle comporementale de douleur pour personnes ágées non communicates, ein Muster ist unter www.pflege-management.de einzusehen).

Kompetente Übergangspflege bei Krankenhauseinweisungen

Ein Umgebungswechsel, wenn er plötzlich stattfindet und mit Unruhe verbunden ist, kann bei zunehmender Demenz immer schlechter verarbeitet werden. Der Betroffene leidet dann nicht nur sehr unter den für ihn nicht mehr erklärbaren Veränderungen, es kann auch zu einem neuen »Schub« der Erkrankung kommen, sodass die Verwirrtheit zunimmt und bis dahin erhaltene Fähigkeiten verloren gehen.

Daher sollten Krankenhauseinweisungen möglichst vermieden werden. Was immer an Diagnostik und Behandlung innerhalb der Einrichtung durchgeführt werden kann, sollte auch dort stattfinden. Ist eine Einweisung ins Krankenhaus unvermeidlich, so kann eine sorgfältige Vorbereitung den Stress für den Betroffenen mindern (beispielsweise durch Direktaufnahme auf der Behandlungsstation und durch Abstimmung der günstigsten Tageszeit für die Verlegung (vgl. *Wojnar* 2001: 135).

Im Krankenhaus können demenzkranke Menschen in der Regel nicht bedürfnisgerecht betreut werden, da zum einen die Arbeitsabläufe dies nicht zulassen, zum anderen die Kenntnis der dortigen Mitarbeiter über Demenzerkrankungen und den Umgang mit demenzkranken Menschen eher gering ist. Umso wichtiger ist eine effektive Information der dort behandelnden Ärzte und Pflegemitarbeiter. Hierfür gibt es mittlerweile standardisierte Überleitungsbögen, die in der Pflegedokumentation mitgeführt werden sollten.

B Einschätzungsbogen

Erfordernisse		Ist-Situation
8.1	**Diagnostik** Bei Verdacht auf Demenz werden im Rahmen eines gerontopsychiatrisches Assessments diagnostische Schritte unternommen, mit dem Ziel der Erfassung der kognitiven und psychopathologischen Symptomatik sowie der Alltagskompetenz.	
8.2	**Zusammenarbeit mit Facharzt** Die Einrichtung verfügt über geregelte Kontakte zu einem Facharzt (Neurologe oder Psychiater). Dieser ist bereit, als mitbetreuender oder als beratender (Konsiliar-)Arzt regelmäßige Besuche in der Einrichtung zu machen und mit den Mitarbeitern sowie den behandelnden Hausärzten zusammenzuarbeiten.	
8.3	**Fachkompetenz** Der Facharzt verfügt über eine umfassende Kenntnis über Diagnostik und Therapie der Demenzerkrankungen und informiert sich über den aktuellen Forschungsstand.	
8.4	**Mitverantwortung der Mitarbeiter im Pflegeteam** Die Bereitschaft zur Zusammenarbeit liegt auch auf Seiten der Mitarbeiter in der Einrichtung vor. Die Mitarbeiter tragen Sorge für die kontinuierliche und gezielte Weiterleitung wichtiger Informationen und teilen ihre Beobachtungen und Erfahrungen im Umgang mit dem Bewohner den behandelnden Ärzten mit.	
8.5	**Medikamentöse Behandlung** Die medikamentöse Behandlung erfolgt entsprechend dem neuesten Wissensstand. Bei Verordnung eines neuen Medikaments wird vorsichtig vorgegangen (»Einschleichen«). Altersbedingte Veränderungen in der Verarbeitung, individuelle Unterschiede in der Verträglichkeit und mögliche Wechselwirkungen mit anderen Medikamenten werden berücksichtigt.	
8.6	**Behandlung mit Neuroleptika** Generell wird versucht, den Einsatz von Neuroleptika und Tranquilizern auf das unumgänglich nötige Minimum zu reduzieren.	

Erfordernisse		Ist-Situation
8.7	**Beratung der Mitarbeiter** Im Rahmen von Fallgesprächen unterstützt der Facharzt – sofern er über entsprechende Kenntnisse verfügt – die Mitarbeiter bei der Erarbeitung von Lösungsstrategien und bei der Weiterentwicklung der Betreuung.	
8.8	**Kompetenz der Hausärzte** Die behandelnden Hausärzte verfügen über Grundkenntnisse in Bezug auf die Symptome und Behandlungsmöglichkeiten von Demenzerkrankungen.	
8.9	**Einbeziehung der Mitarbeiter** Bei der Diagnostik anderer psychischer und körperlicher Störungen werden die Beobachtungen der Mitarbeiter im Betreuungsteam über Veränderungen der Stimmung und des Verhaltens des Betroffenen gezielt erfragt und berücksichtigt.	
8.10	**Zusammenarbeit zwischen Haus- und Fachärzten** Auf Seiten der Hausärzte besteht die Bereitschaft zur Zusammenarbeit mit psychiatrischen und neurologischen Fachärzten; diese werden im individuellen Fall rechtzeitig hinzugezogen.	
8.11	**Dokumentation**	
	Die behandelnden (Haus- und Fach-)ärzte tragen ihre Behandlungsanweisungen sachgemäß und mit entsprechender Begründung in die Pflegedokumentation ein.	
8.12	**Überleitungspflege** Die Einweisung demenzkranker Menschen in Krankenhäuser wird soweit wie möglich vermieden. Bei notwendiger Einweisung verfügt die Einrichtung über ein Prozedere, mit der diese Einweisung für den Bewohner möglichst schonend gestaltet wird.	
8.13	**Überleitungsbogen** Die Pflegedokumentation beinhaltet einen Überleitungsbogen, der die für die Mitarbeiter im Krankenhaus wichtigen Informationen enthält.	

C Zusammenfassung und Bewertung

Ressourcen	Entwicklungsbedarf

Vorschläge für Projektziele:

Bogen 7: Angehörigenarbeit

A Einführung

Im Rahmenmodell der *Fördernden Prozesspflege* nach *Krohwinkel* werden nicht nur der zu pflegende Mensch, sondern auch die Angehörigen als Zielpersonen der Pflege benannt (siehe Teil I, Kapitel 1). In der Betreuung demenziell erkrankter Menschen bildet die Angehörigenarbeit einen wichtigen Baustein des Konzepts: Im Rahmen der *Zehn Prinzipien* nach *Sloane* und *Mathew* wird die *»Beteiligung von Familienangehörigen bzw. Bezugspersonen«* als **ein** Prinzip spezialisierter Dementenpflege angeführt (vgl. Sozialministerium Baden-Württemberg 2000: 87). Hierbei steht die Förderung der familiären Bindung im Mittelpunkt: Die Familie und persönlich wichtige Kontaktpersonen vermitteln dem demenzkranken Menschen das Gefühl der Vertrautheit und den Bezug zur eigenen Lebensgeschichte. Die Beziehung zu den Angehörigen hilft zu verhindern, dass sich der alte Mensch auf eine Identität als »Heimbewohner« reduziert erlebt.

Gleichzeitig erleben Mitarbeiter in der stationären Altenhilfe Angehörigenarbeit vielfach als ein schwieriges Aufgabenfeld:

- Sie müssen ihre Arbeit vor den Angehörigen verantworten und transparent machen. Sie werden dabei immer wieder mit Erwartungen von Seiten der Angehörigen konfrontiert, die sie im Rahmen der vorhandenen Personalausstattung nicht erfüllen können (z. B. eine umfassendere Betreuung des Bewohners im Tageslauf).
- Sie haben selbst häufig Erwartungen an Angehörige, die nicht erfüllt werden: Warum füllt die Tochter den Biografie-Bogen nicht aus? – Warum engagieren sich die Angehörigen nicht beim Tag der Offenen Tür? – Könnten die Kinder nicht wenigstens ein paar persönliche Fotos im Zimmer ihrer Mutter aufhängen? – Sieht der Ehemann nicht, dass hier außer seiner Frau noch 30 weitere Bewohner leben, die Unterstützung brauchen?

Angehörigenarbeit in der stationären Betreuung demenziell erkrankter Menschen beinhaltet die nachfolgend aufgeführten Ziele.

Die Förderung der Beziehung »Bewohner – Angehöriger«

Bewohner und Angehörige werden darin unterstützt, auch nach dem Heimeinzug des Bewohners die Beziehung zueinander aufrechterhalten und fortführen zu können. Dies bedeutet auch, die Angehörigen im Bedarfsfall darin zu unterstützen, zurückgegangene Fähigkeiten und verändertes Verhalten des demenzkranken Menschen vor dem Hintergrund der Erkrankung zu verstehen und neue Wege des Zugangs zu ihm zu finden.

Um die Angehörigen zu ermuntern, den Kontakt möglichst kontinuierlich aufrechtzuerhalten, ist es notwendig, Voraussetzungen dafür zu schaffen, dass sich Angehörige in der Einrichtung willkommen fühlen und relativ unbefangen bewegen können. Dies bedeutet, Angehörigen im Wohnbereichsalltag einen Platz und Spielraum einzuräumen, der über die traditionelle »Besucherrolle« hinausgeht. Für Mitarbeiter ist es manchmal schwer zu ermessen, wie man sich als Außenstehender fühlt, wenn man ein Altenpflegeheim betritt.

Oder wenn man als ehemals pflegender Angehöriger sich nun auf die besagte »Besucherrolle« reduziert sieht: Auch bei einem prinzipiell freundlichen Klima können sich viele Angehörige eher fremd fühlen, und dieses Gefühl beeinträchtigt selbstredend auch den unbefangenen Umgang mit dem Bewohner. Häufig kommt man sich eher als störend vor, denn als willkommen. Daran kann auch eine freundliche Haltung der Mitarbeiter allein nichts ändern, wenn der besagte Spielraum nicht im Konzept beschrieben ist.

Beispiele wie sich dieser Spielraum konkret äußern kann, sind:

- Die Möglichkeit zur gemeinsamen Teilnahme mit dem Bewohner an den Angeboten der Alltagsgestaltung,
- Das Angebot, in der Pflege des Bewohners mitzuwirken, sowie die Integration Angehöriger in die Pflegeplanung,
- Das Angebot einer Teeküche im Wohnbereich, die die Angehörigen frei nutzen können.
- Hilfestellung durch Information (im Gespräch oder durch ein entsprechendes Informationsblatt) über Aktivitäten, die auch mit einem schwer dementen Bewohner noch möglich sind (z. B. gemeinsames Anschauen alter Fotos, Spaziergänge, Hören bekannter Musik usw.).
- Die Möglichkeit, in den Räumlichkeiten des Hauses private Feiern durchzuführen, die Unterstützung der Angehörigen bei der logistischen Vorbereitung.

Einbeziehung des Wissens der Angehörigen

Bei einem biografisch orientierten Betreuungsansatz ist der Angehörige ein wichtiger Informant für bedeutsame Aspekte der Biografie und der Interessen eines Bewohners. Seine Informationen sind besonders dann wichtig, wenn der Bewohner zum Zeitpunkt der Heimaufnahme selbst nur noch wenig über seine Vergangenheit mitteilen kann. Angehörige, insbesondere wenn sie den Bewohner vor der Heimaufnahme selbst gepflegt haben, kennen den Hintergrund vieler seiner Verhaltensweisen und können Hinweise zur Vermeidung von Missverständnissen und Überforderungssituationen geben.

Bei der Erhebung der Biografie in Zusammenarbeit mit Angehörigen ist jedoch immer zu berücksichtigen, dass hier sehr persönliche Dinge aus der Perspektive eines Dritten geschildert werden. Auch wenn einen befragten Angehörigen und den Bewohner eine lange, intensive Beziehung verbindet, würde der Bewohner unter Umständen selbst doch manches anders darstellen.

Die Förderung der Akzeptanz bzw. der Unterstützung der Angehörigen bei der Umsetzung der speziellen Betreuung

Im Kapitel zu den Grundsätzen der Betreuung demenzkranker Menschen wurde auf die Notwendigkeit eines Perspektivenwechsels hingewiesen: Wer demenzkranke Menschen pflegt und betreut, muss sich bei der Gestaltung dieser Betreuung immer wieder fragen, was in der aktuellen Lage des Bewohners am ehesten seinen Bedürfnissen gerecht wird. Fällt dieser Perspektivwechsel häufig schon den Mitarbeitern schwer, so haben es Angehörige häufig noch viel schwerer, die nicht nur ihre eigenen Werthaltungen, sondern auch die des Betroffenen vor Erkrankungsbeginn im Bewusstsein haben.

Beispiel für ein »klassisches«, immer wieder zitiertes Konfliktfeld in diesem Zusammenhang ist das Thema »Ordnung«, wenn Angehörige auf einem aufgeräumten Bewohnerzimmer bestehen, während der demenzkranke Bewohner mit dem Aus- und Umräumen seines Kleiderschranks viele erfüllte Stunden verbringen kann.

Um daher Missverständnisse und Konflikte zu vermeiden, ist es wichtig, Angehörigen den besonderen Ansatz in der Begleitung demenzkranker Menschen nahe zu bringen, nicht nur in schriftlicher Form, sondern im Gespräch. Ebenso ist die Integration Angehöriger in die Pflegeplanung eine Möglichkeit, die besonderen Erfordernisse in der Betreuung demenzkranker Menschen zu veranschaulichen.

Konstruktiver Umgang mit Konflikten

Konflikte können unterschiedliche Ursachen haben, die sowohl im Verhalten der Mitarbeiter als auch in dem der Angehörigen liegen (vgl. *Maier; Bär* 2000: 99), und sie lassen sich nicht immer vermeiden. Es ist allerdings wichtig, auf Mitarbeiterseite professionell mit solchen Konflikten umzugehen: Dazu gehört ein sachlicher Umgang mit Beschwerden und die aufrichtige Prüfung, wo diese Kritik gerechtfertigt ist und wie ihr zu entsprechen ist.

Ein professioneller Umgang mit Konflikten erfordert zum einen eine entsprechende Schulung der Mitarbeiter, die von Fortbildungsinstituten angeboten wird, zum anderen gehört dazu auch ein professionelles Beschwerdemanagement in der Einrichtung.

B Einschätzungsbogen

Erfordernisse		Ist-Situation
7.1	**Angehörigenabende** Die Einrichtung führt regelmäßig Angehörigenabende durch, in denen Angehörige über die Arbeit und über neue Entwicklungen im Haus informiert werden.	
7.2	**Information über das Krankheitsbild** Es werden in regelmäßigen Abständen Veranstaltungen organisiert, bei denen die Angehörigen über Demenzerkrankungen und über damit einhergehende Veränderungen im Verhalten informiert werden.	
7.3	**Individuelle Unterstützung** Bei Bedarf erhalten Angehörige weitergehende Beratung und Hilfen im Umgang mit dem demenzkranken Bewohner.	
7.4	**Rückzugsmöglichkeiten** Es gibt im Wohnbereich Rückzugsmöglichkeiten, die ein ungestörtes Zusammensein von Angehörigen und Bewohnern (auch bei Doppelzimmerunterbringung) ermöglichen.	
7.5	**Integration in den Wohnbereichsalltag** Möglichkeiten für Angehörige zur konkreten Teilhabe am Wohnbereichsalltag (s. o.) sind erarbeitet, mit den Mitarbeitern vor Ort abgesprochen u. im Konzept schriftlich festgehalten.	
7.6	**Einführung ins Betreuungskonzept** Im Rahmen des Aufnahmegesprächs werden Angehörige über die Anliegen und Inhalte des Betreuungskonzepts sowie über die vorhandenen Möglichkeiten zur Teilhabe am Wohnbereichsalltag informiert. Darüber hinaus erhalten sie das schriftliche Konzept bzw. eine Kurzversion des Konzepts.	
7.7	**Biografiearbeit** Die Mitarbeiter gehen aktiv auf die Angehörigen zu und erfragen – sofern die Demenz so weit fortgeschritten ist, dass es der Betroffene selbst keine Auskunft mehr geben kann – wichtige Informationen über Biografie und über Vorlieben, Gewohnheiten und Abneigungen des Bewohners.	
7.8	**Integration in die Pflegeplanung** Falls der Bewohner dazu nicht mehr in der Lage ist, wird die Pflegeplanung zusammen mit Angehörigen erstellt. Ist eine so enge Zusammenarbeit nicht möglich, werden zumindest die Ergebnisse der Pflegeplanung mit den Angehörigen abgesprochen.	

▶▶

Erfordernisse		Ist-Situation
7.9	**Umgangston** Der Umgangston der Mitarbeiter gegenüber den Angehörigen ist freundlich und respektvoll. Mit Beschwerden der Angehörigen wird sachlich umgegangen, die Beschwerden werden ernstgenommen.	
7.10	**Beschwerdemanagement** Die Einrichtung verfügt über ein Verfahren zum Beschwerdemanagement, das gewährleistet, dass Angehörige Kritik äußern können und dass diese Kritik ernstgenommen wird.	
7.11	**Angehörigenbefragung** Im Rahmen des Qualitätsmanagements werden regelmäßig Angehörigenbefragungen durchgeführt mit dem Ziel, die Zusammenarbeit mit den Angehörigen und deren Integration zu verbessern.	

C Zusammenfassung und Bewertung

Ressourcen	Entwicklungsbedarf

Vorschläge für Projektziele:

Bogen 8: Kooperation und Öffentlichkeitsarbeit

A Einführung

Dieser Einschätzungsbogen betrifft jene Aktivitäten gerontopsychiatrischer Versorgung, die sich an Stellen außerhalb der Einrichtung und an die Öffentlichkeit richten.

Auch wenn sich – zumindest bei schwerer Demenz – die Betreuung der Betroffenen weitgehend innerhalb der Einrichtung abspielt und die damit verbundenen Aufgaben den Großteil der eigenen Arbeitsenergie beanspruchen, sollte dieser Aufgabenbereich nicht vernachlässigt werden. Die Zusammenarbeit mit externen Stellen und eine kompetente Öffentlichkeitsarbeit führen nicht nur dazu, die Erfordernisse in der Betreuung Demenzkranker mehr ins allgemeine Bewusstsein zu bringen und die Versorgung demenzkranker Menschen im näheren Umkreis der Einrichtung zu verbessern, sie kann auch dabei helfen, direkte Unterstützung für die eigene Arbeit zu mobilisieren.

Kooperation mit externen Stellen

Institutionen der gerontopsychiatrischen Versorgungslandschaft

Die Versorgungslandschaft, die demenzkranken Menschen und ihren Angehörigen zur Verfügung steht, umfasst im Idealfall eine Vielzahl unterschiedlicher Angebote, sei es zur frühestmöglichen Diagnostik und medikamentösen Behandlung, sei es zur bedürfnisorientierten Pflege und Betreuung in unterschiedlichen Stadien der Demenz oder zur psychologischen und alltagspraktischen Unterstützung der Angehörigen. Damit diese unterschiedlichen Angebote die Betroffenen auch erreichen, ist es erforderlich, dass die unterschiedlichen Institutionen voneinander wissen und miteinander kooperieren.

Im Einzelnen gehören zur gerontopsychiatrischen Versorgungslandschaft beispielsweise:
- Gedächtnisambulanz
- Betreute Angehörigengruppen
- Ambulante Pflegedienste
- Psychiatrische Krankenhäuser
- Sozialpsychiatrischer Dienst

Gegenwärtig ist diese Versorgungslandschaft in vielen Regionen, insbesondere in ländlichen Regionen noch sehr lückenhaft. Seit einigen Jahren werden jedoch zunehmend Anstrengungen unternommen, die Situation hier zu verbessern.

Nimmt man den Bereich der Pflege und Betreuung, so sind hier unterschiedliche Institutionen beteiligt, die sich auf einem Kontinuum zwischen ambulanter bis stationärer Versorgung befinden (vgl. Abbildung 28).

Auch wenn ein Alten-/Pflegeheim in der Regel die »letzte Station« in diesem Kontinuum darstellt, sollte es sich **als Teil dieser Versorgungskette** wahrnehmen, in der auch andere Ins-

Ambulante Dienste	–	Tages-betreuung	–	Kurzzeit-pflege	–	Wohngemein-schaften	–	Spezialisierte Langzeitpflege

Abb. 28: Spezialisierte »Service-Kette« oder »Pflege-Kontinuum« für Demente und ihre Familien (vgl. *Sträßer*; *Cofone* 2000: 67).

titutionen aktiv sind. Dies auch dann, wenn die Versorgungskette im jeweiligen Bezirk noch sehr lückenhaft ist. Als Glied der Versorgungskette ist es erforderlich, dass die Einrichtung:
- sich einen Überblick verschafft, welche Versorgungsangebote es in der Region gibt und welche es geben sollte,
- die Arbeit der vorhandenen Institutionen kennt und diese Institutionen über die eigene Arbeit informiert,
- gemeinsam mit diesen Institutionen die jeweiligen Schnittstellen der Versorgung definiert und für die hier notwendige Kooperation die erforderlichen Arbeitsgrundlagen schafft.

Dazu gehört auch, sich mit den Verantwortlichen in der Planung auf kommunaler Ebene in Verbindung zu setzen, den eigenen Betreuungsansatz zu präsentieren und auf vorhandene Mängel in der Versorgungslandschaft hinzuweisen. Um diese Verantwortlichen für die Erfordernisse in der Betreuung zu sensibilisieren, kann eine Einladung zu einem Besuch vor Ort in der Einrichtung sinnvoll sein.

Wenn Sie sich auf die Betreuung demenzkranker Menschen in Ihrer Einrichtung konzeptuell einstellen ohne gleichzeitig öffentlich aktiv zu werden, ist das nicht nur zum Nachteil der Betroffenen, die eine kontinuierliche und gleichzeitig flexible Versorgung benötigen. Es ist auch zu Ihrem eigenen Nachteil, denn Sie werden dann nicht als Teil der gerontopsychiatrischen Versorgungskette wahrgenommen.

Individuelle Kooperationspartner

Neben den externen Stellen, mit denen eine Zusammenarbeit notwendig ist, gibt es im Umkreis der Einrichtungen in der Regel weitere Institutionen und Einrichtungen, die zur Bereicherung und Verbesserung der eigenen Arbeit beitragen können, sodass es sich lohnt, hier den Kontakt zu pflegen. Welche Möglichkeiten hier im Einzelnen genutzt werden können, ist von Region zu Region verschieden. Beispiele für solche individuellen Kooperationspartner:
- Institutionen, die das kulturelle Leben im Haus bereichern können bzw. soziale Begegnung ermöglichen (z. B. Vereine, Kindergärten u. a.),
- Hospizverein,
- Alten-/Pflegeheime im Umkreis: Häufig steht man zu solchen Einrichtungen eher in einem Konkurrenzverhältnis, es gibt jedoch Bereiche, in denen eine Zusammenarbeit sehr nützlich ist.

Beispiel:
Durchführung von Fortbildungsangeboten
Im Rahmen des Projekts »Neue Betreuungsmodelle« wurde von der Evang. Bildungsstätte Dornstadt eine fünftägige Basisfortbildung zum Thema Demenz angeboten. Dieses Inhouse-Angebot war jeweils für 20 Teilnehmer konzipiert. Da einige Einrichtungen zu klein waren, um so viele Mitarbeiter freistellen zu können, wandte man sich an weitere Altenpflegeheime im Umkreis und dieses Angebot wurde gemeinsam wahrgenommen.

- Ausbildungsstätten (z. B. Altenpflegeschulen, Schulen für Ergotherapie). Hier kann die Einrichtung von dem dort vermittelten Fachwissen profitieren, die Auszubildenden und ihre Dozenten erhalten die Möglichkeit, theoretisches Wissen (beispielsweise im Rahmen eines Unterrichtsprojekts) in der Praxis anzuwenden.

Beispiel:
Projekt zur Raumdiagnostik
In einer der Einrichtungen des Projekts »Neue Betreuungsmodelle« führten die Schüler der angegliederten Altenpflegeschule ein Projekt durch, in dem das gesamte Gebäude sowie das dazugehörige Gelände auf Milieugestaltung hin untersucht wurde.

Es erfordert häufig einige Kreativität, zu erkennen, welche Institutionen auf welche Weise der eigenen Arbeit nutzen können.

Beispiel:
Projekt des Wohnstifts Mönchfeld
Das Stuttgarter Altenpflegeheim wandte sich an Schüler einer Stuttgarter Schauspielschule und konnte diese für ein Angebot zur Alltagsgestaltung gewinnen: Der wöchentliche *Besuch der Clowns* ist ein freudiges Ereignis, insbesondere für die bettlägerigen Bewohner, an die sich das Angebot vor allem richtet.

Eine Institution, mit der auf jeden Fall zusammengearbeitet werden sollte, ist die **örtliche Polizeidienststelle**, um bei der Suche nach weglaufgefährdeten Bewohnern schnelle und kompetente Unterstützung zu erhalten.

Zusammenarbeit mit ehrenamtlichen Helfern

Inwieweit ehrenamtliche Helfer[1] in die stationäre Betreuung demenzkranker Bewohner einbezogen werden können und sollen, hängt sehr vom Einzelfall ab. Einerseits sind mit der Betreuung hohe persönliche Anforderungen verbunden, denen nicht jeder an ehrenamtlicher Tätigkeit Interessierte gewachsen ist. Andererseits gibt es immer wieder Helfer, die – vor allem, wenn sie selbst einen Verwandten mit Demenz gepflegt haben – dafür besondere Fähigkeiten mitbringen und die Arbeit bereichern können.

Generell gilt:
- Der Einsatz von ehrenamtlichen Helfern in der Betreuung von demenzkranken Menschen erfordert eine gute Auswahl und Vorbereitung sowie eine kontinuierliche Begleitung dieser Helfer durch Mitarbeiter der Einrichtung.
- Es sollte klar definiert und mit den Mitarbeitern abgestimmt sein, welche Aufgaben von ehrenamtlichen Helfern übernommen werden können und welche nicht.
- Die ehrenamtlichen Helfer sollten ins jeweilige Pflege- und Betreuungsteam so integriert sein, dass sie bei ihrer Tätigkeit vom Team die notwendige Unterstützung erhalten können.

Ehrenamtliches Engagement in der Begleitung von Menschen mit Demenz stellt sich aber nicht allein als Entlastung der Mitarbeiter dar, sondern ist auch mit neuen Anforderungen an diese verbunden: Im eigenen »Hoheitsgebiet« gibt es nun neue Akteure, die nicht nur helfen, sondern auch mitdenken, kritisieren, Verbesserungsvorschläge einbringen und sich in Fragen »einmischen«, die Professionalität der Mitarbeiter berühren (»Warum bekommt Herr D. dieses schrecklichen Lätzchen zum essen? Das ist doch unwürdig!« – »Sie sollten Frau G. jeden Morgen ihre Brille aufsetzen, dann kann sie sich doch wenigstens die Illustrierten anschauen!« – »Ich habe hier eine neue Creme für Herrn K., die ist gut gegen seine trockene Haut, damit sollten Sie ihn morgens eincremen.«).

Wie mit solchen Initiativen umgehen? Handelt es sich um Anmaßungen, oder tun Mitarbeiter gut daran, die Beobachtungen der Helfer ernst zu nehmen und sie als Bereicherung aufzufassen? Sicher wird jede Einrichtung, die ehrenamtliche Helfer als Begleiter von Bewohnern einsetzt, eine »Schnittstellenklärung« vornehmen müssen. Aktuell kommt es an solchen Stellen leider häufig zu Konflikten, Mitarbeiter fühlen sich in ihrer Fachlichkeit angegriffen und reagieren entsprechend gereizt. Sie müssen lernen, es anzunehmen, dass die Begleitung pflegebedürftiger Menschen in ihrem Alltag in Zukunft noch viel mehr auf ehrenamtliches Engagement angewiesen ist. Einrichtungen sollten sich und ihre Mitarbeiter auf eine partnerschaftliche Zusammenarbeit mit ehrenamtlichen Helfern vorbereiten.

Auf der anderen Seite darf auch nicht vernachlässigt werden, dass durch Handlungen ehrenamtlicher Personen häufig positive Prozesse angestoßen werden und sich neue Sichtweisen im Pflegealltag eröffnen. Hierzu bedarf es des supervidierenden Blicks einer ver-

[1] Die Verwendung des Begriffes »Ehrenamt« zur Bezeichnung unentgeltlich geleisteter Tätigkeiten wird heutzutage zunehmend vermieden. Allerdings haben sich alternative Begriffe wie »freiwillig sozial Engagierte« o. ä. bislang im Sprachgebrauch nicht durchgesetzt. Der Begriff »Freiwillige Helfer« erscheint ebenfalls ungeeignet, da ungewollt der Eindruck erweckt wird, als seien demgegenüber professionelle Helfer weniger »freiwillig« bei der Arbeit. Daher wird hier auf den »alten« Begriff der *ehrenamtlichen Helfer* zurückgegriffen.

antwortlichen Fachkraft, die beides, den pflegetheoretischen Blick und die individuell-wertende Perspektive des Ehrenamtlichen durch geeignete Maßnahmen zu integrieren vermag.

Öffentlichkeitsarbeit

Öffentlichkeitsarbeit geht über die Zusammenarbeit mit einzelnen Kooperationspartnern hinaus und richtet sich an ein breites Spektrum von Menschen im Umkreis der Einrichtung. Die damit verbundenen Aufgaben scheinen für eine Einrichtung, die mit knappen Ressourcen gute Betreuung leisten will, häufig über die eigenen Kräfte zu gehen *(»Auch das noch ...«)*. Die Öffentlichkeitsarbeit ist aber ein Tätigkeitsbereich, der in der Betreuung demenzkranker Menschen besonders wichtig ist: Nach wie vor ist der gesellschaftliche Umgang mit der Erkrankung Demenz problematisch und von Unkenntnis, Tabuisierung und Vorurteilen geprägt.

Öffentlichkeitsarbeit im Rahmen der Betreuung Demenzkranker bedeutet daher:
- **Transparenz** der eigenen Arbeit gegenüber der Öffentlichkeit schaffen, um bestehende Vorurteile und Berührungsängste abbauen zu helfen.
- Um **Akzeptanz** für den eigenen Arbeitsansatz werben: Ist der besondere Ansatz der Betreuung demenzkranker Menschen häufig schon für Angehörige schwer zu verstehen, so erst recht für Menschen, die mit der Erkrankung noch nie in Berührung gekommen sind. Daher ist es wichtig, über das Krankheitsbild zu informieren und das Verständnis für die Erfordernisse in der Betreuung fördern zu helfen.
- **Unterstützung** gewinnen: Es kann sich dabei um finanzielle oder um andere Formen der Unterstützung handeln. Wie bereits im Abschnitt »Individuelle Kooperationspartner« deutlich wurde, gibt es vielfältige Möglichkeiten von Unterstützung von externer Seite.
- **Positive Leistungen** in der Öffentlichkeit präsentieren: Gegenwärtig dominiert in der öffentlichen Berichterstattung eine negative Darstellung von Alten- und Pflegeheimen. Einrichtungen, die sich besonders um eine bedürfnisorientierte Pflege und Betreuung bemühen, werden dabei nicht entsprechend wahrgenommen. Hier ist eine konsequente Pressearbeit wichtig, um die Ergebnisse eigener Anstrengungen in die Öffentlichkeit zu tragen.

Im Rahmen des Projekts »Neue Betreuungsmodelle« wurde auf die Pressearbeit besonderer Wert gelegt. Die beteiligten Einrichtungen erhielten Unterstützung dabei, ihre Ergebnisse vor der örtlichen Presse zu präsentieren. Besonders geeignete Anlässe, um an die Presse heranzutreten, waren beispielsweise die Eröffnung einer beschützenden Wohngruppe oder die Fertigstellung räumlicher Veränderungen für eine wohnlichere Atmosphäre im Haus.

B Einschätzungsbogen

Kooperation mit externen Stellen

Erfordernisse	Ist-Situation
8.1 **Kenntnis der gerontopsychiatrischen Versorgungslandschaft** Es liegt ein aktueller Überblick über die im Umkreis befindlichen Institutionen, die in der Versorgung älterer Menschen mit psychischen Erkrankungen tätig sind, vor. Die jeweiligen Ziele und Angebote dieser Institutionen sind bekannt.	
8.2 **Information über die eigene Arbeit** Die im Umkreis befindlichen Institutionen der gerontopsychiatrischen Versorgungslandschaft werden aktiv über die eigene Arbeit in der Betreuung demenzkranker Menschen informiert.	
8.3 **Kooperation mit Institutionen der gerontopsychiatrischen Versorgung** Es bestehen geregelte Kontakte zu den Verantwortlichen in diesen Institutionen. Die Schnittstellen im jeweiligen Arbeitsauftrag sind definiert und es wurden Strategien der Zusammenarbeit erarbeitet.	
8.4 **Engagement in der Sozialplanung** Die Einrichtung bemüht sich um Kontakt und Zusammenarbeit mit den für die Sozialplanung zuständigen Mitarbeitern in der Kommunalverwaltung und engagiert sich in den entsprechenden Fachverbänden.	
8.5 **Kooperation mit der Polizei** Die Einrichtung verfügt über Kontakte zur örtlichen Polizeidienststelle und hat Vereinbarungen über die Zusammenarbeit im Bedarfsfall getroffen.	
8.6 **Kooperation mit Institutionen und Einrichtungen** Es besteht ein Überblick über Institutionen und Einrichtungen im Umkreis, die zur Bereicherung und Verbesserung der eigenen Arbeit beitragen können. Die Einrichtung bemüht sich um regelmäßige Zusammenarbeit mit diesen Einrichtungen und Institutionen und hat gemeinsam mit ihnen Ziele und Strategien der Zusammenarbeit erarbeitet.	
8.7 **Koordination der Arbeit mit ehrenamtlichen Helfern** Es gibt in der Einrichtung eine Person, die die Arbeit mit den ehrenamtlichen Helfern verantwortlich koordiniert und die Anleitung und Begleitung übernimmt. Hierfür steht diesem Mitarbeiter ein zusätzliches Zeitkontingent zur Verfügung.	

▶▶

Erfordernisse		Ist-Situation
8.8	**Aufgabenspektrum ehrenamtlicher Tätigkeit** Es ist klar festgelegt, welche Aufgaben ehrenamtliche Helfer in der Einrichtung übernehmen können. Diese Aufgaben sind innerhalb der Einrichtung bekannt und mit den Mitarbeitern, in deren Arbeitsbereich diese Aufgaben liegen, abgesprochen.	
8.9	**Einführung ehrenamtlicher Helfer** Im Rahmen von Gesprächen und eines geregelten Einarbeitungsprozesses erhalten ehrenamtliche Helfer die Möglichkeit, ein persönlich geeignetes Einsatzgebiet zu finden.	
8.10	**Integration ehrenamtlicher Helfer** Es besteht ein regelmäßiger, geplanter Austausch zwischen ehrenamtlichen Helfern und professionellen Mitarbeitern, um die Zusammenarbeit zu fördern und Kommunikationsprobleme zu vermeiden.	

Öffentlichkeitsarbeit

Erfordernisse		Ist-Situation
8.11	**Schriftliche Information** Die Einrichtung verfügt über eine schriftliche Darstellung der eigenen Arbeit für die Öffentlichkeit, z. B. Informationsbroschüren.	
8.12	**Öffnung ins Gemeinwesen** Die Einrichtung organisiert regelmäßige Veranstaltungen (z. B. *Tag der offenen Tür*) und Angebote (z. B. Begegnungsstätte, Caféteria) zur Öffnung der Einrichtung nach außen und zum Abbau von Berührungsängsten.	
8.13	**Pressearbeit** Die Einrichtung betreibt eine gezielte Pressearbeit, um die Öffentlichkeit über die eigene Arbeit zu informieren.	
8.14	**Unterbringung externer Gruppen** Die Einrichtung bietet Vereinen und Selbsthilfegruppen aus der Umgegend die Möglichkeit, sich in ihren Räumen zu treffen.	
8.15	**Information über Demenz** Die Einrichtung organisiert – alleine oder in Zusammenarbeit mit anderen Institutionen – Veranstaltungen, bei denen Interessierte aus der Öffentlichkeit Informationen z. B. über das Krankheitsbild Demenz und Betreuungsansätze erhalten.	

C Zusammenfassung und Bewertung

Ressourcen	Entwicklungsbedarf

Vorschläge für Projektziele:

10 Checkliste zur Bau- und Raumgestaltung

A Einführung

Je mehr ein Mensch in seinen kognitiven und funktionalen Fähigkeiten eingeschränkt ist, desto größer wird der Einfluss der Umwelt, insbesondere auch der räumlichen Umwelt, im Hinblick auf seine Kompetenz und Lebenszufriedenheit (siehe Teil I, Kapitel 1).

Ziel der räumlichen Gestaltung ist es, demenzkranken Menschen einen an vorhandene Fähigkeiten und Einschränkungen angepassten, insgesamt größtmöglichen Handlungs- und Erlebnisspielraum zu eröffnen und grundlegende menschliche Bedürfnisse zu realisieren. Hierzu gehören:

- Sicherheit und Geborgenheit
- Kontinuität bisheriger Lebenszusammenhänge
- Förderung der Wahrnehmung und Orientierung
- Privatheit
- Stimulation (Anregung über die Sinne und Vermeidung von Reizüberflutung)
- Erhaltung von Alltagskompetenz und Selbstständigkeit
- Selbstbestimmung, Kontrolle
- Soziale Kontakte

Der folgende Einschätzungsbogen zur räumlichen Gestaltung ist in Form einer Checkliste gestaltet. Sie können ihn (beispielsweise im Rahmen einer Begehung der Einrichtung oder eines bestimmten Wohnbereichs) für eine erste Bestandsaufnahme nutzen. Zur weiteren Vertiefung dieses Aufgabenbereichs sei Ihnen der Fachbeitrag *Planungs- und Raumkonzepte und deren praktische Umsetzung* (Teil III, Kapitel 2) empfohlen.

B Checkliste

1. Haupteingang/Eingang zum Wohnbereich/Zugänge zu anderen Bereichen in der Einrichtung

- Es gibt nur **einen** Haupteingang, der gut einsehbar ist.
- Gestaltungselemente, die den Wohnbereich von anderen Wohnbereichen optisch unterscheiden und anhand derer ein Bewohner »seinen« Wohnbereich identifizieren kann, sind vorhanden und so gestaltet, dass sie ins Auge fallen.
- Die Räumlichkeiten, in denen Betreuungsangebote für demenzkranke Bewohner stattfinden, liegen entweder innerhalb oder in unmittelbarer Nähe des Wohnbereichs

2. Gesamtstruktur und -gestaltung des Wohnbereichs

a. Struktur

Allgemein

- Der Wohnbereich besitzt einen Mittelpunkt (Wohnzimmer, erweiterter Flurbereich mit Sitzmöglichkeit).
  - Der Wohnbereich ist architektonisch übersichtlich gegliedert, sodass sich niemand verlaufen kann und die Bewohner immer zum Zentrum zurückfinden.
  - Es gibt innerhalb des Wohnbereichs:
    - Nischen für 2–4 Personen zum gemütlichen Sitzen und zur Kontaktpflege,
    - Bereiche mit Sitzmöglichkeit, von denen aus Bewohner das Kommen und Gehen im Wohnbereich beobachten können,
    - Bereiche mit Sitzmöglichkeit, von denen aus sich ein anregender Blick aus dem Fenster bietet (belebte Szenerie, Alltagswelt, anregende Landschaft).

Flure

- Die Wegführung ist übersichtlich und frei von Barrieren.
- Flure enden nicht als »Sackgasse«.
- Unterschiedliche Flurbereiche sind farblich unterschiedlich gestaltet.

Anmerkungen:

____

____

____

b. Innenausstattung

- Der Wohnbereich vermittelt einen wohnlichen, nicht-institutionellen Eindruck.
- Der Fußbodenbelag ist entweder einfarbig oder zumindest so dezent gemustert, dass keine Irritationen entstehen.
- Es gibt keine spiegelnden Fußböden.
- Die Beleuchtung ausreichend hell, ohne zu blenden (indirekte Beleuchtung mit ca. 500 Lux in Augenhöhe, ggf. nachmessen lassen).
- Es gibt an stark frequentierten Plätzen deutliche Hinweise über Uhrzeit und Datum:
  - Kalender
  - Uhr mit analogem Zifferblatt

- Die Wandgestaltung regt die Sinne an durch
  - Generationell bedeutsame Elemente
  - Bilder/Fotos aus dem Umfeld der Einrichtung
  - Jahreszeitliche Elemente
  - Elemente zum Ertasten
  - Sonstiges: ______________________________

    ____
- Es wird darauf geachtet, dass Fernseher und HIFI-Anlage in gemeinschaftlichen Räumlichkeiten nicht unkontrolliert auf Dauerbetrieb laufen, und dass Musik, die läuft, nach dem Geschmack der Bewohner (nicht der Mitarbeiter!) ausgewählt wird.
- Es gibt keine sonstigen störenden Dauergeräusche wie z. B. Verkehrslärm.
- Es sind Gegenstände für spontane Aktivitäten vorhanden, z. B.:
  - Dinge zum Anschauen (Bücher, Zeitschriften, sonstige Dinge mit hohem optischen Anregungsgehalt),
  - Dinge zum Sortieren/Räumen (z. B. Wäsche zum Falten),
  - Dinge zur Anregung über den Tastsinn (z. B. Wandteppiche, Materialien zum Ertasten, Stoffe),
  - Schrank mit Hüten, Kleidern, Mänteln zur allgemeinen Benutzung,
  - Sonstiges: ______________________________

    ____

- Diese Gegenstände sind gut sichtbar und erreichbar untergebracht.

Anmerkungen:

____

____

____

____

3. Zugänge zu Privatzimmern, Aufenthaltsbereichen, Speisezimmern und gemeinsamen Toiletten

- Speisesaal, Gemeinschaftsräume und Toiletten sind mit Hinweisschildern ausgestattet (oder vom Gang aus einsehbar), sodass es dem Bewohner ermöglicht wird, wichtige Räumlichkeiten ohne fremde Hilfe zu finden.
- Hinweisschilder sind optisch so aufbereitet, dass sie unmittelbar auf die Funktion des Raumes hinweisen, sodass auch Bewohner, die nicht mehr lesen können, diese Räume prinzipiell noch identifizieren können.
- Zugänge zu Räumen, die von Bewohnern **nicht** betreten werden sollen (beispielsweise Wäscheraum) sind gezielt unauffällig gestaltet (Farbgebung entspricht der umgebenden Wand).
- Das selbstständige Auffinden des eigenen Zimmers wird unterstützt, indem an den Zimmertüren – zusätzlich zum Namensschild – optische Erkennungsmerkmale angebracht

sind. Diese Erkennungsmerkmale werden für jeden Bewohner individuell so ausgewählt, dass dieser einen persönlichen Bezug dazu hat.

4. Bewohnerzimmer

- Unterbringung im Einzelzimmer ist die Regel, im Einzelfall ist Unterbringung im Doppelzimmer möglich.
- Bei Unterbringung im Doppelzimmer wird durch eine ausreichende Raumtrennung wenigstens annähernd Privatsphäre ermöglicht.
- Das eigene Zimmer kann als Rückzugsmöglichkeit vom Bewohner immer aufgesucht werden.
- Die Einrichtung bemüht sich um eine biografie-nahe und persönliche Gestaltung der Bewohnerzimmer durch:
  - Möglichkeit zur individuellen Möblierung,
  - Sensibilisierung von Angehörigen für die Notwendigkeit persönlicher Raumgestaltung,
  - Unterstützung der Angehörigen bei der Raumgestaltung und Dekoration, beispielsweise durch alte Bilder oder Fotos, die ggf. vergrößert werden,
  - Weitere Aktivitäten: ____________________

  ____

Anmerkungen:

____

____

____

____

5. Gemeinschaftliche Räumlichkeiten
Wohnzimmer

- Das Wohnzimmer ist von außen unmittelbar einsehbar (Verglasung oder weiter Eingangsbereich).
- Die Räumlichkeiten vermitteln den Eindruck von Gemütlichkeit und bieten einen Anreiz, sich darin aufzuhalten.
- Die Sitzgelegenheiten sind bequem, und es besteht auch die Möglichkeit, sich auf ihnen zu einem »Nickerchen« auszustrecken.
- Der Raum ist mit offenen Regalen (oder Schränken mit Glastüren) ausgestattet, damit die Bewohner sehen können, was darin liegt.
- Es gibt die Möglichkeit, in kleinen Gruppen zusammenzusitzen (3–6 Personen)
- Innerhalb der Gemeinschaftsräume gibt es separierte Sitzgelegenheiten, sodass sich ein Bewohner im Raum aufhalten kann, ohne in unmittelbarer Nähe anderer Bewohner sitzen zu müssen (alternativ kann auch ein zweiter, weniger öffentlicher Aufenthaltsraum diese Rückzugsfunktion übernehmen).
- Es gibt die Möglichkeit, Musik zu hören.

- Das Wohnzimmer ist akkustisch vom übrigen Wohnbereich abschirmbar.
- Die Toiletten befinden sich in unmittelbarer Nähe des Wohnzimmers und sind beim Verlassen dieses Raumes sofort erkennbar.
- Die Mitarbeiterräume (Dienstzimmer/Aufenthaltsraum) befinden sich gegenüber oder in unmittelbarer Nachbarschaft des Gemeinschaftsraumes, der von den Bewohnern am meisten genutzt wird.

Speisezimmer

- Der Speiseraum befindet sich an einer zentralen Stelle innerhalb des Wohnbereiches.
- Der Speiseraum ist ansprechend gestaltet.
- Die Esstische vermitteln keinen ausschließlich funktionalen Eindruck, sondern sind darüber hinaus dekorativ gestaltet.
- Eine Küchenzeile mit angegliederter Arbeitsfläche in Sitzhöhe für gemeinsam durchgeführte hauswirtschaftliche Aktivitäten ist vorhanden.

Anmerkungen:

____

____

____

____

6. Beschützender Außenbereich

- Die Einrichtung/der Wohnbereich verfügt über einen beschützenden Außenbereich (d. h. einen Garten oder kleinen Park, ohne direkten Ausgang).
- Bewohner gelangen selbständig in den Außenbereich.
- Das Außengelände kann von den Mitarbeiterräumen aus überblickt werden.
- Die Wege sind als Rundwege angelegt.
- Die Wege sind breit genug, sodass zwei Personen nebeneinander gut laufen können.
- Der Eingang ins Haus ist vom Außenbereich aus gut sichtbar.
- Es sind Sitzplätze sowohl im Schatten als auch in der Sonne vorhanden.
- Die Bepflanzung vermeidet Risiken (Verzicht auf giftige Pflanzen) und vermittelt Anregungsmöglichkeiten (Verbindung zu den Jahreszeiten, Obstbäume und -sträucher).
- Weitere Gestaltungselemente: ____________________________

  ____

Anmerkungen:

____

____

____

____

C Zusammenfassung und Bewertung

Ressourcen	Entwicklungsbedarf

Vorschläge für Projektziele:

Bogen zur Erfassung der Demenz

A Einführung

Um Ihr Konzept zielgruppenorientiert entwickeln zu können, müssen Sie sich im Rahmen der Ist-Analyse auch einen Überblick über diese Zielgruppe erarbeiten. Dies ist deshalb nicht leicht, da in der Pflegedokumentation selten verlässliche Diagnosen zu finden sind. Im Rahmen von Untersuchungen wurde ermittelt, dass Hausärzte, auch wenn sie die typischen Symptome der Demenz kennen, diese Diagnose häufig trotzdem nicht explizit stellen: »*Es scheint die Meinung vorzuherrschen, eine Behandlung verspreche so wenig Aussicht auf Erfolg, dass für die Patientinnen und Patienten aus der Diagnose einer Demenz kein Nutzen resultiere*« (4. Altenbericht 2002).

Sie müssen daher in der Regel selbst eine Einschätzung der Bewohner vornehmen:

Wie viele bzw. welche Bewohner haben eine leichte/mittlere/schwere Demenz?
Davon ausgehend können Sie beginnen, die aktuelle Situation dieser Bewohner zu beschreiben, um daraus Maßnahmen entweder für Ihre Konzeptentwicklung oder für die Verbesserung der Situation eines Bewohners oder einer Bewohnerin abzuleiten. Dabei können Sie ein Assessment-Instrument nutzen (z. B. das *Heidelberger Instrument zur Lebensqualität Demenzkranker*, oder das *Dementia Care Mapping*, beide im Anhang beschrieben) oder Sie verwenden die in diesem Buch beschriebenen Bögen zur IST-Analyse. Diese können Sie übrigens auch für eine Einzelfallbeschreibung verwenden (Wie ist der Tagesablauf von Frau D. strukturiert? Wie ist die Zusammenarbeit mit ihren Angehörigen? Wie kann ihre ärztliche Versorgung beurteilt werden? etc.)

Diese Einschätzung zur Demenz ist nicht mit einer Diagnostik gleichzusetzen. Sie stellt vielmehr eine erste Erfassung derjenigen in der Einrichtung betreuten Menschen dar, die vom zukünftigen Konzept profitieren sollen. Es gibt eine Reihe von Fremdeinschätzungsskalen, mittels derer eine Schweregradeinschätzung der Demenz vorgenommen werden kann. Diese Skalen zeigen typische klinische Symptome sowie Einschränkungen in der Alltagskompetenz auf und ordnen sie bestimmten Schweregradstufen zu. Am bekanntesten sind hier die sog. Reisbergskalen, die eine siebenstufige Einteilung der Demenz vornehmen.

Der **Bogen zur Erfassung der Demenz** ermöglicht eine erste Übersicht, welche Bewohner von leichter, mittelgradiger und schwerer Demenz betroffen sind. Die Einschätzungskriterien wurden entwickelt auf der Grundlage der Forschungskriterien der ICD-10 (Internationale Klassifikation psychischer Störungen der Weltgesundheitsorganisation, 1994) und ergänzt durch Kriterien aus der Washington University Clinical Dementia Rating Scale (CDR, vgl. *Weiner* 1996).

Der Einschätzungsbogen kann von einzelnen Mitarbeitern im Wohnbereich oder von mehreren Mitarbeitern in Teamarbeit bearbeitet werden.

Im Rahmen des Projekts »Neue Betreuungsmodelle« wurde der Bogen durch die Teams bearbeitet. Durch diese Aufgabe wurde in einigen Teams eine erste Auseinandersetzung mit dem Thema Demenz angeregt – ein für die Umsetzung von Projektvorhaben sehr förderlicher Nebeneffekt.

B Einschätzungsbogen

Grad der Beeinträchtigung	Anzeichen
Leichte Demenz	• Erkennbare Beeinträchtigung des Gedächtnisses, vor allem bei Ereignissen, die gerade erst vergangen sind (Beispiel: Verlegen von Gegenständen, Vergessen von Terminen). • Hin und wieder sind Schwierigkeiten in der Orientierung erkennbar, vor allem im Bereich der zeitlichen Orientierung (Welcher Tag ist heute? Welches Jahr?) und der örtlichen Orientierung (in welcher Ortschaft befinde ich mich?). • Schwierigkeiten treten auf bei Tätigkeiten und Freizeitbeschäftigungen, die kompliziert und nicht vertraut sind. • Es besteht noch kaum Hilfebedarf bei der Körperpflege und beim Ankleiden.
Mittelgradige Demenz	• Ernsthafte Beeinträchtigung des Gedächtnisses. Nur sehr gut gelerntes Material wird behalten. • Es können keine Angaben mehr darüber gemacht werden, wo man lebt und welches Datum/Jahr gerade ist. • Auch vertraute Tätigkeiten/Freizeitbeschäftigungen können, wenn sie **kompliziert** sind, nicht mehr problemlos ausgeübt werden (Beispiel: Eine Bewohnerin, die ihr Leben lang viel gestrickt hat, kommt mit Nadel und Faden nicht mehr zurecht). • Bei der Körperpflege und beim Ankleiden wird Aufsicht und teilweise Unterstützung benötigt.
Schwere Demenz	• Schwere Beeinträchtigung des Gedächtnisses. Selbst nahestehende Personen werden oft nicht mehr erkannt. • Auch einfache, gut eingeübte Tätigkeiten wie z. B. die Einnahme der Mahlzeiten können ohne Unterstützung nicht mehr bewältigt werden. • Bei der Grundpflege wird umfassende Unterstützung benötigt.

Materialien für die Projektarbeit

1 Analyse der Projektressourcen

1. Finanzielle Projektressourcen

Haben Sie bereits ein festgelegtes Projektbudget?

☐ ja Welcher finanzielle Betrag steht Ihnen zur Verfügung?

____

Kann das Budget im Bedarfsfall ausgeweitet werden?

____

☐ nein Wissen Sie, in welcher Größenordnung sich ihr Projektbudget *voraussichtlich* bewegen wird?

____

2. Personelle Projektressourcen

Zusammensetzung der Projektgruppe

Gibt es Argumente dafür, dass noch einmal eine Veränderung in der Zusammensetzung der Projektgruppe vorgenommen werden sollte (Umbesetzung, Einbeziehung weiterer Mitarbeiter etc.)?

☐ ja Um welche Veränderungen geht es?

____

____

☐ nein

3. Zeitbudget der Projektmitarbeiter

Nach den Erfahrungen im bisherigen Projektverlauf zu urteilen: Ist das vorhandene Zeitbudget der Projektmitarbeiter für das Projekt ausreichend?

☐ ja

☐ nein Welche Regelungen können getroffen werden, um die Projektmitarbeiter für die zusätzliche Arbeit am Projekt von anderen Aufgaben zu entlasten und so das Zeitbudget zu erhöhen?

____

____

4. Zeitliche Projektressourcen

Steht bereits ein Zeitpunkt fest, bis zu dem das Projekt abgeschlossen sein soll?

☐ ja Wie groß ist der Zeitraum, der Ihnen zur Verfügung steht?

____

____

☐ nein

Gibt es zwischenzeitlich »Meilensteine« bzw. Ereignisse, bis zu denen einzelne Projektschritte abgeschlossen sein müssen?

☐ ja Um welche handelt es sich?

____

____

☐ nein

5. Wissens- und Erfahrungsressourcen

Fachwissen zum Thema Demenz/Betreuung von Menschen mit Demenz:
Fehlen Ihnen zum gegenwärtigen Zeitpunkt bestimmte Kenntnisse zum Themenbereich Demenz/Betreuung von Menschen mit Demenz, die Sie zur Weiterarbeit an Ihrem Projekt benötigen?

☐ ja Um welche Themen handelt es sich?

____

____

☐ nein

»Strategisches« Wissen
Fehlen Ihnen zum gegenwärtigen Zeitpunkt bestimmte Kenntnisse zur Vorgehensweise in Ihrem Projekt, die Sie zur Weiterarbeit benötigen?

☐ ja Um welche Kenntnisse handelt es sich?

____

____

☐ nein

Falls Ihnen bestimmte Kenntnisse fehlen: Gibt es im Haus Personen, die Ihnen die notwendigen Informationen geben bzw. Sie beraten können?

☐ ja Um welche Personen handelt es sich?

____

____

☐ nein

2 Protokoll »Projektsitzung«

Projekt: ______________________

Datum: ______________________

Sitzung Nr.: ______________________

____

Anwesend: ______________________

____

____

____

____

____

____

____

Geplante Themen der heutigen Sitzung:

- ______________________
- ______________________
- ______________________
- ______________________
- ______________________
- ______________________

1. Entwicklungen seit der letzten Projektsitzung

____

____

____

____

____

____

2. Ergebnisse der heutigen Besprechung

3. Nächste Arbeitsschritte:

Arbeitsschritte	Verantwortlich	Erledigen bis

Termin für die nächste Projektsitzung: ____________________

Geplante Themen der nächsten Sitzung:

4. Anmerkungen

Protokollführer:

3 Leitfragen für die Projektbilanz

1. Projektergebnisse

Welche der in Ihrem Projektauftrag formulierten Ziele haben Sie erreicht?

____

____

____

____

____

Welche Ziele konnten nicht erreicht werden? Aus welchen Gründen?

____

____

____

____

____

Wie zufrieden sind Sie mit dem, was Sie in der bisherigen Zeit mit den Ihnen gegebenen Möglichkeiten umsetzen konnten? *(bitte markieren Sie die entsprechende Zahl)*

1 —— 2 —— 3 —— 4 —— 5 —— 6

Sehr zufrieden	Sehr unzufrieden

Wie bewerten Sie den Aufwand für Ihr Projekt rückblickend? *(bitte markieren Sie die entsprechende Zahl)*

1 —— 2 —— 3 —— 4 —— 5 —— 6

Die Projektarbeit kam insgesamt sehr gut voran, es gab keinerlei Schwierigkeiten.	Die Projektarbeit war insgesamt sehr mühsam und hat uns viel Kraft gekostet.

2. Rückblick auf den Projektprozess

In welcher Phase des Projekts hat Ihnen die Arbeit am meisten Freude gemacht? Warum?

____

____

____

____

____

Was war die schwierigste Zeit im Projekt? Was hat Ihnen damals die Arbeit erschwert? Was hat Ihnen geholfen, diese schwierige Phase zu überwinden?

____

____

____

____

____

Wenn Sie rückblickend Ihre Vorgehensweise betrachten: Gibt es Dinge, die Sie in Zukunft anders machen würden?

____

____

____

____

Welche Ihrer Strategien haben sich bewährt, sodass Sie sie in Zukunft in jedem Fall wiederholen würden?

____

____

____

____

3. Ressourcen

Konnte der ursprüngliche Zeitplan eingehalten werden?

☐ ja

☐ nein Wodurch haben sich Verzögerungen ergeben?

____

____

Gibt es Arbeitsschritte, auf die <u>mehr</u> Zeit hätte verwendet werden sollen? Warum?

____

____

Würden Sie rückblickend sagen, dass die Zeit, die Sie im Arbeitsalltag für die Projektarbeit zur Verfügung hatten, für Ihr Projekt ausgereicht hat?

☐ ja, vollständig

☐ ja, aber nur knapp

☐ nein

Konnte der Kostenplan eingehalten werden?

☐ ja

☐ nein Was kostete mehr als erwartet?

____

____

Gibt es Maßnahmen, für die mehr finanzielle Mittel hätten verwendet werden sollen?

____

____

____

Welche Empfehlungen zum Umgang mit Ressourcen würden Sie für zukünftige Projekte aussprechen?

____

____

____

4. Zusammenarbeit

Wie haben Sie die Zusammenarbeit innerhalb der Projektgruppe erlebt?

Wie gestaltete sich die Zusammenarbeit mit Personen bzw. Teams innerhalb der Einrichtung, die vom Projekt betroffen waren?

Zum Beispiel mit:
- Teamkollegen
- unmittelbaren Vorgesetzten
- der Hausleitung
- Bewohnern
- Angehörigen

Falls Ihr Projekt auf die Mithilfe von Personen bzw. Stellen außerhalb der Einrichtung angewiesen war: Wie gestaltete sich hier die Zusammenarbeit?

Welche Empfehlungen zur Zusammenarbeit würden Sie für künftige Projekte geben?

5. Zukunft des Projekts

Gibt es irgendwelche Ereignisse und Situationen, durch die die von Ihnen umgesetzten Veränderungen gefährdet werden können?

☐ ja Welche?

____

____

____

____

☐ nein

Umgekehrt gefragt: Welche Bedingungen halten Sie für notwendig, damit das, was Sie im Rahmen dieses Projekts entwickelt bzw. erreicht haben, nicht gefährdet ist?

____

____

____

____

____

____

Was wäre – nach Erreichen Ihrer jetzigen Projektziele – der nächste Schritt in der Umsetzung des Konzepts?

____

____

____

____

____

____

6. Abschließende Einschätzungen

Was, würden Sie sagen, kann man aus einer solchen Projektarbeit als Mitarbeiter für sich persönlich mitnehmen bzw. lernen?

Welche Empfehlungen würden Sie einer Projektgruppe aus einem anderen Haus, die das gleiche Projekt umsetzen möchte, mit auf den Weg geben?

Weiterführende Literatur und Adressen

Einführende Literatur zur Pflege und Betreuung Demenzkranker

In der folgenden Übersicht finden Sie Hinweise auf Bücher, Assessmentinstrumente und Webadressen, die Ihnen bei Ihrer Arbeit weiterhelfen können. Es handelt sich allerdings nicht um einen repräsentativen Überblick über das mittlerweile sehr große Spektrum an Fachliteratur. Falls Sie hier also hier nicht das Gesuchte finden, lohnt sich eine weitergehende Recherche.

Mit Demenz leben – Erfahrungsberichte von Betroffenen

Wie in einem Labyrinth. Leben mit der Alzheimer-Krankheit.
Von Diana Friel McGowin
Dt. Ausgabe erschienen 1994 bei Droemer Knaur
ISBN: 978-3-426-75064-3
In der Mitte ihres Lebens stellt Diana McGowin fest, dass merkwürdige Veränderungen mit ihr vorgehen. Orientierungsprobleme, zunehmende Vergesslichkeit – nach einer langen Prozedur diagnostischer Suche schließlich erfährt sie die schlimme Gewissheit, an einer frühen Form der Alzheimerkrankheit zu leiden. Diana McGowin beginnt, ihre täglichen Erfahrungen aufzuschreiben und lässt den Leser teilhaben an ihrem bewegenden und auch oft verzweifelten Kampf, mit der Erkrankung zu leben. Diane McGowin kämpft nicht nur für sich allein: Sie hat eine der ersten Selbsthilfegruppen für Betroffene in den USA gegründet.

Alzheimer und Ich. »Leben mit Dr. Alzheimer im Kopf«
Von Richard Taylor
Dt. Ausgabe erschienen 2008 im Huber-Verlag, Bern
ISBN: 978-3-456-84643-9
Richard Taylor leidet an einer Demenz, vermutlich des Alzheimer-Typs. Seine Erfahrungen mit der Erkrankung, seine Gedanken und Ideen hat er in essayistischen Innen- und Außenansichten beschrieben. Mit brilliantem Ausdruck, immer wieder auch durchsetzt mit Humor, setzt er sich in seinen Beiträgen dafür ein, das Erleben der Betroffenen besser zu verstehen, deren Rechte zu verteidigen und durch Schreiben ein Stück seiner selbst zu bewahren.

Literatur zu ethischen Grundlagen der Pflege von Menschen mit Demenz

Charta der Rechte hilfe- und pflegebedürftiger Menschen
Entwickelt vom Runden Tisch Pflege
2005
Jeder Mensch hat das Recht auf würdevolle Hilfe und Pflege. Diese Charta wurde auf Initative des Bundesministeriums für Familien, Senioren, Frauen und Jugend entwickelt. Rund 200 Expertinnen und Experten aus allen Verantwortungsbereichen der Altenpflege waren an dem Entwicklungsprozess beteiligt. Mit Hilfe der Charta soll die Rolle und die Rechtsstellung hilfe- und pflegebedürftiger Menschen und ihrer Angehörigen gestärkt werden, weiterhin sollen Informationen und Anregungen bei der Gestaltung des Hilfe- und Pflegeprozesses gegeben werden.
Die Charta steht für Werte wie Menschlichkeit, Selbstbestimmung, Fürsprache und Respekt. Solche Werte sind unverzichtbare Leitlinien in der Pflege. Die Charta ist deshalb ein wichtiges Instrument zur Reflextion eigener Handlungsmaximen und eine Unterstützung bei der Entwicklung einrichtungsbezogener Leitlinien.
Die Charta der Rechte hilfe- und pflegebedürftiger Menschen finden Sie im Internet unter www.pflege-charta.de. Sie kann dort heruntergeladen oder bestellt werden.

Ethik und Recht. Gemeinsam für ein besseres Leben mit Demenz (Band 7)
Herausgegeben von Christian Petzold
Erschienen 2007 beim Huber-Verlag, Bern
ISBN: 978-3-456-84398-8
Menschen mit Demenz verfügen über eine verletzliche Autonomie. Die Beeinträchtigung kognitiver Fähigkeiten im Krankheitsverlauf und die dadurch bedingte abnehmende Entscheidungsfähigkeit führt zu komplexen ethischen und rechtlichen Fragen im Umgang mit den Betroffenen. Der Bericht diskutiert diese Aspekte: Den Begriff der Autonomie und die moralische Kompetenz der professionellen Helfer, die Schnittstellenproblematik in der Versorgung von Demenzkranken, vorsorgende Patientenverfügungen sowie Gestaltungsmöglichkeiten am Lebensende. Das Buch ist aus der Initiative »Gemeinsam für ein besseres Leben mit Demenz« der Robert-Bosch-Stiftung hervorgegangen, an der über 70 Vertreter aus Politik, Verwaltung und Angehörigenorganisationen, Wissenschaft und Praxis mitgearbeitet haben.

Die Betreuung von Menschen mit Demenz im Kontext Pflegeheim

Besondere stationäre Dementenbetreuung 2. Konzepte, Kosten, Konsequenzen
Von Peter Dürrmann
Erschienen 2005 bei Vincentz Network
ISBN: 978-3-878-70613-7
Der Autor berichtet über seine Erfahrungen als Heimleiter und Betreiber eines Altenpflegeheimes, das sich in besonderer Weise auf die Bedürfnisse von Menschen mit Demenz spezialisiert hat. Er stellt Handlungsempfehlungen und bebilderte Praxisdarstellungen vor. Das Themenspektrum reicht von der Frage tragfähiger Konzepte und Handlungsfelder, über Interventionsmethoden bis hin zu Kosten und Entgeltverhandlungen sowie Leistungs- und Qualitätsvereinbarungen.

Den Alltag demenzerkrankter Menschen neu gestalten
Von Elisabeth Kasten, Carola Utecht und Marcus Waselewski erschienen 2004 im Schlüter-Verlag Hannover
ISBN: 978-3-899-93118-1
In den letzten Jahren ist die Zahl hilfreicher Ansätze in der Pflege von Menschen mit Demenz stetig gewachsen. Doch wie können solche neuen Ansätze in der gerontopsychiatrischen Pflege umgesetzt werden? Wie lässt sich der Alltag demenzerkrankter Menschen lebenswert gestalten?Das Buch basiert auf den Erfahrungen bei der konzeptionellen Umgestaltung eines Pflegeheimes. Die Autoren zeigen – an dem realen Beispiel dieser Einrichtung – einen Weg von der Idee über die ersten Konzepte bis hin zur gelungenen Realisation des gesetzten Ziels: Einer erlebnis- und bedürfnisorientierten Betreuung für Menschen mit Demenz.

Leben mit Demenz Haus Schwansen – Konzepte und Bilder
Von Mechthild Lärm und Elfriede Brinker-Meyendriesch; mit Fotografien von Claudia Thoelen
Erschienen 2005 im Selbstverlag
ISBN: 978-3-000-16847-5
Das Buch erzählt die Geschichte einer Vision – der Vision, »verwirrten« Menschen einen angemessenen Lebensraum zu schaffen. Das Buch beschreibt, wie die Lebensbedingungen für Demenzkranke in einem Pflegeheim beispielhaft gestaltet und nach den Bedürfnissen der Betroffenen ausgerichtet werden können.
Der Bericht von Mechthild Lärm, Heimleiterin im Haus Schwansen und Vorsitzende der Deutschen Expertengruppe Dementenbetreuung, wird ergänzt von den Fotografien der Künstlerin Claudia Thoelen. Das Buch vermittelt einen Eindruck davon, wie Menschen mit Demenz auch in der letzten Lebensphase ihre Würde bewahren können. Zu beziehen über: www.mechthild-laerm.de

Stationäre Betreuung von Demenzkranken.
Leitfaden für den Umgang mit demenzkranken Menschen.
Herausgegeben von der Deutsche Alzheimergesellschaft e.V.
6. aktualisierte Auflage, Berlin 2008
Der mittlerweile in der sechsten Auflage vorliegende Band wurde von Experten der stationären Pflege demenzkranker Menschen erstellt und präsentiert Erfahrungswissen und Empfehlungen, die bei der konzeptuellen Weiterentwicklung hilfreich sein können.
Die Broschüre ist zum Preis von € 4,50 zu beziehen über:
Deutsche Alzheimer Gesellschaft e.V., Friedrichstraße 236, 10969 Berlin
www.deutsche-alzheimer.de

Instrumente und Systeme für die Qualitätsentwicklung in der Pflege von Menschen mit Demenz

Das IQM-Demenz
Bei dem IQM-Demenz handelt es sich um ein neues Verfahren zur Qualitätsentwicklung stationärer Altenpflegeeinrichtungen, das auf dem in Kanada entwickelten *Integrierten Qualitätsmanagementsystem* (IQM) aufbaut und von der Deutschen Expertengruppe

Dementenbetreuung hinsichtlich der Erfordernisse in der Versorgung von Menschen mit Demenz erweitert wurde. Zentrales Element des Verfahrens ist die Selbsteinschätzung der geleisteten Arbeit, ergänzt durch Fremdeinschätzung. Die Entwicklung ist allerdings noch nicht abschlossen, gegenwärtig steht eine zweite Erprobungsphase in stationären Altenhilfeeinrichtungen an.
Nähere Informationen sind bei der Deutschen Expertengruppe Dementenbetreuung erhältlich (siehe »Hilfreiche Adressen«) oder unter www.iqm-demenz.de

Heidelberger Instrument zur Lebensqualität Demenzkranker (H.I.L.DE)
Das Heidelberger Instrument zur Erfassung der Lebensqualität Demenzkranker (H.I.L.DE.) bietet die Möglichkeit, die Lebensqualität demenzkranker Menschen in stationären Einrichtungen bedürfnisorientiert und praxisnah zu erfassen. Auf der Basis der gefundenen Lebensqualitätsprofile über fünf relevante Lebensbereiche wird es möglich, Chancen und Potentiale zur Erhaltung und Förderung der Lebensqualität zu identifizieren und entsprechende Maßnahmen für die Pflegeplanung abzuleiten.
H.I.L.DE. kann grundsätzlich für BewohnerInnen in allen Stadien der Erkrankung eingesetzt werden, indem als zentraler Zugang die Beobachtung ihres emotionalen Befindens anhand ihrer Mimik, Gestik und Körperhaltung genutzt wird. So kann H.I.L.DE. auch für Personen, deren Sprachkompetenz krankheitsbedingt eingeschränkt ist, genutzt werden. Die Entwicklungsarbeiten sind seit August 2009 abgeschlossen. Es ist geplant, H.I.L.DE. bis spätestens Frühjahr 2010 zu veröffentlichen. Nähere Informationen finden Sie unter www.gero.uni-heidelberg.de/forschung/hilde.html

Dementia Care Mapping (DCM)
Das Dementia Care Mapping basiert auf dem personenzentrierten Ansatz von Tom Kitwood. Mit ihr soll es Einrichtungen Pflegeteams ermöglicht werden, sich hin zu einer an der Person orientierten Pflege und Betreuung zu entwickeln. Im Rahmen einer 6 bis 8 stündigen Beobachtungsphase werden in 5minütigen Abständen Verhaltensweisen und das relative Wohlbefinden von Menschen mit Demenz erfasst und auf einer Skala kodiert. Die Ergebnisse werden dem Pflegeteam zurückgemeldet und fließen in einen Interventionsplan ein, dessen Umsetzung nach Ablauf von drei bis sechs Monate wiederum durch Beobachtungsphasen evaluiert wird.
Weitere Informationen finden Sie unter: www.dcm-deutschland.de/

Hilfen für die Gestaltung der Pflege und Kommunikation

Pflegeplanung für Menschen mit Demenz. Einfach, echt und individuell planen und schreiben
von Barbara Messer
Erschienen 2009 (2. Auflage)
Schlüter-Verlag, Hannover
ISBN: 978-3-899-93220-1
Die Pflegeplanung für Menschen mit Demenz ist eine Herausforderung, denn sie basiert vielfach auf Beobachtungen und vor allem auf mehr erspürten Wahrnehmungen als auf klar ausgesprochenen Bedürfnissen. Das Buch möchte Pflegenden helfen, eine tiefe verstehende, einfühlende und respektierende Haltung und Analyse der Lebenssituation von sehr

alten Menschen mit Demenz zu erhalten und Pflegebeziehungen und Pflegehandlungen individuell im Sinne des alten Menschen zu gestalten. Dazu ist es erforderlich, das eigene Pflegeverhalten zu reflektieren und eigene Erkenntnisse, Grenzen und Möglichkeiten wahrzunehmen. Schließlich geht es auch um den Handlungsspielraum für die Begründung des Pflegebedarfs von Menschen mit Demenz.

Ein Lächeln im Vorübergehen. Erlebnisorientierte Altenpflege mit Hilfe der Mäeutik.
Von Cora van der Kooij
Erschienen 2007 im Hans Huber Verlag, Bern.
ISBN: 978-3-456-84379-7
Das Handbuch beschreibt den Ansatz der Mäeutik, der von der Autorin entwickelt wurde. Dieser basiert auf einer als »Hebammenkunst« umschriebenen und von Sokrates entwickelten Methode, durch geschicktes Fragen die im Partner schlummernden Antworten und Einsichten auf die Welt zu bringen.
In der erlebnisorientierten Pflege alter und chronisch kranker Menschen soll diese Methode den Pflegenden helfen, ihre Kreativität, Kontakt- und Kommunikationsfähigkeit bewusster und effektiver zu nutzen.

Demenz. Der person-zentrierte Ansatz im Umgang mit verwirrten Menschen
Von Tom Kitwood
5. Auflage (2008)
Erschienen im Huber-Verlag, Bern
ISBN: 978-3-456-84568-5
Dieses Buch ist mittlerweile ein Klassiker und eine tragende Säule in der Literatur zur Pflege von Menschen mit Demenz. Der Autor stellt der teilweise bis heute gängigen gerontopsychiatrischen Praxis, Betroffene in erster Linie als »Erkrankte« wahrzunehmen, seinen Ansatz der person-zentrierten Pflege gegenüber und erörtert Wege zur Umsetzung dieses Konzepts.

Richtig sprechen mit dementen Menschen
Von Friederike Leuthe
Erschienen 2009 im Reinhardt-Verlag München
ISBN: 978-3-49702-060-7
Sprache baut Brücken, auch in der Pflege von Menschen mit Demenz. Die Art und Weise aber, wie Pflegende häufig mit Betroffenen sprechen, bewirkt eher das Gegenteil: Das Gesagte verwirrt und verletzt, weil es nicht an die Verstehensmöglichkeiten der Betroffenen angepasst ist. Im Buch von Friederike Leuthe wird die Wirkung von Worten, Satzkonstruktionen und das Zusammenspiel von Sprache und nonverbaler Kommunikation erklärt. Pflegende lernen dabei, wie sie mit Demenzpatienten einfühlsam ins Gespräch kommen, wie sie leichter verstanden werden und damit den Pflegealltag für alle Beteiligten angenehmer und anregender gestalten können. Zahlreiche Übungs- und Textvorschlägen ergänzen die Ausführungen.

Erinnerungen pflegen. Unterstützung und Entlastung für Pflegende und Menschen mit Demenz
Von Angelika Trilling u. a.
Erschienen 2001 im Vincentz Verlag, Hannover
ISBN: 978-3-87870-630-4
Die Autoren bieten verschiedene Anregungen für die Gestaltung des Lebens in der häuslichen Umgebung und für Gruppenaktivitäten. Das Buch richtet sich in erster Linie an Pflegekräfte und pflegende Angehörige.

Rahmenempfehlungen zum Umgang mit herausforderndem Verhalten bei Menschen mit Demenz in der stationären Altenhilfe
Herausgegeben 2006 vom Bundesministerium für Gesundheit
Wer sich eingehender mit der Problematik und dem aktuellen Wissensstand zum Thema herausforderndes Verhaltens bei Menschen mit Demenz auseinandersetzen möchte, sollte diesen Forschungsbericht des Instituts für Pflegewissenschaft der Universität Witten/Herdecke zur Hand nehmen. Darin werden Rahmenempfehlungen zu den folgenden Themen formuliert: verstehende Diagnostik, Assessmentinstrumente, Validieren, Erinnerungspflege, Berührung/sensorische Stimulation, Bewegungsförderung und pflegerisches Handeln in akuten psychiatrischen Krisen.
Der Bericht steht auf der Website des Bundesgesundheitsministeriums (http://www.bmg.bund.de) unter den Rubriken »Pflege« und »Demenz« zum kostenlosen Download bereit.

MIT-GEFÜHLT – Curriculum zur Begleitung Demenzkranker in ihrer letzten Lebensphase
Herausgegeben von der Bundesarbeitsgemeinschaft Hospiz e.V.
Erschienen 2004 im Hospiz Verlag Wuppertal
ISBN: 978-3-980-83514-5
Dieses Curriculum zur Begleitung Demenzkranker in ihrer letzten Lebensphase wurde von der Bundesarbeitsgemeinschaft Hospiz (e.V.), der Deutschen Alzheimer Gesellschaft (e.V.), dem Institut für integrative Validation (IVA) und anderen Experten erarbeitet. Es enthält Module, Materialien und Folien für die Einführung in das Thema der Demenz in der letzten Lebensphase und ihrer Begleitung.
Das Buch ist gegenwärtig vergriffen, soll aber nach Angaben des Verlages neu aufgelegt werden.

Palliative Pflege von Menschen mit Demenz
von Stephan Kostrzewa
das Buch erscheint 2009 in 2. Auflage beim Huber-Verlag, Bern
ISBN: 978-3-456-84773-3
Das Handbuch bietet praxisnahe Empfehlungen und handlungsorientierte Lösungen für die Begleitung von Menschen mit einer Demenz in der letzten Lebensphase. Es führt in die individuelle Lebenswelt der Betroffenen ein, weckt Verständnis für ihr Empfinden und zeigt, wie Pflegende sterbende demenzkranke Menschen pflegen, unterstützen und begleiten können.

Übersicht zum kostenlosen download

Die folgenden Übersichten sind hilfreich zur Auffrischung des eigenen Ausbildungswissens oder zur Einführung für Personen, die neu in die Pflege von Menschen mit Demenz einsteigen:

Leitlinie für Betroffene, Angehörige und Pflegende
Demenzkrankheit (Alzheimer und andere Demenz-Formen)
Medizinisches Wissensnetzwerk evidence.de der Universität Witten/Herdecke
4. Version 2005
Downlaod unter www.patientenleitlinien.de

Altersdemenzen
Robert Koch Institut/Statistisches Bundesamt (2005)
Gesundheitsberichterstattung des Bundes, Heft 28.
Zu finden unter www.rki.de unter der Rubrik *Gesundheitsberichterstattung*, dort *Gesundheitsberichte* anklicken und dann *Themenhefte*.

Einführungen zum Qualitäts- und Projektmanagement

Qualitätsbeurteilung und Evaluation der Qualitätssicherung in Pflegeheimen.
Plädoyer für ein gemeinsames Lernen
Von Alfred J. Gebert und Hans-Ulrich Kneubühler
2. Auflage (2003)
Verlag Hans Huber, Bern
ISBN: 978-3-456-83934-9
Ein sehr ausführliches Werk, das insbesondere die Feststellung der IST/ SOLL- Situation in Pflegeheimen berücksichtigt. Das Buch bietet eine wissenschaftlich fundierte Analyse und Kritik von Qualitätssicherungs- und managementsystemen in Pflegeheimen.

MUM – ein Qualitätsprogramm zum Anfassen: Monitoring, Evaluation, Management der Qualität
Von Martina Roes u. a. Erschienen 2000 im Huber-Verlag Bern
Schriftenreihe: Management im Gesundheitswesen
ISBN: 978-3-456-83176-3
Das Buch beschreibt ein Qualitätsmanagementsystem, das für den Bereich der Pflege- und Krankenhauslandschaft in Deutschland adaptiert wurde.
Ausgehend von dem in Großbritannien entwickelten Marker-Umbrella-Modell und der Methode der stationsgebundenen Qualitätsentwicklung wurde hier am Benjamin Franklin Universitätsklinikum in Berlin systematisch ein QM-System geschaffen, das das einrichtungsübergreifende System um ein ressortspezifisches System ergänzt.

Arbeitsorganisation in der Altenpflege: Ein Beitrag zur Qualitätsentwicklung und Qualitätssicherung
Von Herbert Müller
3. Auflage (2008)
Erschienen im Verlag Schlütersche, Hannover
ISBN: 978-3-899-93193-8
Das Handbuch bietet wertvolle Hilfestellung für die Organisation von Altenpflegeeinrichtungen sowie die Entwicklung des Qualitätsmanagements. Es ist in leicht verständlicher Sprache verfasst und durch viele Beispiele illustriert.

Leitbild- und Konzeptentwicklung
Von Pedro Graf und Maria Spengler
5. Auflage (2008)
Ziel-Verlag, Augsburg
ISBN: 978-3-940-56207-4
Zahlreiche Schaubilder, Tabellen und Grafiken erläutern in didaktisch aufbereiteter Form die Prozesse zur Leitbild-und Konzeptentwicklung. Das Buch ist sehr praxisnah und enthält leicht verständliche Beispiekle zur Umsetzung in die Praxis.

Projektmanagement. Grundlagen, Methoden und Techniken, Zusammenhänge
Von Jacques Boy, Christian Dudek und Sabine Kuschel
11. Auflage (2001)
Gabal-Verlag, Offenbach
ISBN: 978-3-930-79901-5
Ein Arbeits- und Selbstlernbuch, das in knappem Umfang das Spektrum des Projektmanagements abzudecken versucht. Eine beiliegende CD-Rom enthält übersichtliche Planungsformulare und Checklisten zum Projektmanagement.

Öffentlichkeitsarbeit für Alteneinrichtungen. Vom Logo bis zum Internet.
Von Astrid Lier, Elke Meyer, Eckhard Wittulski
Erschienen 2000
Urban & Fischer Verlag, München/Jena
ISBN: 978-3-437-45560-5
Das Buch bietet einen praxisnahen Leitfaden für die Öffentlichkeitsarbeit in Alteneinrichtungen.

Hilfreiche Adressen

Auf der Suche nach Fachwissen und sonstigen Ressourcen für die Qualitäts- bzw. Konzeptentwicklung können Ihnen auch die im folgenden genannten Organisationen weiterhelfen. Es handelt sich dabei ausschließlich um solche Organisationen, die Regions- und Bundeslandübergreifend aktiv sind.

Möglicherweise hat Ihr Bundesland oder Ihre Kommune aber bereits eine entsprechende Stabsstelle eingerichtet, die die Gegebenheiten vor Ort besser kennt. Fragen Sie also auch dort nach. Sie finden dann unter Umständen nicht nur Hilfe, sondern auch wichtige Kooperationspartner.

Demenz Support Stuttgart gGmbH
Zentrum für Informationstransfer
Hölderlinstraße 4, 70174 Stuttgart
Telefon: 0711 9978710
Telefax: 0711 99787 29
info@demenz-support.de
www.demenz-support.de/

Dialog- und Transferzentrum Demenz
Stockumer Str. 10, D-58453 Witten
Telefon: 02302 926368
Telefax: 02302 926318
dialogzentrum@uni-wh.de
www.dialogzentrum-demenz.de/

Deutsche Expertengruppe Dementenbetreuung e.V.
c/o Alzheimer Gesellschaft Bochum
Universitätsstr. 77, 44789 Bochum
Telefon: 03221 1056979
E-Mail: info@demenz-ded.de
www.demenz-ded.de

Kuratorium Deutsche Altershilfe
An der Paulskirche 3, 50677 Köln
Telefon: 0221 9318470
Telefax: 0221 9318476
info@kda.de
www.kda.de

Deutsche Alzheimer Gesellschaft e.V.
Friedrichstraße 236, 10969 Berlin
Telefon: 030 25937950
Telefax: 030 259379529
info@deutsche-alzheimer.de
www.deutsche-alzheimer.de

Die Autoren

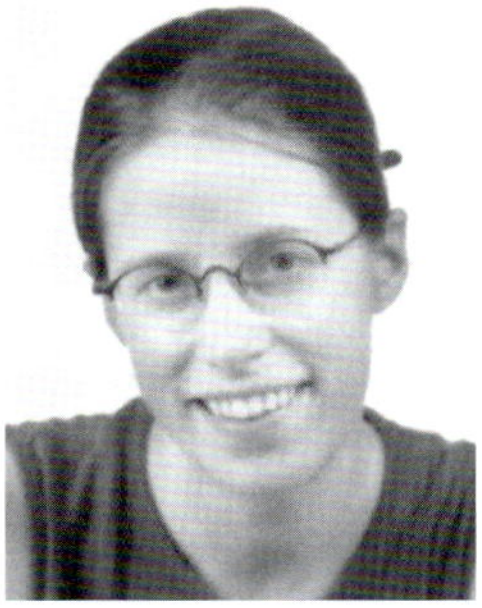

Marion Bär

Studium der Gerontologie und Musiktherapie in Heidelberg.

Pflegerische und therapeutische Arbeit mit demenzkranken Menschen in verschiedenen Einrichtungen der Altenhilfe und Psychiatrie.

Seit 2000 Mitarbeiterin der Universität Heidelberg. Forschungsschwerpunkt: Ansätze zur Förderung der Lebensqualität von Menschen mit Demenz sowie Spielräume zu einem besseren Verständnis der Lebenswelt von Menschen mit fortgeschrittener Demenz.

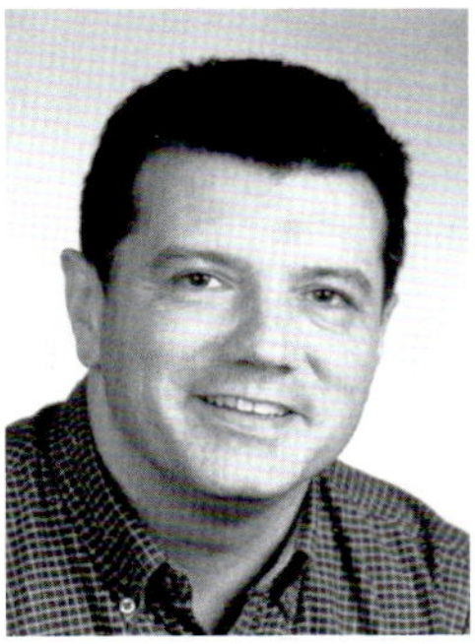

Volker Fenchel

Studium der Soziologie und Politikwissenschaft an der Universität Stuttgart.

Studium der Gerontologie an der Universität Heidelberg.

Seit 1998 Dozent an der Hans-Weinberger-Akademie der Arbeiterwohlfahrt e.V. in München.

Arbeitsschwerpunkte: Personalentwicklung, Organisationsentwicklung, Projektmanagement, Gerontopsychiatrische Betreuungskonzepte, Konzeptentwicklung in der Fort- und Weiterbildung im Sozial- und Gesundheitswesen.

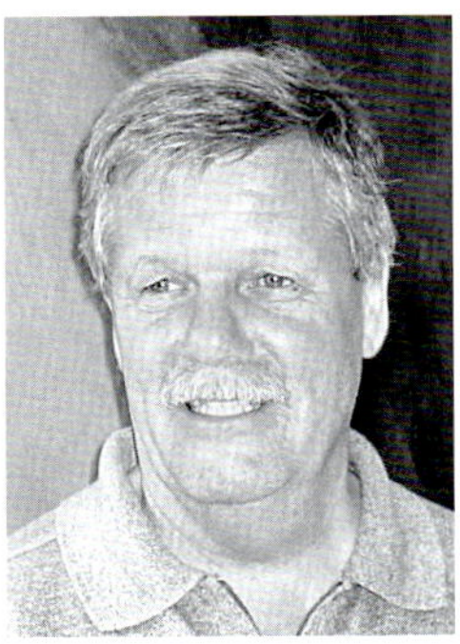

Lothar Marx

Studium der Architektur an der Technischen Universität Berlin.

Seit 1984 eigenes Architekturbüro mit Schwerpunkt Bauen für alte und behinderte Menschen.

Leiter der Beratungsstelle der Bayerischen Architektenkammer Planen und Bauen für alte und behinderte Menschen 1984–93.

Wissenschaftlicher Arbeitskreis Errichtung eines Zentrums für Alternsforschung Berufen durch das Ministerium für Wissenschaft und Kunst Baden-Württemberg.

Seit 1990 Lehrtätigkeit an verschiedenen Hochschulen/Universitäten Bauen für alte und behinderte Menschen.

Mitglied der Normenausschüsse NABAU, DIN 18024/18025, DIN 18030 sowie Betreutes Wohnen.

Verfasser zahlreicher Schriften/Fachbücher u. a. Dissertation Wohnen für Personen mit Hirnleistungsstörungen Technische Universität München, Fakultät Architektur (voraussichtliche Fertigstellung Herbst 2004).

Register